家庭医生在身边

健康生活常识

主 编 任菁菁

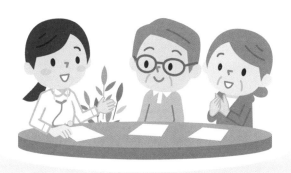

人民卫生出版社
·北京·

图书在版编目（CIP）数据

家庭医生在身边：健康生活常识 / 任菁菁主编 . —
北京：人民卫生出版社，2021.3（2023.12重印）
ISBN 978-7-117-31322-3

Ⅰ. ①家… Ⅱ. ①任… Ⅲ. ①保健 – 基本知识 Ⅳ.
①R161

中国版本图书馆 CIP 数据核字（2021）第 037630 号

| 人卫智网 | **www.ipmph.com** | 医学教育、学术、考试、健康，购书智慧智能综合服务平台 |
| 人卫官网 | **www.pmph.com** | 人卫官方资讯发布平台 |

家庭医生在身边——健康生活常识
Jiating Yisheng Zai Shenbian
——Jiankang Shenghuo Changshi

主　　编：任菁菁
出版发行：人民卫生出版社（中继线 010-59780011）
地　　址：北京市朝阳区潘家园南里 19 号
邮　　编：100021
E - mail：pmph @ pmph.com
购书热线：010-59787592　010-59787584　010-65264830
印　　刷：北京顶佳世纪印刷有限公司
经　　销：新华书店
开　　本：710×1000　1/16　印张：25
字　　数：435 千字
版　　次：2021 年 3 月第 1 版
印　　次：2023 年 12 月第 4 次印刷
标准书号：ISBN 978-7-117-31322-3
定　　价：85.00 元
打击盗版举报电话：010-59787491　E-mail：WQ @ pmph.com
质量问题联系电话：010-59787234　E-mail：zhiliang @ pmph.com

编写工作组名单

主　编　任菁菁

副主编　马庆华

编　者（按姓氏笔画排序）

王丹丹	王莉珉	方玉红	尹　永	史飞涛
邢　冲	庄文杰	刘　颖	刘可征	刘洁云
朱贤呈	江凌翔	江家欣	孙　丹	邱　艳
劳雅琴	李　帅	郑园园	杨立森	杨凯超
吴伟东	吴林飞	沈淑芳	宋　锐	张　禹
张文斌	张艳凯	阿不来提·艾则孜	陈　红	
陈　晨	林　策	金　挺	赵宗权	胡　剑
钟素亚	施胜铭	姜浩翔	费鑫法	殷　培
夏友荣	高来龙	高珊珊	崔丽萍	蒋　骏
蔡旭明	熊　晶	滕一鸣	瞿迪洪	

秘　书　秦红莉　陈明敏

浙江省社科联社科普及
课题成果

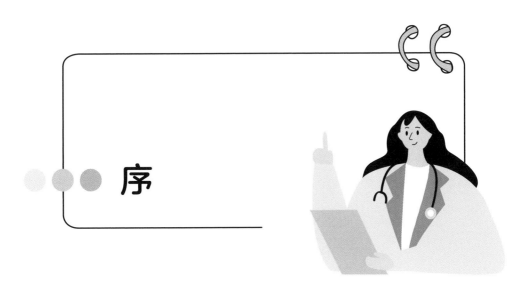

序

当今中国,经济与科技实现了快速发展,人民生活水平显著提升,人们对美好生活的追求已不仅仅局限于对温饱的追求,还有对更高生命质量的追求。党和国家对全民健康非常重视,党的十八大以来,将建设"健康中国"上升为国家战略,习近平总书记更是提出"没有全民健康,就没有全面小康"的重要论断。2019年,我国印发了《关于实施健康中国行动的意见》《健康中国行动组织实施和考核方案》《健康中国行动(2019—2030年)》等重要文件,推动健康中国建设,促进全民健康水平提升。

然而,我国医疗资源分配尚不均衡,高质量的医疗资源主要集中在一线城市和新一线城市,不少地区百姓家门口的基层医疗机构、医疗资源和医疗人才仍缺乏,给社会大众获得医疗信息和医疗服务造成一定困扰。百姓常常苦于找不到可靠的途径学习科学的保健方法、疾病的家庭护理方法,甚至对自己和家人所患的常见病、多发病亦不甚了解。

在这样的背景下,浙江大学医学院附属第一医院全科医学科主任任菁菁牵头,召集全国各地40位经验丰富的全科医师,孜孜不倦,终成书稿。编者以百姓生活中常见的健康生活常识为切入点进行医学知识科普,为大众提供专业可靠的健康指导。本书具有较强的科学性,编撰过程又格外注重表述通俗易懂,以供无医学背景的社会大众也能顺畅阅读和学习。书中涵盖了日常生活中常见健康问题的初步识别及处理,内容之丰富,可以说是百姓期盼已久的家庭健康宝典。同时,本书也是社区医生为居民提供规范、全面的健康宣教的重要参考文本。

　　本书的出版发行,不仅有助于满足社会大众的健康需求,体现面向群众、面向基层的一种实际的"健康中国建设行动",也是改善医药卫生供给侧改革的重要之举。为此,笔者欣然提笔作序,推荐此书给广大读者朋友。

巴德年

2019 年 10 月 10 日

前　言

　　随着社会和经济迅速发展,人民生活水平显著提高,党和国家及人民群众对健康问题的关注都上升到了新的高度。2019年,我国发布《国务院关于实施健康中国行动的意见》,提出"普及知识、提升素养,自主自律、健康生活,早期干预、完善服务,全民参与、共建共享"的基本原则,以期2022年实现全民健康素养稳步提高、2030年全民健康素养水平大幅提升的总体目标。

　　出于对自身和家人健康的关注,以及医学知识的局限性,人民群众普遍渴望了解医学,乐于学习简单规范的家庭处理办法,以及疾病的预防方式,但医患之间在医学专业知识上存在巨大鸿沟,大众了解医学知识的途径十分有限,往往轻信一些不正规的网络媒体或道听途说,由此导致其对健康问题或疾病产生错误的认知,甚至对医务人员的规范化治疗产生不信任,影响诊疗进程。

　　全科医师作为"健康守门人",有责任和义务向人民群众提供规范的健康宣教。2018年,国务院办公厅发布《关于改革完善全科医生培养与使用激励机制的意见》,致力于培养一批合格的全科医师,促进基层医疗服务机构的建设,维护和增进人民群众健康。

　　在这样的时代背景下,《家庭医生在身边》系列丛书应运而生,聚焦群众普遍关注的健康问题,注重将专业的医学知识与大众日常生活相结合,既保持专业性又浅显易懂,赋予广大百姓一本学习医学专业知识的宝典,更为全科医师提供便捷及规范化健康宣教的途径,同时也构建了一座医生与百姓之间进行医学交流的桥梁,助力健康中国的建设。

世界卫生组织研究发现,个人行为与生活方式因素对健康的影响占到60%。健康的生活方式可以预防很多疾病,但目前民众健康意识薄弱、健康知识贫乏、健康技能缺乏。本书《家庭医生在身边——健康生活常识》,作为丛书的第一分册首先出版,主要针对日常生活中遇到的健康常识进行指导和普及,增强自我主动健康意识,不断提高健康管理能力。本分册由居家生活常识、外出旅行生活常识和工作生活常识三部分组成,包含通俗易懂的分析,希望大家作为自身健康的第一责任人,能树立正确的健康观,保持正确的健康行为方式,提高综合健康素养。其他分册之后会陆续与大家见面。

本系列丛书作为浙江省社科联社科普及课题成果,集结了来自全国18家综合医院、15家社区卫生服务中心的40位全科医师的心血,由各位编委们在紧张繁忙的工作之余,精益求精,联手汇编而成。借此,谨对参与本丛书系列编写工作的各位同道表达真挚的感谢。

由于作者水平有限,书中难免出现疏漏,烦请广大医学同仁见谅与赐教,将您宝贵的意见发予我们(Email:zyyyqk@126.com),衷心地感谢您对本系列丛书的关注与支持!

主编　任菁菁

2019 年 8 月 28 日

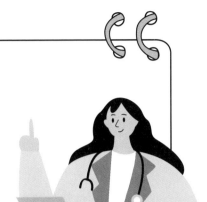

目 录

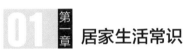
居家生活常识

第一节　　家庭常备药如何准备 …………………………………… 3

第二节　　家庭消毒方法有哪些 …………………………………… 7

第三节　　居家如何测量血压 ……………………………………… 12

第四节　　家庭急救知多少 ………………………………………… 17

第五节　　如何正确使用体温计 …………………………………… 22

第六节　　家用电热毯如何使用更安全 …………………………… 26

第七节　　如何补钙更健康 ………………………………………… 30

第八节　　发生火灾时如何科学逃生 ……………………………… 36

第九节　　亚硝酸盐是否会致癌 …………………………………… 41

第十节　　如何科学选用保健品 …………………………………… 45

第十一节　食用油怎么选 …………………………………………… 51

第十二节　如何科学使用牙刷 ……………………………………… 56

第十三节　科学睡眠如何做 ………………………………………… 61

第十四节　居室空气健康知多少 …………………………………… 67

第十五节　手机成瘾怎么办 ………………………………………… 71

第十六节　如何文明科学养狗 ……………………………………… 76

第十七节　吃了柿子就不可以吃大闸蟹了吗 ……………………… 80

第十八节　居家灯光常识知多少 ················· 84

第十九节　家电噪音有哪些危害 ················· 89

第二十节　抗生素使用事项知多少 ··············· 94

第二十一节　只有儿童才有预防针可以接种吗 ········ 100

第二十二节　蚊子叮咬有哪些危害 ··············· 105

第二十三节　鬼压床是怎么回事 ················· 112

第二十四节　手机比马桶还脏，是真的吗 ··········· 116

第二十五节　油炸食品有哪些危害 ··············· 120

第二十六节　老是眼皮跳是怎么回事 ·············· 124

第二十七节　一觉醒来落枕了怎么办 ·············· 129

第二十八节　不吃饭多运动就能减肥吗 ············ 134

第二十九节　熬夜了有什么危害 ················· 138

第三十节　夫妻生活越节制越健康吗 ·············· 143

第三十一节　少吃食盐就是低盐饮食吗 ············ 148

第三十二节　心静可以延长寿命吗 ··············· 154

第三十三节　小龙虾吃出横纹肌溶解综合征怎么办 ····· 158

第三十四节　发芽的土豆可以吃吗 ··············· 164

第三十五节　如何科学饮茶 ··················· 168

第三十六节　每个人都会做梦吗 ················· 172

第三十七节　点痣有哪些注意事项 ··············· 176

第三十八节　长期漱口水漱口是否安全 ············ 180

第三十九节　青春痘该不该挤 ·················· 184

第四十节　耳屎需要经常挖吗 ·················· 190

第四十一节　睡梦中忽然感觉坠落深渊是怎么回事 ····· 194

第四十二节　老花眼街边买副眼镜就行吗 ··········· 198

02 第二章 外出旅行生活常识

第一节　外出旅行如何预防传染病 ··············· 205

第二节　突遇自然灾害，你会现场急救吗 ··········· 211

第三节　宾馆安全卫生知多少 …………………………………… 216

第四节　中暑了怎么办 …………………………………………… 220

第五节　海边游泳安全事项知多少 ……………………………… 225

第六节　户外运动时间越长越有利健康吗 ……………………… 230

第七节　隐翅虫、恙虫、蜱虫咬伤怎么办 ……………………… 236

第八节　如何预防晕车 …………………………………………… 241

第九节　户外冻伤如何处理 ……………………………………… 245

第十节　户外运动被宠物咬伤怎么办 …………………………… 251

第十一节　登山一定有益吗 ……………………………………… 258

第十二节　户外运动腿部抽筋怎么办 …………………………… 263

第十三节　剧烈运动后立刻休息就可以缓解疲劳吗 …………… 268

第十四节　运动后小便变成乳白色正常吗 ……………………… 272

第十五节　外出旅行出现食物过敏了怎么办 …………………… 276

第十六节　户外运动时出现胸痛该如何处理 …………………… 283

第十七节　出行时佩戴的口罩越厚越好吗 ……………………… 289

第十八节　如何预防高原反应 …………………………………… 294

03 第三章 工作生活常识

第一节　如何科学使用电脑 ……………………………………… 301

第二节　你知道什么是空调病吗 ………………………………… 306

第三节　办公室卫生知多少 ……………………………………… 310

第四节　你会科学饮水吗 ………………………………………… 314

第五节　如何减少辐射危害 ……………………………………… 319

第六节　高空作业意外如何处理 ………………………………… 324

第七节　粉尘作业时如何进行个人防护 ………………………… 328

第八节　如何远离厨房油烟困扰 ………………………………… 335

第九节　长期静坐有哪些危害 …………………………………… 339

第十节　办公室内绿植都有益于健康吗 ………………………… 344

第十一节　鼠标手是如何形成的 ………………………………… 348

第十二节　办公时候常跷二郎腿有哪些危害 ……………… 353

第十三节　如何直面工作压力 ……………………………… 360

第十四节　长期伏案工作有哪些危害 ……………………… 364

第十五节　劳动就是运动吗 ………………………………… 369

第十六节　科学午休有哪些好处 …………………………… 374

第十七节　过劳肥怎么办 …………………………………… 380

第一章

居家
生活常识

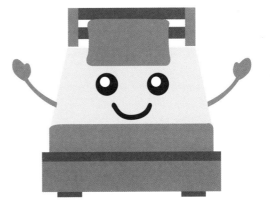

第一节

家庭常备药如何准备

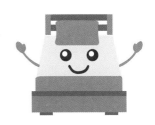

小案例

居民(电话):医生,我晚上吃了海鲜拉肚子了,请问我现在能吃点什么药吗? 太晚了,去医院看急诊有点麻烦。

全科医生:您好,把具体的症状跟我说一下可以吗?

居民:好的……

全科医生:通过刚才的问诊,目前考虑急性肠胃炎可能性大,您可在家庭小药箱中找到黄连素,临时吃一次,一次两片口服。假如新发其他症状或原有症状加重了要及时就诊。

……

居民:医生您好,昨天晚上按照您的建议服药,现在好多了,谢谢您之前建议我配置家庭小药箱。

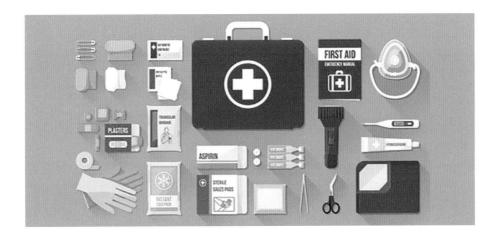

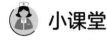 小课堂

一、家庭小药箱的重要性

随着我国家庭医生服务的全面铺开,家庭医生签约服务中有一个重要的服务内容,那就是家庭小药箱的整理服务。

家庭常备药可作为平时的家庭应急之用。家庭小药箱配备的药物种类是否得当,有时也是家庭医生服务是否到位的一个指标。因此家庭常备药可以说是居民日常生活中的必需品。

二、家庭小药箱的药物分类

家庭小药箱一般需要配置的药物包括内服常用药(主要以非处方药物为主)和普通外用药以及一些便携医用小工具或器械(表1-1、表1-2)。

表1-1 内服常用药

分类	常用药	临床作用
胃肠道疾病用药	复方氢氧化铝	能缓解胃酸过多引起的胃痛、胃灼热感,反酸,也可用于慢性胃炎
	雷尼替丁	抑制胃酸分泌,降低胃酸和胃酶活性,用于胃十二指肠溃疡、术后溃疡、反流性食管炎等
	枸橼酸铋钾	保护胃黏膜免受有害物质侵害,用于与消化道黏膜损伤有关的疾病
	多潘立酮	增强胃肠肌运动,用于治疗胃食管反流、功能性消化不良
	蒙脱石	用于成人及儿童急慢性腹泻
	黄连素	抑菌作用,用于胃肠炎治疗
抗过敏药	氯苯那敏	抗组胺、镇静、抗胆碱作用,用于皮肤过敏、血管舒张性过敏等
	赛庚啶	抗过敏
	异丙嗪	各种过敏性疾病、孕期呕吐等
常用感冒药	氯芬黄敏片	头痛、发热、流涕等感冒症状
	酚氨咖敏片	感冒、发热、头痛等
	复方氨酚烷胺	感冒引起的发热、头痛、肌痛、打喷嚏、流鼻涕、鼻塞咽痛等

续表

分类	常用药	临床作用
解热镇痛药	布洛芬	抑制前列腺素合成,用于发热、疼痛、风湿性关节炎等
呼吸道疾病药	溴己新	使痰液中的黏液成分分解或者黏度下降,用于慢性支气管炎、哮喘的祛痰
	氨茶碱	解除支气管平滑肌的痉挛,缓解哮喘
心血管疾病药	硝酸甘油	扩张冠状动脉,增加冠状动脉供血,用于心绞痛治疗等

表 1-2 普通外用药及便携医用小工具或器械

分类	常用药	临床作用
抗感染药	红霉素软膏剂	用于寻常痤疮治疗
	阿昔洛韦软膏剂	用于单纯疱疹、带状疱疹治疗
	咪康唑软膏剂	用于皮肤、指甲真菌感染治疗
角质溶解药	尿素软膏剂	用于皮肤角化症、手足皲裂、干皮症、鱼鳞病等治疗
	鱼石脂软膏剂	疖肿治疗
眼科外用药	氯霉素滴眼液	用于细菌感染性结膜炎、角膜炎等眼科感染治疗
	红霉素眼膏	细菌感染性结膜炎、角膜炎等眼科感染治疗
其他医用小工具	血压计	用于血压自我监测
	血糖仪	用于血糖自我监测
	体温计	用于体温的自我监测
	医用绷带	用于伤口包扎、骨折固定等
	创可贴	用于小出血伤口临时处理

 知识拓展

一、药物过敏

药物过敏也称药物变态反应,是因用药引起的超敏反应。过敏反应属于不正常的免疫反应,会引起一系列的机体伤害;由药物引起的这种情况就是药物过敏,常表现为皮肤潮红、发痒、皮疹、心悸、呼吸困难,严重者可出现休克或死亡。

二、药物不良反应

药物不良反应是药物在治疗剂量应用时,机体出现的与治疗目的无关的作用,可能给患者带来不适或痛苦,但一般较轻微。不良反应是由于药物作用较广而作用选择性低引起,一般可以自我恢复的机体功能性变化。有时不良反应是随治疗目的而改变的,当某一作用被用来作为治疗目的时,其他作用就成了不良反应。

 误区解读

家庭备用药越多越好吗

错。家庭备用药是为了应急用,且多为非处方药。假如需要服用处方类药物,需严格遵照医嘱,不可擅自延长药物使用时间,或扩大药物使用量;一旦出现药物依赖情况,及时到医院就诊。另外,家庭备用药要存放在儿童不易接触的地方,存放时也需将内服和外用药分开,避免误用。

小贴士

家庭备用药可作为居民在特殊条件下自我处理疾病的保障,最好在全科医生的建议下应用,同时根据居民的身体状况,定期添加或更改药品清单。对于孕妇、儿童、老年人、慢性病患者等特殊人群应特别注意准备适合该人群服用的药物,个性化选择备用药种类。

(江家欣)

参考文献
祝墡珠.全科医生临床能力培养[M].北京:人民卫生出版社,2012.

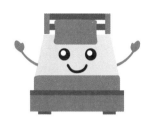

第二节

家庭消毒方法有哪些

 小案例

妈妈:我家小孩到了喜爱玩耍的年纪,整天弄得脏兮兮的,我很担心他接触太多的细菌而生病,平时在家应该怎么消毒呢?

全科医师:相信不光是有小孩的家庭,当今社会的很多家庭都十分注重日常卫生。那么平时我们可以通过哪些方法来消毒灭菌呢?下面我们就来介绍一下家庭常用的消毒方法。

小课堂

一、什么是消毒

消毒是指杀死病原微生物(不能杀死细菌芽孢)的方法。通常用化学的方法来达到消毒的目的,用于消毒的化学制剂叫消毒剂。

二、消毒有什么意义

传染病传播的三大基本要素是传染源、传播途径及易感人群。通过物理或者化学的消毒方法,能够消灭媒介物品上的病原菌,以达到切断传播途径、阻止疾病传播的目的。有时仅靠消毒还不能达到消灭病原菌的目的,还需通过灭菌,即把物体上所有的微生物(包括细菌芽孢在内)全部杀死的方法来阻断传播。

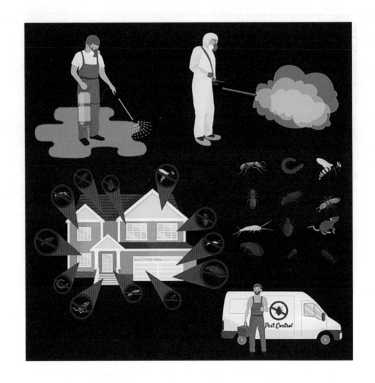

三、常用的消毒剂有哪些

1. 酸碱类消毒剂　包括硝酸、氢氧化钠、生石灰等。在食品加工行业的应用较广。

2. 氧化类消毒剂　包括二氧化氯、过氧乙酸、双氧水等。该类消毒剂均为高效、广谱类灭菌剂,安全、快速、杀菌效果好、无残留、使用方便,但个别产品不稳定、易分解,使用成本高。氧化类消毒剂主要应用于设备、器具、空气、食品、手的消毒和灭菌。

3. 醛类消毒剂　包括甲醛、戊二醛、环氧乙烷等,主要用于医疗行业的器械表面和空气的消毒,该类消毒剂不能用于食品的消毒。

4. 醇类消毒剂　包括乙醇、异丙醇等,醇类消毒剂的优点是使用方便、安全、快速、易挥发,缺点是使用成本高。醇类消毒剂主要应用于食品加工、医疗行业的器械、手等表面的消毒。

四、家庭常用消毒方法

1. 机械除菌法　是指通过冲洗、刷、扫、通风和过滤等方法除掉病原微生物。这些方法虽不能杀灭病原体,但可大大降低其数量,减少感染的机会。

比如开窗通风,可增加气体交换,减少室内病原体数量。经过认真洗涤后的物品至少可清除 90% 以上的病原体。日常生活中,勤洗手,每次 1~2 分钟,能够有效地预防病毒性腹泻、痢疾、伤寒、肝炎和寄生虫病等传染病。

2. 煮沸消毒法　依靠高温消灭病原体,是目前我国普通家庭最常用的消毒方法之一。通过高温蒸煮能使细菌体的蛋白质凝固变性,从而达到消毒的目的。煮沸法适用于毛巾等棉布类、某些儿童玩具、食具等耐高温物品的消毒。消毒时加水浸没物品,用火烧开后再煮 15~30 分钟,可杀灭大多数的病原体。

3. 紫外线照射法　可利用日光照射,也可使用紫外线灯照射,在家庭中最常用的是日光照射消毒法。将衣服、被褥等物品置于阳光下暴晒,消毒的物品需铺开,并经常翻动,以确保暴露充分。每次需晒 4~6 小时,连晒几天效果更好。

4. 食醋消毒法　食醋中含有醋酸等多种成分,具有一定的杀菌能力,可用作家庭室内空气消毒。约 10 平方米左右的房间,可用食醋 100~150g,加水 2 倍,放入碗中,用小火慢蒸 30 分钟,熏蒸时切记要关闭门窗。

5. 酒精消毒法　酒精能使细菌的蛋白质变性凝固,家庭常用 75% 的酒精消毒皮肤,或将食具在酒精中浸泡 30 分钟消毒。

五、家庭消毒中常被忽略的地方

1. 饮水机　许多家庭都有饮水机,但饮水机的清洁消毒问题却常常被忽略。纯净水虽然常喝常换,但饮水机盛放冷热水的两个桶却一直存有 1 000ml 水,极易滋生细菌。所以,要经常对饮水机进行清洗消毒,清洗消毒的部位包括盛放冷热水的两个桶、与纯净水桶相接的接口、冷热水流出的两个出口等。

2. 电冰箱　许多人认为,冰箱本身的冷藏环境就是"保险箱",可以不用担心细菌滋生。但研究表明,家用电冰箱冷藏室上层细菌总数合格率仅 14.29%,且发现冰箱内有大量嗜冷菌,这种菌在冰箱内的冷环境中仍然大量繁殖。所以每星期至少应进行一次彻底的冰箱清洗消毒。冰箱中的生熟食物应分开存放,彼此隔离,从冰箱中取出的熟食要经加热或微波消毒后再食用。

3. 洗衣机　洗衣机用久了缝隙间会生长细菌,洗衣时应内衣外衣分开洗,洗净后的衣物最好放在阳光下晾晒,以达到消毒效果。洗衣机每次用后应用自来水将桶内壁冲洗干净,必要时可用 500mg/L 的含氯消毒液冲洗,再用自来水冲净,用毕干燥保存。同时定期用专用的洗衣机清洁剂进行清洗消毒。

知识拓展

一、医院常用手清洁方式：“六步洗手法”

在医院中，接触细菌的机会远大于在家中，六步洗手法是医院最常用的手清洁方式。在流动的水下，使双手充分淋湿，取适量洗手液，均匀涂抹至整个手掌、手背、手指及指缝，分为以下六步清洗双手：掌心相对，手指并拢，相互揉搓；手心对手背，沿指缝相互揉搓，交换进行；掌心相对，双手交叉指缝，相互揉搓；弯曲手指使关节在另一掌心旋转揉搓，交换进行；一手握住另一手大拇指，旋转揉搓，交换进行；将 5 个指尖并拢放在另一手掌心，旋转揉搓，交换进行。每个步骤不少于 15 秒，整个洗手过程不少于 2 分钟。

二、医院常用消毒灭菌方式

医院环境复杂，清洁力度直接关系患者健康，所以简单的消毒方式已不能满足要求，医院多采用高温高压、臭氧、环氧乙烷等消毒方法。

 误区解读

一、消毒剂在使用时越浓越好吗

不是。消毒剂浓度过高会刺激人的口腔、呼吸道、肺部等，时间久了可能危害健康。因此，在使用消毒剂前应根据说明书适当稀释。

二、在家中喷洒消毒剂可以保持空气清新

不可取。保持空气清新的最佳方式是开窗通风，而不是喷洒消毒剂，如果有消毒液水汽滞留在空气中，被人吸入后反而会损害呼吸道。

三、用消毒剂洗内裤更卫生

错误。很多人会用消毒液浸泡、清洁内裤，但其实，用消毒液浸泡内裤，不仅不能完全有效杀灭内裤上面残留的有害细菌，同时还有可能因为清洁不到位，造成化学物质的残留，从而引发各种健康问题和疾病。而且，一些强效消毒液有着很强的刺激性，即使清洗过也极容易残留，反而危害健康。

四、盐能杀菌,所以咸肉、腌鱼等不用加热就能食用

实际上,"沙门氏菌"能够在含盐量高达 10%~15% 的肉类中生存好几个月,只有用沸水煮 30 分钟才能将其全部杀死。因此,食用腌制食品时,也需要严格消毒。

小贴士

日常生活中应勤洗手、勤换衣物、少吃生冷食物,床上用品使用久了会滋生大量的螨虫,应多在阳光下暴晒以达到杀菌效果。只要养成良好的卫生习惯,就能和大多数的病原体说"再见"。

(陈　红)

参考文献

[1] 成鹰.医院常用消毒灭菌设备质量控制方法初探[J].中国医疗器械信息,2018,24(6):137-139.

[2] 曾克俭.家庭消毒常用八法[J].农家科技,2009(10):51.

[3] 于杰.家庭消毒首选物理方法[J].河北农机,2009(4):39-40.

第三节

居家如何测量血压

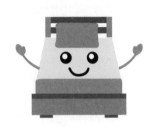

🩺 小案例

居民:医生您好,为什么最近我在家庭医生诊室量的血压值都比在家里自己测量的要高,是不是我的血压计不准确了,或者是我测量的方法错误呢?

全科医生:您好,刚刚听了您的描述,我觉得您在诊室里量到的血压偏高有几个原因,可能是您在家的测量方法不对或者血压计问题,也可能是我们医学上说的"白大衣现象"。我建议您有空把家里的血压计带过来,我们一起来研究一下。

居民:哦,原来是这样。谢谢您,过几天去开药再和您请教一下"白大衣现象"。

全科医生:好的,记得按要求测量血压,就诊时把数值记录也带过来。

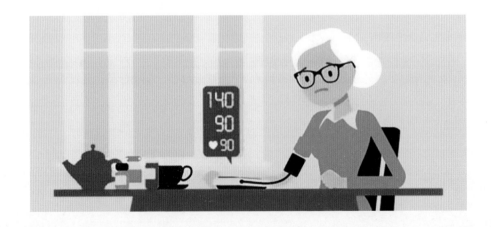

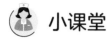 **小课堂**

一、家庭血压测量的意义

家庭血压监测已成为有效提高高血压知晓率与控制率不可或缺的手段。我国家庭血压监测已经取得了很大的"量"的进步,但还需要推进"质"的进步,即提升家庭血压监测的规范化、信息化与智慧化水平。家庭拥有血压计并进行家庭血压监测的重要价值,在于那些"血压正常"者可通过定期测量血压及时发现血压升高,也可以发现控制或未控制的"白大衣性高血压"或"隐匿性高血压"。

二、血压概念

血压(blood pressure,BP)是指血液在血管内流动时作用于单位面积血管壁的侧压力,通常测量的为动脉血压。家庭测血压正常值为<135/85mmHg,若平均值≥135/85mmHg,可初步诊断为高血压,或血压尚未控制。

当诊室血压≥140/90mmHg,而家庭血压值<135/85mmHg时,可诊断为"白大衣性高血压"或"白大衣性未控制高血压"。

当诊室血压<140/90mmHg,而家庭血压≥135/85mmHg时,可诊断为"隐匿性高血压"或"隐匿性未控制高血压"。

三、血压计分类

1. 听诊式血压计　包括水银柱式血压计、表式血压计等。此种血压计的使用方法是将听诊中第一声定义为收缩压,最后的一声声调改变的声音定义为舒张压。需要经过专门训练才能分辨清楚。汞是一种对人体有严重危害的重金属,一旦污染环境,永远在外环境与生物体之间循环,因此,不建议使用汞柱血压计进行家庭血压监测。

2. 示波法血压计　包括各种规格的电子血压计。示波法血压计是根据血压计袖带内气压变化形成的振荡波进行换算得出血压值。

四、血压计测量次数

建议高血压患者选择上臂式示波法全自动电子血压计,并根据上臂周径选择大小合适的袖带。

早晚各测 2~3 次,每次相间隔 1 分钟左右,取平均值。初诊、治疗早期或虽经治疗但血压尚未达标者,应于就诊前连续测量 5~7 天;血压控制良好时,每周测量至少 1 次。

（一）电子血压计使用方法

1. **体位** 受测者取坐位或仰卧位,然后将手臂(偏瘫患者应在健侧上肢进行测量)放在与心脏同一水平的高度并外展 45°。

2. **测量** 将电子血压计袖带内的气体排空,然后将袖带平整地缚于受测者的上臂,袖带不可过松或过紧,以免影响测量值的准确性。在缠缚袖带时,操作者应注意将袖带的中部置于受测者肘窝的肱动脉处(即手臂内侧、肘窝上 2cm 处,用拇指按压肱动脉可感觉到脉搏跳动)。启动电子血压计进行测量。待电子血压计显示数值后,操作者应记录下血压计所显示的血压值。

3. **重复测量** 在袖带内的空气排尽后,操作者应将袖带从受测者的上臂取下,让受测者休息片刻(至少 1 分钟),然后再次按照上述方法测量血压值 1~2 次。最后取几次测得血压的平均值,该数值即为受测者的真实血压值。

（二）居家血压测量注意事项

1. **休息** 测量前应休息 5~10 分钟,如活动后应休息 30 分钟,休息时保持静坐或静卧状态。运动、饮酒、淋浴等行为均会造成血压波动。

2. **环境** 应选择安静、温度适宜、光线充足的环境进行测量。

3. **记录** 居家测血压应形成记录习惯,以便于家庭医生的调阅,作出正确的判断。

 ## 知识拓展

血压计选择

1. **听诊式血压计** 如水银柱式血压计、气压表式血压计,如能正确使用,其准确性较好,但其必须配合听诊器进行使用,同时需经过专业培训,不建议居家使用。

2. **电子血压计** 容易受周围噪声、袖带位置及摩擦等因素影响测量结果,但其便于自测,是居家测量的首选类型。《2019 年家庭血压监测指南》鼓励使用经过验证的上臂式电子血压计进行家庭监测。

误区解读

一、可以只测一侧手臂吗

很多人习惯了测一侧手臂,于是每次只量一侧血压,事实上这是不好的,尤其是第一次测血压时,一定要注意两侧的手臂都要测,而且要以高的一侧为准,如果左右两边相差很大,需要警惕一侧锁骨下动脉及远端有阻塞性疾病。

二、运动后可以立刻测血压吗

不可以。人在运动之后血压本身会升高,此时测量的血压用来估计病情,是不够准确的。

三、可以隔着衣服测血压吗

很多人为了图方便往往穿着衣服测血压,特别是冬天,袖带甚至绑在衣服的外面,这样对血压的测量也有影响。

四、高血压患者才需要测血压吗

建议没有诊断高血压的家庭成员也应在家中定期测量血压,每年至少测量 1 次;如果家庭血压未达到高血压的诊断标准,但水平较高,为范围在 130~134/80~84mmHg,则应增加血压测量次数,每月至少测量 1 次血压。

 小贴士

患了高血压,没有症状并不代表没有机体的损害。高血压病初期,常常无症状,随着病情的发展,细小动脉渐渐发生硬化,慢慢损害患者的心、脑、肾器官。临床数据显示,青壮年高血压患者中,约有一半以上是无症状的,或出现偶尔头晕、头痛等不典型症状,持续血压高会损害心、脑、肾和主动脉等,最终导致脑出血、心力衰竭、肾衰竭等严重并发症,严重影响健康甚至生命。所以,要学会定期测血压,有条件的最好在家中自备血压计,定期开展居家测量,及时掌握自己的血压变化情况。

（江家欣）

参考文献

中国高血压联盟《家庭血压监测指南》委员会.2019 中国家庭血压监测指南［J/OL］.中国医学前沿杂志（电子版），2019，11（5）：21-25.

第四节

家庭急救知多少

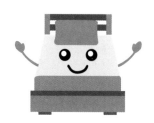

小案例

午饭时,妈妈给 15 个月的彤彤喂辅食,有胡萝卜粒、玉米粒等,小朋友胃口很好,吃得很开心,不时发出咯咯的笑声。

突然,小女孩咳嗽了一声,脸色一下子青紫,表情很难受的样子。妈妈吓坏了,赶紧用手抠彤彤嘴里的食物,奶奶过来拍小女孩的后背。但是,这些措施都是徒劳的,彤彤脸色越来越紫了,整个人越来越软。就在这个时候,爸爸一个飞身过来,利用最近参加全科医生组织的家庭急救培训的"海姆立克急救法"对小彤彤开展施救。

……

一阵咳嗽,小彤彤吐出来一个胡萝卜块,孩子得救了。

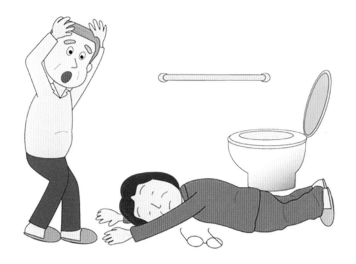

小课堂

意外伤害在日常生活很常见,如果居民掌握一定的急救知识,能在第一时间就对伤员开展有效的急救措施,就有机会避免病情的进一步恶化,甚至能转危为安。日常急救知识普及和培训,是全科医生服务工作的一个重要任务。

一、家庭急救的要点

1. 保持镇定　在遇到晕厥、出血、心脏骤停等紧急情况时,多数居民往往手足无措,没有办法在第一时间采取正确的求救和施救方法,从而影响及时救治。因此在碰到紧急情况时要保持冷静,要第一时间拨打120急救电话。向急救中心报警呼救时,要告知患者的病情、现场环境、详细地点等,利于救护人员及时到达现场实施急救。在救护车到达之前,可运用已学的急救知识开展现场施救。

2. 判断现场急救条件　施救者必须要保证周围环境安全的情况下才能开展施救,急救的首要任务是把受伤者带离现场至安全的地方。

3. 准确判断病情　首先要观察患者心跳、呼吸、脉搏、神志等情况,按照急缓顺序,对大出血、呼吸异常、心脏骤停、意识不清醒的伤员要立即采取急救措施。

4. 切忌随意搬动伤员　在周围环境安全、受伤者情况未明时,施救者切忌随意搬动或猛推猛摇患者。正确的处理是原地救治,等待医生的到来。

5. 切不可乱用药或给予饮食　部分居民误认为昏厥的时候用饮水等方式可以使伤员缓解,实际上这种做法是不可取的,对于昏迷患者严禁进行灌食,否则容易引起呛咳,甚至窒息。

6. 让患者保持正确的体位　对于清醒的患者,可以给其最舒服的体位,如心衰患者应给以半卧位,对于急性绞痛患者可予以屈膝位。对于昏迷患者应让其平卧,并使头偏向一侧以减轻吸入性肺炎的发生率。

二、常见家庭急救

1. 骨折　是指外伤或自身疾病引起的骨或者骨小梁完整性和连续性中断,而出现的以畸形、反常活动、骨擦音为症状的伤害。患者常出现局部肿胀、活动受限、瘀斑、疼痛、畸形等,严重者可发生休克。

骨折的家庭急救:首先是判断骨折部位、类型及有无并发症。骨折的居家处理主要包括:初期固定、制动和转送。急救现场如没有专业固定器械,可利用如木板、竹枝、或者其他生活用品作为固定器材,固定时必须固定住骨折处上下两个关节;如系四肢远端闭合性骨折,可以局部固定,等待医生处理或送医;如系躯干骨折或者并发其他器官损伤,应立即拨打急救电话,不能随便搬动患者。

2. **抽搐** 是指患者全身或者肌肉不自主快速阵发性收缩的临床现象,包括痫性发作和非痫性发作。常见的有癫痫、癔症性抽搐、破伤风、狂犬病发作等。发作期家庭急救:①应及时寻找和处理抽搐的病因和诱发因素;②保护患者,应移开患者周围障碍物,避免二次损伤;③保护呼吸道:清除口腔分泌物,可使患者头歪向一侧;④转运:及时送医院治疗。

3. **咯血** 指喉部以下的气管、支气管或肺部组织出血,血液经咳嗽动作从口腔排出的症状。大咯血是临床急症之一,常致患者休克或者窒息死亡。咯血的原因有感染、肿瘤、心肺血管疾病、异物、外伤、药物等。

咯血的处理原则是迅速止血、保持呼吸道通畅、纠正休克,同时积极治疗原发病。小量咯血(出血量小于100ml),应减少活动,马上就医。中量或者大量咯血必须立即卧床休息,患者侧卧位,头低位,同时拨打120急救电话转院。

4. **一氧化碳中毒** 一氧化碳是无色无味气体,当一氧化碳吸入体内后,与血液中血红蛋白结合,形成碳氧血红蛋白,使血红蛋白失去携带和释放氧气的功能,致使机体出现呼吸困难,引起人体缺氧甚至死亡。

急救:应迅速将患者移至通风处,呼吸新鲜空气,有条件者可以吸氧治疗并注意保暖,对于意识障碍者应立即转送医院治疗,救护车到来之前,若患者出现心脏骤停应立刻开展心肺复苏。

5. **触电** 是居家常见伤害,是电流通过人体组织引起的机体组织损伤。

急救:在安全防护情况下切断电源并保护伤者至安全场地进行施救。对于心跳停止患者,应立即心肺复苏并送医院急救!

6. **昏迷** 是中枢神经系统对于内外环境的刺激应答能力减退或消失,是最严重的意识障碍,主要是大脑皮质或皮下网状系统被高度抑制的一种状态,临床上分为嗜睡、昏睡、浅昏迷、深昏迷。

家庭急救:马上拨打120;了解患者原发病,保持患者气道通畅,对于大出血、脑疝、颈椎骨折等情况不要轻易搬动;在急救车未到之前,如患者出现心脏骤停,立即进行心肺复苏术。

知识拓展

休克是指机体在各种致病因素的作用下,有效循环血量急剧减少,机体器官和组织血流灌注不足为特征的一系列临床症状。休克按分类标准分为低血容量性休克、心源性休克、感染性休克、神经源性休克、过敏性休克。

一、主要症状

神志淡漠或者烦躁不安、皮肤湿冷、脉搏细数、血压下降、尿量减少等。

二、休克的识别

1. 生命体征判断　生命体征包括意识、呼吸、脉搏、血压四方面,患者如果意识出现改变,应注意警惕出现休克的可能。要及时对其血压、脉搏、呼吸等体征进行测量,判断生命体征情况。

2. 皮肤湿冷和少尿　低灌注时,患者往往会出现肢体湿冷,皮肤苍白,有些患者还会出现网状青斑。由于肾脏血流减少,肾素 - 血管紧张素 - 醛固酮系统激活,患者出现少尿(尿量少于 400ml/d)或无尿(尿量少于 100ml/d)。

3. 其他判断依据　原发病加重或者有可能引起过敏的过敏原接触史。患者可出现交感神经兴奋症状,如精神紧张、大汗、过度换气等情况。

三、休克的紧急处理

1. 一般措施　一般采取头稍抬高(15°)斜卧位,脚部抬高(30°)以利于脑组织得到有效的灌注。心源性休克可采用半卧位。

2. 及时就医　期间保持呼吸道通畅,同时给予必要的生命支持。

3. 原发病处理　如过敏性休克要马上脱离致敏环境。

❓ 误区解读

1. 使用止血带结扎忌时间过长　止血带应每隔 1 小时放松 2~3 分钟,寒冷的气温下每 30 分钟放松 1 次,并作好记录,防止因结扎时间过长造成远端肢体缺血坏死。

2. 心源性哮喘患者忌平卧　平卧会增加肺脏瘀血及心脏负担,使气喘加重,危及生命,应取半卧位使下肢下垂体位。

3. 脑出血患者忌自己用车送医院　脑出血患者忌随意搬动,随意搬动会使出血加重,应求助医院急救专业人员送医。

4. 小而深的伤口忌自行在家简单包扎　应到医院清创消毒后再包扎,必要时还需注射破伤风抗毒素。

5. 抢救触电者忌徒手施救　发现触电后立刻切断电源,并马上用干木棍、竹竿等绝缘体排开电线,周边环境不确定安全的应求助专业人士。

6. **看见伤员倒地忌盲目施行心肺复苏** 施行心肺复苏前应先判断是否心脏骤停。若初步判断有颈椎骨折,在没有专业急救人员到来前不得移动伤员。

📋 小贴士

院前急救是"急诊医疗服务体系(EMSS)"中的组成部分之一,它是指急、危、重患者在到达医院以前的医疗救护。及时的院前急救能有效减少患者的早期死亡和减少后期的并发症。患者早期致死的原因多为心脏意外、大出血、休克、呼吸衰竭等严重情况,若在早期处理不当或不及时,将直接危及患者生命,后期治疗中也可能出现全身炎症反应综合征、急性呼吸窘迫综合征、多器官功能衰竭等多种严重并发症。因此,正确和及时的院前急救至关重要。居民在平时的生活中有机会要多学习急救知识,2019 年急救知识普及也成为国家基本公共卫生服务的服务内容之一。

(江家欣)

参考文献
祝墡珠 . 全科医生临床能力培养[M]. 北京:人民卫生出版社,2012.

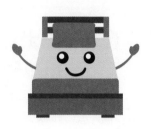

第五节

如何正确使用体温计

 小案例

居民(电话):医生您好,我小孩子发烧了,怎么办?

全科医生:您好,体温多少度?还有其他不舒服吗?

居民:没有测量体温,就是手放在孩子额头上感觉有点烫,其他没什么不舒服,精神状态也挺好。

全科医生:那您先给孩子测一下体温。若发热,现在就来看下吧。

小课堂

一、体温的概念

体温是维持人体正常新陈代谢的一个较为恒定的温度范围,是维持正常生命活动的必要条件之一。人体通过营养物质转化产生热能,同时通过人体散热的方式,由体温调节中枢和体液、神经的作用,保持体温的相对恒定。不同的测量部位,正常体温有所差异。以水银体温计测体温,其正常范围为口腔温度 36.3~37.2℃,直肠温度比口腔温度约高 0.3~0.5℃,腋窝温度比口腔温度约低 0.2~0.4℃。

二、体温计的种类

体温计是利用水银等物质的热胀冷缩原理对人体的温度进行标记的器械。家庭用体温计一般有:水银体温计、耳温体温计、多功能红外体温计等。

三、体温计的使用

（一）水银体温计

1. 口腔温度　将体温计放置在受测者舌下，紧闭口腔用舌头压住温度计约 3 分钟后取出读数，意识不清者或者小孩子慎用。

2. 直肠温度　测量方法是将肛表体温计消毒后涂上润滑油，然后插入受测者肛门深达肛表 1/2，3 分钟后取出读数。

3. 腋窝温度　因测量方便卫生，是目前最常使用的测温方法，其测量方法是将体温计夹于腋窝，5~10 分钟后读取数值。

（二）耳温体温计使用

1. 检查　使用前先确认已装上全新、干净的耳套。

2. 打开　保证周围环境中的温度在 10~40℃ 的范围内，打开电源键，静待"READY"符号出现。

3. 固定　固定受测者头部，使其脸侧向一方，使耳朵向上。

4. 拉　拉紧耳朵，使耳道保持很直。一岁以下婴儿，耳朵向后方拉，一岁以上婴幼儿及成人，耳朵则向上后方拉。

5. 插　将探头插入耳道，并且密合，以确保测量到耳膜正确温度。

6. 测　按一下测温键，"哔"声后即测量结束。

7. 读数　将探头从耳道移出，温度值显示于液晶显示器上。

（三）额温计（多功能红外体温计）使用方法

1. 校正　做室温校正，即根据额温计所附说明换算成中心温度。

2. 测前准备　测量者必须在休息状态下，额头保持干燥。

3. 测　将额温计置于额头前 2~5cm 左右，按压按钮测量，直至颜色改变或显现温度数据。

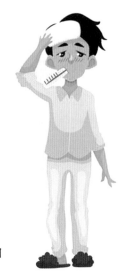

四、体温计使用注意事项

1. 测量前注意事项　应避免喝热饮、激烈运动，保持安静的环境和适宜的温度，避免影响体温的测量。测量部位应皮肤完整、无汗及血迹等。对于内耳疾病、肛门疾病、口腔疾病等，应避免在患侧部位进行探测。

2. 测量时注意事项　水银体温计测量应确保足够的测量时间,如果测量时间未到或温度计脱落应重新再进行探测。非接触性体温计如耳温体温计、多功能红外体温计等应进行重复测量,测量时应保持测量面干燥,尽量避免周围温度(如空调、阳光暴晒等)影响。

 # 知识拓展

一、发热的定义

发热是由于致热原的作用,人体体温调定点上移而引起的调节性体温升高。每个人的正常体温略有不同,而且受许多因素(时间、环境、季节、月经等)的影响。因此判定是否发热,最好是与自己平时同样条件下的体温进行比较。引起发热的原因很多,最常见的是感染(包括各种传染病),其次是结缔组织病(胶原病)、恶性肿瘤等。

二、发热的分度(口测法)

低热:37.3~38 ℃;中等度热:38.1~39 ℃;高热:39.1~41 ℃;超高热:41 ℃以上。

 # 误区解读

一、测量时间越长越好吗

错。有些家长觉得测温时间越长,结果会越准确,而有些家长又怕时间太长,宝宝会难受,所以还没到正常测量时间就撤掉了体温计。两者都有会影响到测量结果。正确的做法:若用水银体温计测量,口腔测温需要 3 分钟,而腋下则需要 5~10 分钟。如果没有达到必要的测温时间,测量的结果可能"千差万别"。

二、孩子哭闹时可以强行测量体温吗

不可。若在孩子出现哭闹的情况下强行完成体温测量,测量结果有可能存在偏差。可待孩子安静后再测。

小贴士

　　人体的温度是相对恒定的,正常人群在 24 小时内体温略有波动,一般不超过 1℃。生理状态下,早晨体温略低,下午略高。运动、进食后、妇女月经期前或妊娠期体温稍高,而老年人体温偏低。人体温度相对恒定是维持人体正常生命活动的重要条件之一,如体温高于 41℃或低于 25℃时将严重影响各系统(特别是神经系统)的功能活动,甚至危害生命。机体的产热和散热,是受神经中枢调节的,很多疾病都可使体温正常调节功能发生障碍而使体温发生变化。临床上检查体温、观察其变化对诊断疾病或判断某些疾病的预后有重要意义。全科医生健康教育中应把家居体温测量作为一个居民健康技能操作内容,通过自测让居民充分参与全科医生的健康管理中,提高健康管理能力。

(江家欣)

参考文献

［1］潘意似.红外耳温计与普通水银体温计的对比分析［J/OL］.实用临床护理学电子杂志,2018,3(48):104.

［2］刁玲玲,赵晓玲,张婷婷,等.三种体温测量方法的一致性评价［J］.护理学杂志,2018,33(11):49-51.

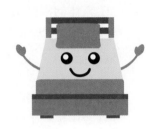

第六节
家用电热毯
如何使用更安全

 小案例

冬天快到了,很多人习惯晚上睡觉的时候用电热毯取暖,但经常有人因此出现健康问题,那么使用电热毯的时候有什么需要注意的吗?如何避免使用过程中给人体带来的伤害?

 小课堂

一、什么是电热毯

电热毯又称电热垫、电毡、电褥,是使用电加热取暖的一种垫毯,铺在床上,可以在冬天温暖被褥,提供舒适的睡眠条件。电热毯是一种接触式电暖器具,通电时即发出热量。

二、使用电热毯不当可能会引起哪些疾病

1. 皮炎　长时间通电后,电热毯持续散热,使人体皮肤中的水分不断蒸发而变得干燥,使皮肤受到刺激。

2. 脱水热　因为人体含有大量水分,为了维持生命需要,人体每天需要补充水分 2 000ml。体温每升高 1℃,体内的水分就蒸发掉 10% 左右,电热毯的高温会更加容易消耗体内水分,所以使用电热毯应防脱水热。

3. 烧烫伤　电热毯是持续加热的,如果一晚上不关电源,很容易引起烫伤,其中以糖尿病患者和婴幼儿更为常见。

26

三、哪些人不适合使用电热毯

1. **糖尿病患者**　糖尿病患者会出现感觉神经病变、下肢血管供血不足，常使足部感觉减退，比正常人更容易感到脚麻、脚凉。因此，很多人选择电热毯、热水袋等方法取暖。然而由于足部对热感反应迟钝，一些人在"浑然不觉"的情况，一觉起来已经把脚烫伤了，再加上糖尿病患者的伤口愈合较慢，如果治疗不及时，可能导致溃烂和皮肤组织坏死，严重的甚至需要局部或全部切除下肢，代价惨重。所以，患有糖尿病的人群不建议用电热毯取暖，也不宜用热水袋保温足部。另外应当注意的是，糖尿病患者一旦出现脚发凉、怕冷、水肿、小腿抽筋、疼痛等症状，要及时就诊，检查是否为血管病变。每天洗脚时要用手背试水温，避免烫伤。

2. **过敏体质的人**　过敏体质的人在使用电热毯时更容易诱发过敏性皮炎，不建议使用。

3. **本身患有烧烫伤者**　这类人群使用电热毯后容易促使体内血液循环加速，可能出现出血、脱水等，造成二次伤害，加重本身的病变。

4. **育龄期男子**　电热毯产生的高温会对育龄男子睾丸产生精子的能力有一定的影响。

四、如何正确使用电热毯

1. **质量保证**　不要购买粗制滥造、未经检验合格的产品，防止因质量低劣，特别是接头连接不当而引发火灾事故。

2. **使用前需仔细检查**　电热毯第一次使用或长期搁置后再使用时，应在有人监视的情况下先通电半个小时左右，检查是否安全。通电后，若发现电热毯不热或只是部分发热，说明电热毯可能有故障，应立即拔下电源插头，待维修好以后方可使用。

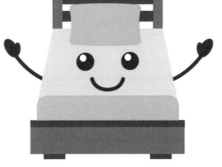

3. **使用时的注意事项**　新买的电热毯使用前应该仔细阅读使用说明书，多了解安全使用要求，特别要注意使用电压，千万不要把 36 伏特的低压电热毯接到 220 伏特的电压线口上。进口电热毯也有 100 伏特或者 110 伏特的，使用时不可疏忽大意；一般电热毯的控制开关具有关闭、预热、保温三档，使

用前先将开关调至预热档,约 30 分钟后温度便可达 25℃左右,然后转调至保温档即可;避免电热毯与人体接触,不能在电热毯上只铺一层床单,以防人体的揉搓,使电热毯堆集打褶,导致局部过热或电线损坏,发生火灾事故。使用电热毯时要注意防潮,特别要防止小孩或患者尿床,导致短路而引发火灾。

 ## 知识拓展

电热毯是冬季家庭理想的取暖用品,使用的时候最好铺到褥子下面,直接铺上去不仅容易造成烫伤,身体水分也会散失得很快,进而导致睡眠中就会感到口干舌燥,不仅影响睡眠质量,还容易造成脱水热和接触性皮炎等疾病,所以一定要注意电热毯的摆放位置。另外,注意电热毯不要与其他热源共同使用。

 ## 误区解读

一、使用电热毯时直接躺在电热毯上面会更暖和、更好地去潮除湿吗

错。电热毯不宜直接与人体皮肤接触。电热毯的发热部件为金属管,这些金属管如果直接与人体接触很容易导致受热不均,使人体皮肤局部的温度增加,再加上很多人都会选择彻夜开着电热毯,这样会增加烫伤和身体不适的概率。

二、使用电热毯的时间越长越好吗

错。电热毯是靠电热丝加热而产生热量,这种热量在被窝这种封闭的情况下,会使肌肤缺少水分变得干燥,血液流通也会相应加快,因此大家可以在使用电热毯时,尽量多喝水补充水分,从而减少体内的水分流失,也可以选择减少使用电热毯的时间。

 ## 小贴士

一、使用前检查

在我们使用电热毯之前,应详细阅读使用说明书,严格按照说明书操作,

使用的电源电压和频率要与电热毯上标定的额定电压和频率一致。在铺电热毯的时候不要过于用力地铺平、铺展,随意且轻轻铺好就可以了,因为电热毯中的电线是非常细的,过于用力铺展时,很容易导致里面的电线断掉,进而造成漏电。

二、电热毯保存注意事项

电热毯不用时一定要切断电源,单独放在一个地方;电热毯脏了,只能用刷子刷洗,不能用手揉搓,以防电热线折断;更换保险丝时,要选用与电热毯相匹配的规格。

(阿不来提)

参考文献

[1]　张培君.家用电热毯的质量安全及正确使用[J].家电科技,2015(10):24-25.

[2]　张培君.电热毯的安全隐患应重视[J].广西质量监督导报,2012,57(12):49-50.

[3]　胡汉文.家用电器对人体健康的危害[J].家庭医学,2002(4):46-47.

[4]　张兆明,王政.电热毯产品质量安全风险监测分析[J].质量与认证,2016(2):76-78.

第七节

如何补钙更健康

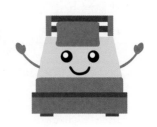

小案例

妈妈:我家小孩最近很爱哭闹,枕部的头发也有少量的脱落,我在网上查询了相关资料,说宝宝是因为缺钙才会这样。我家宝宝真的缺钙了吗?缺钙会影响宝宝长身体吗?我应该怎么办呢?

全科医生:相信家里有宝宝的家长都会被相同的问题困扰,常常担心自己的宝宝因缺钙而影响生长发育,也常因为怎样补钙而烦恼。其实,不仅仅是婴幼儿,孕妇、老年人也常常面临缺钙的风险,下面我们就来介绍一下,遇到这种情况该怎么办。

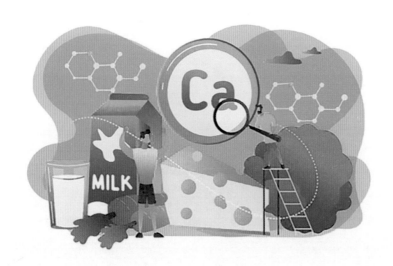

小课堂

一、什么是缺钙

钙离子是人体的主要微量元素之一,存在于血液与骨骼中,正常人的血钙含量维持在 2.25~2.75mmol/L,当血钙值低于正常范围时,就认为缺钙。但对于 60 岁以上的老人,由于高龄和肾功能减退等原因致肠道钙吸收和 $1,25(OH)_2D_3$ 生成减少,甲状旁腺激素代偿性增多,使血钙增多,应进行骨密度测量判断是否缺钙。

二、哪些人容易缺钙

婴幼儿时期生长发育极其旺盛,出现身高增长的第一个高峰,若不能确保充足的钙摄入,很容易导致缺钙。孕期由于胎儿生长发育需要、体内激素水平变化抑制骨钙吸收及血容量变化致血钙浓度相对降低等因素,孕妇常常处于低钙的状态。而老年人由于肠道钙吸收和 $1,25(OH)_2D_3$ 生成减少,体内钙流失增多,容易因缺钙导致骨质疏松。

三、缺钙有哪些表现

对于不同的年龄群,发生缺钙时,表现各有不同。

1. 婴幼儿缺钙 婴幼儿缺钙会产生一种以骨骼改变为特征的全身性慢性营养性疾病。早期表现为易激怒、多汗及特征性枕秃。枕秃是指在患儿头部与枕头接触部位出现明显的脱发现象。在活动期则出现一系列的骨骼改变,如颅骨软化呈乒乓球样;肋骨串珠样改变;手腕、足踝部形成钝圆形隆起称手足镯;站立行走后可出现"X"形腿、"O"形腿;脊柱因韧带松弛形成后凸畸形。部分症状严重者还会残留不同程度的骨骼畸形。

2. 孕妇缺钙 若孕妇在妊娠期间缺钙,会出现牙齿松动、小腿抽筋、腰酸背痛、关节、骨盆疼痛等症状,还可能会患上贫血、妊娠期高血压、水肿等。

3. 老年人缺钙 老年人缺钙常表现为腰椎、颈椎疼痛;牙齿脱落;明显驼背、身高降低;食欲减退、便秘;失眠、多梦、易激怒等。

四、缺钙的家庭处理方法

1. 摄入含钙量高的食物 含钙高的食物如牛奶及奶制品,牛奶中含钙量高,是绝佳的补钙食品。其他的食物如鸡蛋、芝麻酱、豆制品、鱼虾、紫菜、花椰菜、坚果等钙含量也很丰富。

2. 日光照射　皮肤经日光紫外线照射后,会合成胆钙化醇(维生素 D_3),是体内维生素 D 的主要来源。因此,要确保充足的户外活动,以获得钙的来源。夏季阳光充足,可在上午和傍晚进行户外活动。

当常规补钙方法不能满足机体钙的需要量,甚至出现明显的缺钙的临床症状时,应立即就医。

 ## 知识拓展

一、缺钙的临床检查

当出现缺钙的临床表现时,应及时去医院检查,以明确缺钙的严重程度。

1. 实验室检查　1,25-(OH)D_3 正常值为 10~60μg/L,血钙正常值为 2.25~2.75mmol/L,检查结果低于正常值、钙磷乘积低于 30、碱性磷酸酶升高则诊断为缺钙。

2. 骨骼 X 线检查　儿童缺钙时,可见骨临时钙化带模糊,呈毛刷样改变,骨骺软骨明显增宽。骨质疏松可见骨干弯曲。

3. 骨密度测量　测量腰椎和髋部的骨密度,用于骨质疏松、骨质软化的诊断。正常:测量值与峰值骨量相比较,≥–1.0SD;骨量减少:测量值与峰值骨量相比较,在 –1.0SD~–2.5SD 之间;骨质疏松:测量值与峰值骨量相比较,<–2.5SD;严重骨质疏松:测量值与峰值骨量相比较 <–2.5SD,且伴一处或多处骨折发生。

二、缺钙的临床处理方法

对于不同人群的缺钙,处理各有不同。

（一）婴幼儿

婴幼儿因维生素 D 缺乏而导致的缺钙会引起维生素 D 缺乏性佝偻病及手足搐搦症。可口服维生素 D,一般为 2 000~5 000IU/d,4~6 周后改为预防量(≤1 岁的婴儿为 400IU/d,>1 岁的幼儿为 600IU/d)。通常主张从牛奶、配方奶及豆制品中补充钙和磷,只要满足每日 500ml 牛奶,就不需要补充钙剂。对于因缺钙引起的严重骨骼畸形,可于 4 岁后手术矫正。婴幼儿缺钙最关键的是预防,应确保儿童每日获得维生素 D 400IU。此外,对于早产儿、低出生体重儿、双胎儿,应在出生后 1 周开始补充维生素 D 800IU/d,3 个月后改为预防量 400IU/d,补充至 2 岁。补钙同时增加户外活动,促进钙吸收。

除了确保维生素 D 的摄入,还应注重补钙。是否需要补钙,对于 1 岁内幼儿主要基于母乳中的含钙量,而 1 岁后主要基于钙代谢平衡实验。2013 年中国营养学会推荐:0~6 个月婴儿为 200mg/d,7~12 个月为 250mg/d,1~3 岁为 600mg/d,4~10 岁为 800mg/d,11~13 岁为 1 000mg/d。

（二）孕妇

在妊娠的中晚期,胎儿生长发育迅速,所需的钙也随之增加。中国营养学会推荐的每日钙供给标准中,孕妇、乳母为 1 000~1 500mg。孕妇补钙一般主张以饮食为主,如牛奶、豆制品、鱼虾等,不足的部分再辅以钙剂。钙剂应等量、定时、多次与食物一起咀嚼服用,可使其与胃酸充分接触,增加钙的吸收。由于吸收入血的钙只能维持 5~6 小时,最好睡前加服一次,可以减少夜间钙的丢失。

（三）老年人

1. 改善营养状况　补充足够蛋白质,多摄入富含异黄酮的食物。

2. 钙剂和维生素 D　每日钙摄入总量为 800~1 200mg,同时补充维生素 D 400~600IU/d。补钙期间应检测血钙、磷变化,防止高钙血症和高磷血症的发生。

3. 避免使用致骨质疏松的药物　如抗癫痫药、苯巴比妥、丙戊酸、拉莫三嗪、氯硝西泮等。

4. 对症治疗　有疼痛者可给予适量非甾体抗炎药,如阿司匹林、吲哚美辛等。

 误区解读

一、喝骨头汤可以大量补钙的说法对吗

不对。骨头里的钙很难溶解到汤里,即使是在炖汤时加入醋来帮助溶解,汤里的钙含量仍是微乎其微的。相反,汤里含有大量的脂肪,过多地摄入脂肪反而不利于健康。

二、补钙是越多越好吗

不是。许多老年人误以为,补的钙越多,骨骼越坚实,其实不是。对于 60 岁以上的老年人,每日钙摄入量为 800mg。钙摄入过量会引起高钙血症,并产生并发症,如肾结石、血管钙化等。

三、豆浆的含钙量高吗

不高。很多人认为豆浆属于豆制品，含钙量高，可以很好地代替牛奶补钙，这其实是错误的。豆浆中的钙含量大概只有大豆的 1/20，而且豆浆不像牛奶含有利于钙吸收的维生素 D 和乳糖。但是豆浆中含有的大豆异黄酮对于中老年妇女来说，可能会减少因为雌激素水平过低造成的骨钙流失。故而，牛奶和豆浆各有好处，如果能配合饮用，更加利于骨骼健康。

四、药物补钙是最好的选择吗

不一定。每天坚持多吃含钙丰富的食物；选择健康的生活方式，少喝咖啡和可乐，不要吸烟；多晒太阳和增加户外运动，都有利于钙的吸收和利用。这些都是避免钙流失的安全方法。

五、补钙剂相当于食品，可以任意服用，没有禁忌，对吗

错误。服用雌激素期间，若大量服用补钙剂，会明显增加患肾结石、胆结石的风险。此外，降压药物如噻嗪类利尿剂，在服用后存在引发高钙血症的风险。因此补钙时若需同时服用其他药物，需及时向医生咨询，以明确是否调整补钙剂量或暂停补钙。

六、吃蔬菜与补钙无关吗

不是。不少人认为蔬菜中含有丰富的膳食纤维和维生素，但与钙却不沾边，与骨骼健康也无关。实际上，蔬菜中含有钾、镁等微量元素，有利于维持酸碱平衡，减少钙的流失。同时蔬菜本身也含有不少的钙，如紫菜、花椰菜、小油菜等，都是补钙佳品。此外，蔬菜中含有的维生素 K 是骨钙素的形成要素，而骨钙素是钙沉积入骨骼当中所必需的。

七、补钙与青壮年无关吗

不是。并非只有儿童和老年人才需要特别补钙。调查显示，中国人从一日三餐中大约可以获得约 400mg 的钙，而成年人每天钙的适宜摄入量为800mg。尤其是对于有不良习惯的人群来说，补钙尤为重要。如今许多青年人喜欢宅在家中，大大减少了运动和日照的时间，年轻女性为了减肥而节食更是时有发生，而这些不良习惯都会成为缺钙的原因，最终导致骨质疏松。所以，青年人应当养成良好的生活习惯，必要时仍需补钙。

🔖 小贴士

　　早期预防缺钙很重要,补钙应以饮食为主,钙剂为辅。在平日的饮食中多摄入含钙量高的食物,如牛奶、豆制品、鱼虾等。同时加强户外活动,增加日光照射,以利于钙的吸收。

（陈　红）

参考文献

［1］　陈孝平,汪建平.外科学［M］.9 版.北京:人民卫生出版社,2018.

［2］　秦锐.中国儿童钙营养专家共识(2019 年版)［J］.中国妇幼健康研究,2019,30(3):262-269.

［3］　王卫平.儿科学［M］.8 版.北京:人民卫生出版社,2013.

［4］　陆再英,钟南山.内科学［M］.7 版.北京:人民卫生出版社,2008.

［5］　范志红.补钙者必知的十大误区［N］.中国食品报,2014-09-02(001).

［6］　章振林,夏维波.原发性骨质疏松症社区诊疗指导原则［J］.中华骨质疏松和骨矿盐疾病杂志,2019,12(1):1-10.

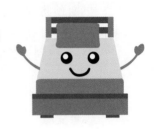

第八节

发生火灾时
如何科学逃生

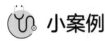 **小案例**

小张：医生，昨天我家发生火灾，为穿衣、找钱财耽误一点时间，结果火越来越大了，逃生时衣服着火了，还把胳膊烧伤了，涂抹各种牙膏效果都不好，以后遇到火灾时我们要咋办？

全科医生：首先，发生火灾后，不要为穿衣、找钱财而耽误宝贵的逃生时间，应尽快从安全通道、安全出口和消防楼梯撤离，其次，万一烧伤了不能涂各种颜色牙膏，这样会影响医生判断伤情而影响治疗。下面详细介绍火灾逃生时的注意事项。

 小课堂

一、火灾对人的伤害有哪些

提起火灾，人们常用"烧死烧伤"多少来统计火灾伤亡人数。其实火灾对受害者的危害是综合性的。火灾现场对人的危害有四种，即缺氧、高温、毒性气体、烟尘。

1. **缺氧**　人们正常呼吸时空气中的氧气占 21% 左右。由于火场上可燃物燃烧消耗氧气，同时产生毒气，使空气中的氧浓度降低。特别是建筑物内着火，在门窗关闭的情况下，火场上的氧气会迅速降低，使火场上的人员由于氧气减少而窒息死亡。空气的含氧量降低时对人体的影响，主要有以下几种症状：①当氧气在空气中的含量由 21% 的正常水平下降到 15% 时，人体的肌肉协调受影响；②如再继续下降至 10%~14%，人虽然有知觉，但判断力会明显减退,并且很快感觉疲劳;③降到 6%~10% 时,便会失去知觉,若不采取措施,数分钟内可能会死亡。

2. 高温　火场上由于可燃物质多,火灾发展蔓延迅速,火场上的气体温度在短时间内即可达到几百摄氏度。空气中的高温,能损伤呼吸道。当火场温度达到 49~50℃时,人的血压迅速下降,导致循环系统衰竭。只要吸入的气体温度超过 70℃,就会使气管、支气管内黏膜充血起水泡,组织坏死,并引起肺水肿而窒息死亡。在火场,经常可以发现体表几乎完好无损的死者,这些死者大多是由于吸入过多的热气而死的。

3. 烟尘　火场上的热烟尘是由燃烧中析出的碳粒子、焦油状液滴,以及房屋倒塌时扬起的灰尘等组成。这些烟尘随热空气一起流动,若被人吸入,能堵塞、刺激呼吸道黏膜,有些甚至能危害生命。其毒害作用随烟尘的温度、直径大小不同而不同,其中温度高、直径小、化学毒性大的烟尘对呼吸道的损害最为严重。

4. 毒性气体　火灾中可燃物燃烧产生大量烟雾,其中含有一氧化碳(CO)、二氧化碳(CO_2)等有毒气体。这些气体对人体的毒害作用很复杂。由于火场上的有害气体往往同时存在,其联合效果比单独吸入一种毒气的危害更为严重。这些毒性气体对人体有麻醉、窒息、刺激等作用,损害呼吸系统、中枢神经系统和血液循环系统,在火灾中严重影响人们的正常呼吸和逃生,直接危害人的生命安全。

二、发生火灾时逃生须知

(一)不要耽误逃生时间

发生火灾后,不要为穿衣、找钱财而耽误宝贵的逃生,应尽快从安全通道、安全出口和消防楼梯撤离,切勿盲目乱窜或使用电梯逃生。

(二)正确逃生方法

1. 离开火场时　遇到浓烟不要直立行走,应尽量采用低姿势行走或匍匐前行,用湿毛巾捂住口鼻,以免被浓烟窒息;身边如没有毛巾,餐巾布、口罩、衣服也可以替

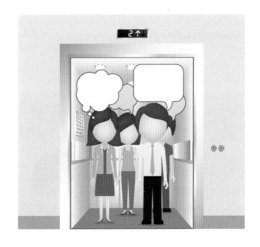

代,要多叠几层,使滤烟面积增大,将口鼻捂严,穿越烟雾区时,即使感到呼吸

困难,也不能将毛巾从口鼻上拿开。逃生时一旦衣服被烧着,着火人可就地倒下打滚,把身上的火焰压灭,或由其他人帮忙扑灭火焰,切记不能奔跑。

2. 楼梯已起火但尚未烧断且火势不很猛烈时　可披上用水浸湿的衣裤或被单从楼上迅速冲下。楼梯已经烧断且火势相当猛烈时,可利用绳子或把床单撕成条状连接起来,一端拴在牢固的门窗或其他重物上,然后顺绳子或布条滑下(三楼以上住户慎用)。

3. 各种逃生之路均被切断时　应退回居室内,采取防烟堵火措施,关闭门窗,并向门窗上浇水,还要用湿毛巾捂住口鼻,做好个人防护,同时,向室外挥动鲜艳的东西(在夜晚则可向外打手电),发出求救信号。

三、火灾的现场急救常识有哪些

1. 烧伤　当务之急是尽快消除皮肤受热:用清水或自来水充分冷却烧伤部位;用消毒纱布或干净布等包裹伤面;对呼吸道烧伤者,注意疏通呼吸道,防止异物堵塞;伤员口渴时可饮少量淡盐水;紧急处理后可使用抗生素,预防感染。

2. 有毒气体急救　用湿毛巾等捂住口、鼻,躬身弯腰向与烟气相反方向的安全出口逃出;中毒者抢救出来后,放在空气新鲜、流通的地方实施抢救;伤员呼吸心跳停止时,应立即进行心肺复苏。

 知识拓展

火灾发生时,实施急救的措施有:①逃离现场;②检查可危及伤员生命的

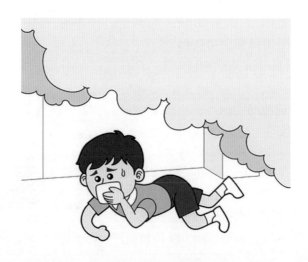

一些情况,如大出血、窒息、开放性气胸、中毒等,应迅速进行处理与抢救,不论任何原因引起的心跳、呼吸停止,应立即行胸外按压和人工呼吸,复苏后及时转运;③判断伤情,估计烧伤面积和深度,注意有无吸入性损伤、复合伤或中毒等;④镇静止痛;⑤保持呼吸道通畅;⑥创面处理;⑦复合伤的处理;⑧补液治疗;⑨应用抗生素。

对于危重烧伤患者,休克、感染等发生率高,在转运至上级医院之前当地医院应给予必要的预处理,尽早给予干预。

误区解读

一、衣服着火时可以奔跑求救吗

衣服着火时正确的自救方法:①尽快脱去着火或沸液浸湿的衣服,特别是化纤衣服,以免着火或衣服上的热液继续作用,使创面加深;②用水将火浇灭,或跳入附近水池、河沟内;③就地打滚压灭火焰,禁止站立或奔跑呼叫,防止头面部烧伤或吸入性损伤;④立即离开密闭和通风不良的现场,以免发生吸入性损伤和窒息;⑤用不易燃材料灭火。

二、家用电器着火后可洒水灭火吗

家用电器着火时正确的灭火方法:①立即关机,拔下电源插头或拉下总闸,如只发现电视机冒烟,断电后,火即自行熄灭;②如果是导线绝缘外壳和电器外壳等可燃材料着火时,可用湿棉被等覆盖物灭火;③不得用水扑救;④未经修理,不得接通电源使用,以免触电、发生火灾事故。

小贴士

火灾发生后,请注意如下事项。

一、保持冷静

突遇火灾,面对浓烟和烈火,首先要强令自己保持镇静,快速判明危险地点和安全地点,决定逃生的办法,千万不要盲目地跟从人流相互拥挤、乱冲乱撞。逃生前宁可多用几秒钟的时间考虑一下自己的处境及火势情况,再尽快采取正确的措施。

二、迅速撤离

火场逃生需争分夺秒。一旦听到火灾警报或意识到自己被烟火围困时，或者出现如突然停电等异常情况时，千万不要迟疑，动作越快越好，切不要为穿衣服或贪恋财物延误逃生良机，要树立"时间就是生命、逃生第一"的思想，没有什么比生命更宝贵。

三、标志引导

注意留心观察在公共场所的墙壁上、门顶处，都设置"太平门""紧急出口""安全通道"、逃生方向箭头等消防标志，被困人员看到这些标志时，马上就可以确定自己的行为，按照标志指示的方向逃生。

四、有序疏散

在人员逃生过程中，极易出现拥挤、聚堆，甚至倾倒践踏的现象，造成通道堵塞而酿成群死群伤的悲剧。相互拥挤、践踏，既不利于自己逃生，也不利于他人逃生，有序逃生极为关键。

（阿不来提）

参考文献

［1］ 游志斌．如何预防和减轻火灾对我们的伤害［J］.办公室业务,2010
　　（12）:50-51.
［2］ 孙伯务,王秀芳．火灾现场烧伤急救体会［J］.世界今日医学杂志,
　　2004（2）:105-106.
［3］ 火灾急救的基本要点［J］.建筑工人,2015,36（6）.
［4］ 陈义文．浅谈火灾现场的急救［J］.安徽消防,1996（8）:24.

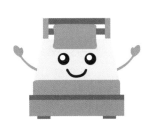

第九节

亚硝酸盐是否会致癌

小案例

最近在网站上看到有很多人在转发一些文章,说胃癌与经常吃剩菜剩饭有关。那么真的有关系吗?原因是剩饭中含有亚硝酸盐吗?什么是亚硝酸盐?经常吃剩饭会生病吗?

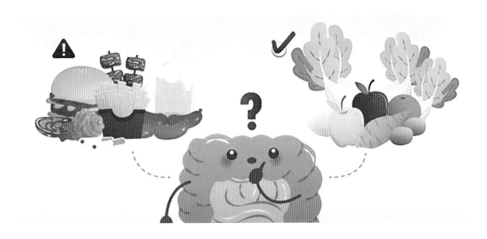

小课堂

一、什么是亚硝酸盐

亚硝酸盐,一类无机化合物的总称。主要指亚硝酸钠,亚硝酸钠为白色至淡黄色粉末或颗粒状,味微咸,易溶于水。它广泛存在于环境中,是自然界中最普遍的含氮化合物。人体内硝酸盐在微生物的作用下可还原为亚硝酸盐,为 N- 亚硝基化合物的前体物质。亚硝酸盐外观及味道都与食盐相似,并在工业、建筑业中被广为使用,肉类制品中也被允许作为发色剂限量使用。

二、既然亚硝酸盐有害人体健康,为什么还要用亚硝酸盐

亚硝酸盐作为肉制品护色剂,可与肉品中的肌红蛋白反应生成玫瑰色亚硝基肌红蛋白,增进肉的色泽;还可增进肉的风味和防腐剂的作用,防止肉毒梭菌的产生和延长肉制品的货架期。

三、生活中的亚硝酸盐从何而来

亚硝酸盐广泛存在于自然环境之中,包括粮食(大米、面粉)、豆类、蔬菜、肉类和蛋类等都可以测出一定量的亚硝酸盐,比如蔬菜中约有 4mg/kg;肉类约有 3mg/kg;蛋类约有 5mg/kg。许多天然农副产品本身含有亚硝酸盐,并且在食品加工过程中也会产生,特别是含有大豆成分的产品,因为大豆的特殊加工工艺可能产生微量的亚硝酸盐。

四、什么情况下亚硝酸盐会对人体有害

一般来说,对人体引起危害的亚硝酸盐含量为:一次性摄入 0.2~0.5g 可引起中毒(中毒剂量),一次性摄入 3g 即可致死(致死剂量)。亚硝酸盐在世界卫生组织国际癌症研究机构公布的致癌物清单中。

五、剩饭中有亚硝酸盐吗

储存过久的蔬菜、腐烂蔬菜及放置过久的煮熟蔬菜,原来菜内的硝酸盐会转化成亚硝酸盐。另外,当用含有较多硝酸盐的饮用水煮粥或食物,同时用不洁的器皿放置过夜后,硝酸盐在细菌的作用下会还原为亚硝酸盐。

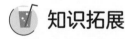 知识拓展

一、亚硝酸盐中毒的临床表现

亚硝酸盐中毒发病急速,一般潜伏期为 1~3 小时,严重者 15 分钟之内就可发病。可伴有头疼、头晕、恶心、呕吐、腹痛、腹泻、指甲及皮肤发绀等,严重者意识丧失、烦躁不安、昏迷、呼吸衰竭、死亡。医学上称为肠原性青紫症。

二、亚硝酸盐中毒的急救措施

亚硝酸盐的解毒特效药是亚甲蓝(美蓝),其机制在于将高铁血红蛋白还原为铁血红蛋白,增加带氧能力,改善机体青紫症状。一般中毒较浅者不用治疗,毒素可随体液排出体外。中毒较深者需采取洗胃、灌肠、催吐、输氧等措施。

三、亚硝酸盐中毒的预防

新鲜蔬菜要妥善保存,做好防腐处理,不吃腐烂的蔬菜;对于吃剩的熟菜不可在高温下存放过长时间再食用;腌菜时选用新鲜菜,勿食大量刚腌制的菜;肉制品中的硝酸盐和亚硝酸盐要严格按国家卫生标准规定,不可多加;苦井水勿用于煮粥,尤其勿存放过夜;避免错把亚硝酸盐当成食盐、面碱或白糖使用。

 误区解读

亚硝酸盐可致癌

亚硝酸盐可导致中毒,但一般不致癌,亚硝胺可致癌,一字之差可能容易混淆。一般来讲,只有在特定的条件下,如酸性环境、微生物菌群和适当的温度下,亚硝酸盐才可能转化成亚硝胺,而其他营养素如维生素C会阻断这种转化。因此,在正常情况下,少量摄食亚硝酸盐不会产生亚硝胺致癌现象。动物实验也证实,只有在大剂量的情况下才会有致癌的作用。另外,少量的亚硝酸盐不会在体内蓄积,它会随尿液排出体外。

 小贴士

亚硝酸盐是全世界范围内允许在食品中存在的防腐剂,只要在国家安全标准内是没有中毒风险的。但超量摄入,就会造成中毒,甚至可能致命。日常生活中应尽量少食用腌制产品,少吃剩菜和剩饭,尤其是蔬菜,做到吃多少做多少,既不浪费食物又有利于健康。

(阿不来提)

参考文献

[1] 曹会兰.亚硝酸盐对人体的危害和预防[J].微量元素与健康研究，2003，20（2）：57-58.

[2] 刘鹏刚.亚硝酸盐食物中毒的临床症状及实验室分析[J].医学信息（中旬刊），2010，5（2）：187-188.

[3] 李寨，温天明.急性亚硝酸盐中毒的诊治与预防[J].浙江临床医学，2013（12）：1852-1853.

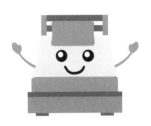

第十节
如何科学选用保健品

小案例

王大爷：我老伴这次生病后身体一直很虚弱，听人说那个什么蛋白粉吃了后能使身体变好，增强抵抗力，我需不需要买点给我老伴吃？

全科医生：老年人身体各方面功能都较年轻时减退了，或多或少会有身体不适，期望某种东西能解决他们所有问题，加上保健品虚假夸大的广告宣传，有的老人就会觉得保健品能除百病，老年人被骗的新闻又让很多年轻人觉得保健品就是骗人的，那么我们如何正确认识保健品，又怎么选择保健品呢？

小课堂

一、什么是保健品

保健品是保健食品的通俗说法，1997年国家标准化管理委员会发布的《保健（功能）食品通用标准》第3.1条将保健食品定义为："保健（功能）食品是食品的一个种类，具有一般食品的共性，能调节人体的功能，适用于特定人群食用，但不以治疗疾病为目的。"

2016年7月1日正式施行的《保健品注册与备案管理办法》将保健品定义为"声称具有特定保健功能或者以补充维生素、矿物质为目的的食品，即适宜于特定人群食用，具有调节机体功能，不以治疗疾病为目的，并且对人体不产生任何急性、亚急性或者慢性危害的食品。"从以上两个定义中我们便可以知道保健品其实是具有一定保健功能的食品，在我国港澳台地区及国外一般称之为膳食补充剂,从定义中就决定其与药品、普通食品均有区别。

二、保健品与食品、药品区别

保健食品浓缩或添加纯度较高的某种生理活性物质,使其在人体内达到发挥作用的浓度,从而具备了保健功能,能调节人体的功能,具有特定的功效,适用于特定人群,但不能直接用于治疗疾病,它是人体机制调节剂、营养补充剂;而食品是人群普遍都可以食用以补充营养素的,无特定适用人群;药品主要是用于治疗某种疾病。例如,老年人易出现骨质疏松,我们可食用钙片补钙,这里的钙片为保健品,有钙这一功效成分,其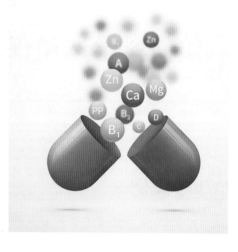具有一定预防骨质疏松的功效,适用于易出现缺钙及骨质疏松的人群。牛奶含丰富钙、蛋白质、脂肪等营养成分,其为食物,我们所有人均可食用,无特定适用人群。而一个重度骨质疏松的患者就需要药物治疗,例如双磷酸盐、降钙素等为治疗骨质疏松的药品,具有治疗此疾病的作用,而钙片仅为保健品,不具备治疗骨质疏松功效。

三、如何辨别保健品

保健食品的批准文号有两种,一种是国家食品药品监督管理总局的国食健字 G(J),G 指国产, J 为进口;一种是国家卫生健康委员会的卫食健字(卫食健进字),规定在包装或标签上方必须标有保健食品"蓝帽子"的特殊标识,下面有"保健食品"字样,再下面是批准文号。有时候我们在药店购买时难以区分到底是药品还是保健品时,我们可以在包装上寻找标志,若包装上有此标志就为保健品。

四、保健品有哪些种类

保健食品按食用对象不同分为两大类:一类以健康人群为对象,主要为了补充营养素,满足生命周期不同阶段的需求;另一类主要供给某些生理功能有问题的人食用,强调其在预防疾病和促进康复方面的调节功能。《保健(功能)食品通用标准》规定,保健食品应有与功能作用相对应的功效成分及其最

低含量。功效成分是指能通过激活酶的活性或其他途径,调节人体功能的物质,主要包括:

1. 多醣类　如膳食纤维、香菇多醣等。

2. 功能性甜味料(剂)　如单糖、低聚糖、多元醇糖等。

3. 功能性油脂(脂肪酸)类　如多不饱和脂肪酸、磷脂、胆碱等。

4. 自由基清除剂类　如超氧化物歧化酶(SOD)、谷胱甘肽过氧化酶等。

5. 维生素类　如维生素 A、维生素 C、维生素 E 等。

6. 肽与蛋白质类　如谷胱甘肽、免疫球蛋白等。

7. 活性菌类　如聚乳酸菌、双歧杆菌等。

8. 微量元素类　如硒、锌等。

9. 其他类　如二十八醇、植物甾醇、皂甙(苷)等。

五、保健品有什么作用

2016 年国家食品药品监督管理总局关于保健食品的申报功能为 27 项:增强免疫力、辅助降血脂、辅助降血糖、抗氧化、辅助改善记忆、缓解视疲劳、促进排铅、清咽、辅助降血压、改善睡眠、促进泌乳、缓解体力疲劳、提高缺氧耐受力、对辐射危害有辅助保护功能、减肥、改善生长发育、增加骨密度、改善营养性贫血、对化学性肝损伤的辅助保护作用、祛痤疮、祛黄褐斑、改善皮肤水分、改善皮肤油分、调节肠道菌群、促进消化、通便、对胃黏膜损伤有辅助保护功能。

若某保健食品说明功效超出以上功效,就可以确定是虚假夸大。

六、如何正确看待保健品

由于食物的运输加工、食物含营养素的不均衡、个人偏食、某种营养素的需求量增大等各种原因,我们可能会出现一些营养素的相对缺乏,从而需要针对性地补充一些营养素。但不能把对健康的赌注全部压在保健食品上,而忽视合理的生活方式和运动,保健食品终归不能代替饮食,只能是防止营养结构发生断层时的保全措施。保健品也不是药品,对治疗疾病效果不大。另一方面我们要学会辨别和选择,判断自己是否为某保健品适用人群。

七、如何正确选择保健品

1. 看标志

(1) 保健食品的标志　为天蓝色专用标志,与批准文号上下排列或并列。

(2) 批准文号　卫食健字(4 位年代号)第(4 位顺序号)号,如:卫食健字

（2001）第 0005 号；或者进口的为：卫食健进字（4 位年代号）第（4 位顺序号）号，如：卫食健进字（2001）第 0009 号；2003 年 7 月以后批准的，批准文号为：国食健字 G+4 位年代号 4 位顺序号，如：国食健字 G20040048；或者进口的为：国食健字 J+4 位年代号 4 位顺序号，如：国食健字 J20040002。

（3）只有认清批准文号才能保证您所购买的保健食品是经过有关部门审批的。

2. **看包装标识** 保健食品包装标识必须注明以下项目：保健食品名称、净含量及固形物含量、配料、功效成分、保健作用或保健功能、适宜人群、不适宜人群、食用方法、日期标示（生产日期及保质期）、储藏方法、执行标准、保健食品生产企业名称及地址、卫生许可证号。

3. **要注意产品的禁忌** 保健食品只适宜特定人群调节机体功能时食用，因此要正确选购。要详细查看产品标签和说明书，看看自己是不是该产品的"特定人群"，或者是不是"不适宜人群"。老年人、体弱多病或患有慢性疾病的患者、儿童及青少年、孕妇要谨慎选择。

4. **不以价格来衡量保健食品效果强弱** 因产品剂量、添加物质和品牌不同，价格也不一样。如果您不需要更多的添加内容（如加钙等），那么选择功能少些、价格低些的保健食品就可以了。另外，不要轻易相信百分比，比如吸收率、沉积率、使用率、有效率、治愈率等。

5. **要正确对待广告宣传** 不要相信广告里的绝对性用语。一些企业很愿意采用个别案例作为普遍现象广为宣传，但个体间差异很大，不要轻信药店、商场、超市里所谓专家或明星的夸大宣传。

6. 关注质量信息，增强识别能力。

7. 勿信虚假广告，选择适宜产品。

8. 正规渠道购买，索取销售凭证。

 ## 知识拓展

所谓过犹不及，我们所需补充的维生素等营养素也是如此，例如维生素 B_1，长期每日摄入超过 3g 会引起急性行为失常；维生素 C 每天摄入超过 2g 会引起肾结石，肾功能不好的应当限制摄入量为每日 200mg 以内；维生素 B_6，服用 2g 以上会引起神经永久受损，长期每日 200mg 以上会引起四肢感觉迟钝，停服后功能恢复；维生素 B_9，癫痫患者不宜服用超过每日 1mg，否则可能引起病发，服用维生素 B_9 还可能会掩饰缺乏维生素 B_{12} 的症状；维生素 A 长期过量服用会引起肝损伤和头痛呕吐等，孕妇每日摄入 3mg 以上可能造成胎儿畸形。

误区解读

一、越贵越好吗

不是,例如维生素 C,贵的添加剂多,暂且不说维生素 C 含量可能不达标,添加剂还对人体有害。

二、保健品能治百病吗

保健品不是药,不用于治疗疾病,只能针对我们缺乏某种营养素进行补充,起到调节作用。

三、保健品大人小孩都能吃吗

每种保健品都应有相应适应人群,应根据自身情况购买及食用保健品。

 小贴士

注意识别保健品骗局:

骗局 1　"专家"义诊免费讲座

骗局 2　大肆宣传疗效

骗局 3　产品"包治百病"

骗局 4　"慢性病也能治愈"

骗局 5　"进口、专利、高科技"

骗局 6　"免费旅游""赠送体检"

骗局 7　"陪聊"搞感情促销

骗局 8　步步设套,最后"走人"

骗局 9　"买保健品能发财"

总结分析老年人被骗买保健品的原因,一是老年人健康意识强,但识别能力不强、对保健品"情有独钟",二是骗子的推销手段越来越隐蔽、越来越具有欺骗性。希望此篇科普小文能让您对保健品的认识更加清晰、购买也更加理性。

（陈　红）

参考文献

［1］　李宁,陈伟.保健食品安全知识读本［M］.北京:中国医药科技出版社,2017:4.

［2］　施淑萍,曾靖,邱吉汉.维生素过量引起的毒不良反应［J］.赣南医学院学报,2001(1):73-75.

［3］　贾荣曼,付萍.食品保健品药品别再傻傻分不清［J］.中医健康养生,2018(4):50-51.

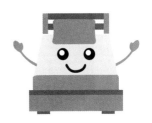

第十一节
食用油怎么选

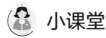

小案例

王大爷:我有高血压、糖尿病,想吃得健康点,超市这么多食用油,我应该怎样选择,我这种情况吃哪种油最好。

全科医生:我们现在不光要吃饱,还要吃得健康,面对必不可少的食用油,我们应该怎样选择才能吃得健康呢?

小课堂

一、食用油的种类有哪些

食用油,顾名思义,指加工烹调食物所用的油脂,通常为混合物,其种类繁多,按来源不同分为植物性食用油、动物性食用油。植物性食用油是来源于天然植物,是从植物果实、种子、胚芽中得到的油脂,并经精炼后的食用油,如市面上销售的大豆油、菜籽油、花生油、橄榄油。动物性食用油是经天然动物油脂精炼后的食用油,如黄油、牛油、猪油等,最常见的就是猪油,常温下呈固态。按制作工艺不同分为压榨油、浸出油。调和油是根据使用需要将两种以上经精炼的油脂按比例调配成的食用油,一般选用精炼大豆油、菜籽油、花生油、葵花籽油、棉籽油等为主要原料。

二、食用油的功能

利用较高油温快速烹调食物、改善食物色香味、提供能量、必需脂肪酸及脂溶性维生素、胆固醇等、利于脂溶性维生素吸收。

三、关于食用油的几个概念

1. 压榨油与浸出油　这两种油的制作工艺不同,压榨油是用物理压榨的方式从植物种子中榨取所得的油,此方法优点是保留原油的芳香与营养,缺点是出油率较低,价格更贵。浸出油是利用相似相溶原理,采用化学试剂浸泡油脂原料后进行高温提取,经过脱脂、脱胶、脱水、脱色、脱臭、脱酸处理后加工而成,最大的优点是出油率高、生产成本低,但缺点是会有化学试剂残留。

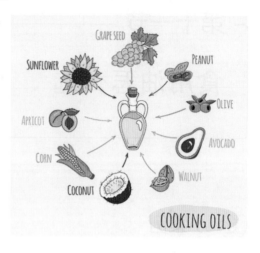

2. 发烟点　每种食用油都会在加热到一定油温时迅速产生异味和油烟,此温度称为发烟点。加热至发烟点时食用油会分解造成营养流失、产生异味、烟味和有害物质,因此在烹饪过程中不宜超过发烟点,发烟点较低的油如橄榄油等适合低温烹饪或用于凉拌菜。发烟点高的油,如猪油等适合高温烹饪。

3. 饱和度　指食用油所含脂肪酸的碳链含的不饱和键的多少,无不饱和键称为饱和脂肪酸,如动物油脂、棕榈油、椰子油等含较多饱和脂肪酸。含一个不饱和键称为单不饱和脂肪酸,如橄榄油、菜籽油、葵花籽油等含较多单不饱和脂肪酸。含两个及以上不饱和键称为多不饱和脂肪酸,如花生油、玉米油、芝麻油等含较多的多不饱和脂肪酸。饱和度越高,性质越稳定,越耐受高温,不容易氧化,因此通常选择多不饱和脂肪酸含量较低的油作为加温烹饪油,含多不饱和脂肪酸较多的油用于凉拌菜。

4. 必需脂肪酸　人体不能自身合成,必须从食物中摄取,包括亚油酸、亚麻酸和花生四烯酸。

5. ω-3 和 ω-6　食用油脂肪酸中多不饱和脂肪酸碳链从甲基侧数起,出现第一个碳碳双键的位置为第几个碳,就称为 ω-几。一般应保持摄入的脂肪酸 ω-6 : ω-3 在 1 : 1~4 : 1 之间。

四、食用油的选择

（一）好油的标准

首先应满足人体对各种脂肪酸的需要,饱和脂肪酸、单不饱和脂肪酸和多不饱应摄入均衡,提倡三类脂肪酸的食入比例为 1：1：1,ω-6：ω-3 在 1：1~4：1 之间。其次加工方式为压榨、初榨、冷榨等方式更好。

（二）挑选食用油的方法

1. 看颜色 一般来说,精炼程度越高,油的颜色越淡。当然,各种植物油都会有一种特有的颜色,不可能也没有必要精炼至没有颜色。

2. 看透明度 要选择清澄透明的油,透明度越高越好。

3. 看有无沉淀物 高品质食用油无沉淀和悬浮物,黏度较小。

4. 看有无分层 若有分层则可能是掺杂的混杂油。

5. 嗅无味 取一二滴油放在手心,双手摩擦发热后,一般闻不出异味。

五、正确的用油观念

1. 适当用油 成年人每人每天摄取油脂不超过 25~30g(占总能量的 25%~30%)。

2. 吃多样性油 可以满足人体对多种脂肪酸及维生素的需求,根据不同营养成分的需要,达到健康吃油的目的。

六、食用油的选购

1. 应多样性购买 因动物油、不同的植物油等所含脂肪酸、维生素有差别,所以不要长期食用一种食用油,应尽量购买不同种类食用油,以确保不同种类脂肪酸摄入均衡。

2. 应少量购买 因每种食用油有一定储存期限,宜购买小包装食用油,这样既不容易过期,也便于我们购买更多种类的油。

3. 注意包装标签 包装上标签会标明食用油的厂商、原料、提取方式等信息,应注意查看其商标、保质期和出厂日期,无厂名、无厂址、无质量标准代号的不要购买。

七、如何储存食用油

食用油含有不饱和键,开封的时间越长,油与空气中的氧接触越长,氧化越多。因此,保存食用油要避光、密封、低温、防水。尽量购买小瓶的食用油,短时间内食用完后再购买。

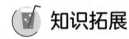 知识拓展

一、橄榄油

"综合素质"排第一。橄榄油有一股特殊的果香味,不需精炼就可以食用,用它来做凉拌菜,吃起来很香,口感也不错。它含有丰富的多种维生素,如维生素A能滋润干燥的皮肤;维生素D能促进人体代谢,保护及强化皮肤;维生素E能促进血液循环,抑制皮肤老化和弹性下降,软化血管;维生素K能使皮肤有弹性,吸收皮下脂肪,被誉为"可吃的化妆品"。

二、葵花籽油

油色金黄,气味清香,含有丰富的维护人体健康的营养素。葵花籽油主要成分是亚油酸(含66%),含量比豆油、花生油、棉籽油、胡麻油、芝麻油含量都高,亚油酸含量高在营养学上具有重要意义。因为亚油酸是人体必需脂肪酸,为人体细胞构成的重要成分,可防止机体代谢功能紊乱产生皮肤病变(干燥、鳞屑肥厚),生殖功能障碍和器官病变(尤其是肾脏)以及影响发育(婴儿和年轻者尤甚)。葵花籽油还含有维生素E,含量比花生油、胡麻油、芝麻油、豆油还多。

三、玉米油

玉米的营养主要集中在玉米胚芽中,因此玉米胚芽油是种非常好的食用油。玉米胚芽油保留了玉米胚芽的营养和芳香,口感清爽不油腻,还有淡淡的玉米香味。它含不饱和脂肪酸高达86%,人体吸收消化率达98%以上,油中维生素E的含量也高于普通植物油,并富含卵磷脂、胡萝卜素,可降低血中胆固醇,软化动脉血管,是高血压、高血脂、冠心病、脂肪肝、肥胖患者和老人的理想食用油。

 误区解读

一、高温炒菜、油不冒烟菜不下锅对吗

油温到达发烟点后会加速油与空气中的氧、水分等反应,产生醛酮等氧化产物,影响人体健康。因此应避免将油温加热至发烟点。一般食用油不宜超过180℃,精制油不超过220℃。

二、不吃植物性食用油,或者不吃动物油对吗

如果没有油,就会造成体内维生素的缺乏,以及必需脂肪酸的缺乏,影响人体的健康。一味强调只吃植物油,不吃动物油,也是不行的。在一定的剂量下,动物油饱和脂肪酸对人体是有益的。

三、长期只吃单一品种的油对吗

每种食用油所含饱和脂肪酸、不饱和脂肪酸比例不同,因此应几种油交替吃,以保持不同脂肪酸的摄入均衡。

(陈 红)

参考文献

[1] 蒋瑜,熊文珂,殷俊玲,等.膳食中ω-3和ω-6多不饱和脂肪酸摄入与心血管健康的研究进展[J].粮食与油脂,2016,29(11):1-5.

[2] 王玉明.医学生物化学与分子生物学[M].北京:清华大学出版社,2011.

[3] 闫喜霜.影响油加热时状态的因素[J].食品科学,1995(1):51-54.

[4] 挑选优质食用油的方法[J].中国防伪报道,2016(2):116.

[5] 袁秀芬.食用油中学问多[J].养生月刊,2018,39(10):927-929.

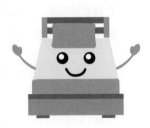

第十二节

如何科学使用牙刷

 小案例

马阿姨今年五十岁了,身体一直挺好,可前几天却被自己的牙齿给折腾得够呛。马阿姨原本是去镶牙,没想到医生却告诉她:好几颗牙齿挨着牙龈的地方有一道深深的沟,而且时间一长,牙齿就会掉。这可把马阿姨吓了一跳。医生解释说,由于马阿姨硬毛牙刷刷牙长达七八年,而且老是横着刷,已经损伤了牙齿,形成很深的凹槽,这是一种中老年人常见的牙病,叫"楔状缺损",对于四五十岁的人群来说,楔状缺损出现概率比较高。

全科医生:根据上述小案例我们不难得出,科学使用牙刷是非常必要的,那么如何选择牙刷以及科学使用牙刷呢?

小课堂

一、不科学使用牙刷带来的危害

（一）牙刷毛比较粗或硬

劣质牙刷的刷毛一般比较粗,容易损伤牙龈及口腔黏膜。黏膜受到偶尔的损伤可以自动修复,但是如果反复损伤,易引起癌变;牙刷毛太硬则易致牙龈萎缩,很多人认为毛硬的牙刷对牙齿的清洁会更有利,会清理得更彻底,因此常常会选择一些硬毛且毛多的大头牙刷。但其实这种做法对牙齿有害无益。因为如果选择刷毛过硬、过密的牙刷,在刷牙时很难清洁掉牙齿间隙和隐蔽面的牙垢,清洁效果反而会严重下降,另外,硬毛牙刷常会划伤牙龈,导致牙龈出血、损伤或牙龈萎缩。

（二）无定期更换牙刷

我们的牙缝以及牙龈周围有很多食物残渣,并有细菌滋生,牙刷作为清洁牙齿的用品,只要用上一段时间,就会有大量的细菌生长繁殖,其中有白色念珠菌、溶血性链球菌、肺炎球菌等。除此之外,空气中或者周围环境中的细菌,也会落在牙刷上。这些细菌可能会在刷牙时侵入口腔黏膜,时间一长,出现口腔炎症等疾病。

二、如何挑一把适合自己的牙刷

（一）没有牙周病的人

应选择刷毛软、硬度中等、刷头较小的牙刷。

（二）吸烟及长牙石、牙菌斑的人

宜选用中等硬度牙刷。

（三）老年人或牙周病患者

应选用软毛牙刷,刷毛束端要磨圆且光滑,这样才可有效消除牙菌斑,且能避免牙龈组织受到损伤。

（四）婴幼儿及儿童

应选择专用牙刷,相比之下,它的材质或结构都要比成人的柔软。

三、如何科学使用牙刷

应该定期更换牙刷(3个月左右为宜),刷完后把残渣及牙膏泡沫冲洗干净,放在干燥处,牙刷头朝上,不要放在浴室等潮湿处,以减少牙刷的污染。牙刷每隔几日用双氧水浸泡10分钟,如没有双氧水,用醋浸泡也可以。

四、哪些情况提示需要更换牙刷

（一）刷毛根部颜色变深

刷毛根部的污垢会慢慢蓄积,这是导致细菌滋生的原因之一,即使每次使用后清洗也无法完全防止,因此一旦发现牙刷根部颜色变深,就是污垢蓄积较多的信号,应及时更换。

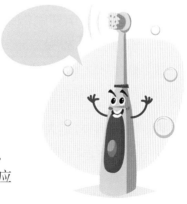

（二）刷毛软塌

一旦发现大部分刷毛尖有软塌现象,说明磨损度较大,已无法很好清洁牙齿,应该更换了。

（三）刷毛距离变宽

通常刷毛之间呈密集排列状，如果刷毛之间距离明显变宽，污垢就更容易残留牙刷根部，最好换支新的。

 ## 知识拓展

巴氏刷牙法，又称龈沟清扫法或水平颤动法。是美国牙科协会推荐的一种有效去除龈缘附近及龈沟内菌斑的方法：选择软毛牙刷，将牙刷与牙长轴呈 45°角指向根尖方向（上颌牙向上，下颌牙向下）。按牙龈 - 牙交界区，使刷毛一部分进入龈沟，一部分铺于龈缘上，并尽可能伸入邻间隙内，用轻柔的压力，使刷毛在原位作前后方向短距离的水平颤动 10 次。颤动时牙刷移动仅约 1mm，每次刷 2~3 个牙。在将牙刷移到下一组牙时，注意重叠放置。

 ## 误区解读

一、每天只刷一次牙对吗

很多朋友认为只在晨起的时候刷牙就可以了。事实上，如果晚上吃完东西后不刷牙，食物残屑及细菌就会长期堆积于口腔，易形成龋病、口臭。因此应该养成早晚刷牙、饭后漱口的好习惯。

二、温水刷牙会导致口臭吗

错。事实上冷水刷牙会加重牙本质敏感导致牙酸痛，并且不利于牙膏发挥作用。因此建议用接近于自身体温的温水刷牙，大约 36~37℃较好。

三、横着刷牙对吗

横着刷牙不仅无法清洁干净牙缝里的食物残渣，还可能会导致牙敏感等不良的后果。因此建议顺着牙齿的缝隙竖着刷。

四、刷牙用力越大越好吗

用力过猛会损伤牙釉质，导致牙龈出血，甚至是楔状缺损。因此建议用适度的力量刷牙，每次刷牙 3~5 分钟。正确的方法、适度的力度才能达到健康的清洁牙齿的作用。

五、牙刷只有变形的时候才需要换吗

其实一般牙刷的使用寿命最好不超过 3 个月。变形的牙刷无法达到清洁的目的。因此应定期更换牙刷,平时也要注意牙刷干燥,以免细菌入侵。

小贴士

一、如何正确选择牙刷

1. 看刷头的大小　选取刷头的大小有一个原则,尽可能地选取小的。因为小刷头的牙刷能够细微地清洁到牙齿每个角落。但是也不是越小越好,以个人的牙齿为准,刷头横着放能够覆盖两颗牙齿就是比较合适的了。

2. 看刷毛的软硬程度　刷毛不要选择硬的,因为会更容易损伤牙齿和牙龈;太软了也不行,清洁能力会降低。所以首先选择软毛牙刷,然后大家自己多换几次不同的牙刷感受软硬程度,在牙龈不会感觉疼痛的前提下再往硬一点的方向选择就行了。

3. 看刷毛尖的形状　刷毛尖部的形状一般分为圆头和尖头,一般来说圆头的刷毛相比尖头来说,对牙龈的损伤会更小。所以大家在买牙刷的时候尽可能买圆头刷毛的牙刷。

4. 看牙刷手柄的形状　牙刷手柄的形状要符合人体手握力学的设计,这样在刷牙的时候才能更方便轻松地使力。这个形状没有一个固定的标准,以个人的使用感受为准。

二、可尝试电动牙刷

现在电动牙刷也在慢慢风靡起来,它的特点是刷头快速旋转或更容易将牙膏分解成细微泡沫深入清洁牙缝,同时能促进口腔的血液循环,对牙龈组织有按摩效果,更高效、清洁、损伤小。如果你认为手动牙刷已经不能满足你的清洁需求,不如试试电动牙刷,跟随牙刷的提示也更容易延长刷牙时间,深度清洁。

(阿不来提)

参考文献

[1] 中华人民共和国卫生部办公厅.中国居民口腔健康指南[J].广东牙病防治,2010,45(1):4-10.

［2］ 佚名.怎样挑选健康的牙刷.家庭医药.快乐养生,2015,03:
58-59.

［3］ 王延群.选牙刷也要讲科学［J］.食品与健康,2010(11):21.

［4］ 刘英.正确使用牙刷的方法［J］.农业知识:百姓新生活,2017
(3):42.

［5］ 卜玉霞.科学刷牙保健康［J］.养生月刊,2014,35(9):822-823.

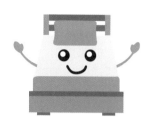

第十三节

科学睡眠如何做

 小案例

张大爷:我最近躺在床上老是睡不着,有时好不容易睡着了,一点响动又会吵醒我,醒后要想再睡就更困难了。为此,我白天精神不好,一到晚上就开始焦虑睡觉的事情,做什么事都提不起劲来,这该怎么办呢?

全科医生:这是失眠的表现,相信不光是老年人,很多年轻人也时常被失眠困扰,下面我们就来介绍一下,怎样才能睡得好,遇到失眠又应该怎么办?

小课堂

一、睡眠的基本概念

睡眠是人体的一种自然休息状态。当我们处于睡眠状态时,身体的主动运动减少,对外界刺激的反应减弱。现代医学认为睡眠是一种主动过程,其目的是恢复精力,睡眠时大脑并没有停止工作,只是换了模式,使身体可以更有效地储存所需的能量,并对精神和体力作出补充。

成人每日的平均睡眠时间是 7~9 小时,由此推算,人的一生约有三分之一的时间要在睡眠中度过。充足的睡眠、均衡的饮食、适当的运动,是国际社会公认的三项健康标准。睡眠作为生命所必需的过程,是机体复原、整合和巩固记忆的重要环节,是健康不可缺少的组成部分。

二、睡眠的两种状态

人在睡眠时会出现周期性的快速眼球运动,因此,根据睡眠过程中眼电图和脑电图的变化,可将睡眠分为非快速眼动睡眠(慢波睡眠)和快速眼动睡眠(快波睡眠)。

1. **非快速眼动睡眠** 在此阶段,视、听、嗅和触等感觉以及骨骼肌反射、循环、呼吸和交感神经活动等均随睡眠的加深而降低,且相当稳定;但此期腺体分泌生长激素明显增多,因而慢波睡眠利于体力恢复和促进发育。

2. **快速眼动睡眠** 出现在慢波睡眠之后。在此阶段,机体各种感觉进一步减退,肌紧张减弱,下丘脑体温调节功能明显减退,睡眠深度较慢波睡眠更深。脑内蛋白质合成加快,脑的耗氧量和血流量增多,而生长激素分泌则减少,因而能促进学习与记忆以及精力的恢复。

睡眠并非由"浅睡"到"深睡"的连续过程,而是两种不同睡眠状态周期性交替的过程。

三、科学睡眠的必备条件

1. **睡眠的用具** 床铺应当软硬适度,过硬的床会使人在睡眠中因不适感反复翻身,难以安睡,醒来周身酸痛;而过软的床会使人睡觉时脊柱处于过度弯曲状态,挤压或牵扯脏器,影响睡眠质量。枕高一般以一侧的肩宽(约10cm)为宜,过高或过低都有可能导致落枕,甚至损伤颈椎。

2. **睡眠的姿势** 睡眠的姿势直接影响睡眠的质量。睡姿以侧卧最佳。仰卧时,四肢肌肉得不到放松。俯卧易捂住口鼻,影响呼吸。侧卧时四肢放松,活动范围不大。有肺部疾患的人,宜侧卧位,垫高枕头,还要经常变换睡侧,以利于痰液排出。对于有心脏疾患的人,宜右侧卧位,有利于减轻心脏受压,减少发病概率。

3. **睡眠的时间** 成人每日的平均睡眠时间约为7~9小时,但并非一定要睡够7~9小时才行,对于睡眠量的要求是因人而异的,而且不同年龄的人也不一样,年龄愈小,睡眠量需要愈多,随着年龄的增长,睡眠量会逐渐减少。睡得好远比睡得多重要。

4. **睡眠的环境** 当室温在20~25℃时,最易安睡。睡觉时应尽量避免光线照射,强光对人的大脑会产生强烈的刺激,易导致大脑兴奋,同时还会刺激人的视网膜,使其产生神经冲动,诱发大脑的异常活跃,让人无法入眠。

四、失眠有哪些表现

失眠症是以频繁而持续的入睡困难和(或)睡眠维持困难并导致睡眠感不满意为特征的睡眠障碍。失眠主要表现为入睡困难、睡眠不深、易醒和早醒、醒后再次入睡困难,还有些患者表现为睡眠感的缺失。以入睡困难为主要表现常见于以焦虑情绪为主的患者。对失眠的恐惧和对失眠所致后果的过分担心会加重失眠,失眠者常陷入这样的恶性循环。长期失眠可导致情绪不稳、个性改变。

五、失眠的家庭处理办法

1. 良好的生活方式 白天要注意劳逸结合,脑力与体力相互调剂;工作张弛有度,既不能整日紧张忙碌,也不能终日无所事事。睡前可用热水泡脚,适当按摩脚心。睡前不要看情节紧张的书籍或电视,以免兴奋大脑难以入睡,可适当听一些舒缓的音乐,放松身心,利于尽快入睡。形成良好的生物钟,每日尽量在同一时间睡觉。

2. 饮食方面 具有安神、镇静功效的食物有莲藕茶、玫瑰花茶、龙眼加百合茶及含钙量丰富的食物。牛奶也有一定的助眠作用。睡前应避免喝茶、咖啡等富含咖啡因的饮料。

3. 放松心情 白天学习、工作会使人精神紧张,可以在睡前做点运动放松身心,如打太极、练瑜伽等,都是放松身心的好方法。也可以在床上做深呼吸运动,深呼吸能增加肺活量,使肺部充分换气,增加副交感神经兴奋性,缓解紧张情绪。

4. 心理调节 许多时候,对失眠的恐惧和对失眠所致后果的过分担心会加重失眠,失眠者常陷入这样的恶性循环。所以,要培养一种"少睡一晚无碍"的观念,让自身放宽心。心情轻松了,没有心理压力,入睡自然也变得更加容易。

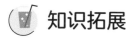 **知识拓展**

一、失眠症的临床诊断

(一)慢性失眠

1. 存在一种或多种睡眠异常症状如入睡困难、睡眠维持障碍、比期望的起床时间更早醒来、在适当的时间不愿上床睡觉。

2. 存在一种或多种与失眠相关的日间症状如疲劳、注意力不集中、社交功能损害、情绪易烦躁、精力和体力下降、易发生错误与事故、过度关注睡眠问题等。

3. 上述症状不能单纯用没有合适的睡眠时间或不恰当的睡眠环境来解释。

4. 上述症状至少每周出现 3 次。

5. 上述症状至少持续 3 个月。

6. 睡眠和觉醒困难不能用其他类型的睡眠障碍解释。

（二）短期失眠

符合慢性失眠第 1~3、6 条标准，但病程不足 3 个月和（或）相关症状出现的频率未达到每周 3 次。

二、失眠症的临床处理方法

（一）短期失眠

失眠症状 <3 次 / 周，持续时间 <3 个月诊断为短期失眠症。治疗措施为：①睡眠卫生教育，预防和矫正不良的睡眠行为和观念；②处理诱发因素；③必要时，辅助药物治疗。若治疗无效，治疗同慢性失眠症。

（二）慢性失眠

失眠症状 ≥3 次 / 周，持续时间 ≥3 个月诊断为慢性失眠症。慢性失眠症的治疗为心理治疗联合药物治疗。

1. 心理治疗 心理治疗是首选的失眠症治疗方法，因其长期疗效要优于药物疗法。总体来说，心理治疗通过改变失眠症患者的不良认知和行为因素，增强患者自我控制失眠症的信心，具体治疗方法有认知治疗、睡眠限制、刺激控制、松弛疗法、矛盾意向疗法、多模式疗法、音乐疗法和催眠疗法。

2. 药物治疗 在心理治疗的基础上，酌情给予催眠药物，从而达到缓解症状、改善睡眠质量、延长有效睡眠时间、提高患者生活质量的目标。药物治疗应遵循个体化原则、按需、间断、足量的原则。首选短、中效的苯二氮䓬受体激动剂（BzRA）或褪黑素受体激动剂（如雷美替胺）、具有镇静作用的抗抑郁药物（如曲唑酮、米氮平、氟伏沙明和多塞平），后者尤其适用于伴有抑郁和 / 或焦虑症的失眠症患者。若药物推荐剂量治疗无效、对药物产生耐药性或严重不良反应时，应考虑换药治疗，需逐渐减少原有药物剂量，同时开始给予另一种药物，并逐渐加量，在 2 周左右完成换药过程。患者感觉能够自我控制睡眠时，应考虑逐渐减量、停药。

3. 随访 对于慢性失眠症的治疗，还应进行评估，要求治疗过程中，每个月进行 1 次临床症状评估,每 6 个月或旧病复发时,需对患者睡眠情况进行全面评估,中止治疗的前 6 个月是失眠症状复发的高危时期,仍需要重新进行评估。

 误区解读

一、鼾声越大,睡得越香吗

错误。影视剧中常用打鼾来表现熟睡的状态,在日常生活中,也有许多人认为,打鼾是睡眠质量良好的表现,这其实是不对的。偶尔出现鼾声对人体并无大碍,但如果在睡眠中,打鼾多次引起呼吸暂停时,就要考虑是否患有睡眠呼吸暂停疾病,它是呼吸道阻塞的表现,长期睡眠中缺氧容易诱发高血压、心脏病、糖尿病等多种并发症。

二、睡前饮酒可以帮助睡眠吗

错误。许多失眠的人都试图通过饮酒来帮助睡眠。酒精对于最初的入眠或许有帮助,但持续时间比较短暂,酒精的催眠效应消失后,身体就会出现心跳加快、呼吸急促等交感神经兴奋的症状,这时人们反而容易惊醒,甚至失眠。所以,通过酒精助眠是不可行的。

三、睡眠时间越长,精力越好吗

错误。很多人认为睡得越多越好,实际上睡眠时间过长会影响睡眠效率,减少深度睡眠,反而不利于精力的恢复。此外,白天补觉过多,会破坏睡眠周期,加重夜间入睡困难的情况。

小贴士

形成良好的生物钟对睡眠质量的提高大有助益,对于偶尔出现的失眠情况,也不必焦虑,实在无法入睡时可以起床散散步、听一些舒缓的音乐,放松心情。此外,还可以尝试"化整为零"的睡眠方式,在白天感到疲惫时,通过适当打盹来缓解疲劳,这样即使夜晚少睡一点也不会产生太大影响。

(陈　红)

参考文献

［1］ 中华医学会神经病学分会,中华医学会神经病学分会睡眠障碍学组.中国成人失眠诊断与治疗指南(2017版)［J］.中华神经科杂志,2018(5):324-335.

［2］ 顾平.中国失眠障碍诊断和治疗指南.南方医科大学南方医院、中国睡眠研究会教育委员会.国际注册多导睡眠技师(RPSGT)认证课程十周年大会讲义.南方医科大学南方医院、中国睡眠研究会教育委员会:中国睡眠研究会,2017:11.

［3］ 刘帅,张斌.《中国失眠障碍诊断和治疗指南》解读［J］.中国现代神经疾病杂志,2017,17(9):633-638.

［4］ 郝伟,于欣.精神病学［M］.7版.北京:人民卫生出版社,2013.

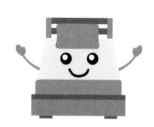

第十四节
居室空气健康知多少

 小案例

张先生：我前段时间买了新房,装修好后住了一段时间,最近早上起来的时候感到头痛、憋闷、恶心、晕眩感明显,睡眠也不好。一开始以为是最近工作太辛苦,没有太在意,但是这两天发现一直身体素质很好的孩子免疫力下降明显,经常出现咳嗽、打喷嚏的症状,并且说嗓子不舒服,有异物感。我们以为是孩子感冒了,口服感冒药后症状并没有得到缓解。我们带着孩子去医院检查,医生说是由于我们居住的室内有害物质含量较高,居住环境空气污染引发的症状,这种空气污染对抵抗力较弱的婴幼儿或者老人的危害更严重,尤其是新装修后的室内,甲醛含量较高,是造成室内空气污染的主要原因之一,我才恍然大悟。如何改善室内空气质量,减少环境污染呢?

全科医生：现如今,随着居民的生活水平提高,对住房环境舒适性和美观性的要求也随之提高,因此居室装修必不可少。但随之也引发了室内空气污染,对人体健康造成潜在危害。为了保持良好的生活环境,有益于大家的身体健康,下面我们就来介绍一下,如何减少室内空气污染,保证居室空气健康。

👩‍⚕️ **小课堂**

一、居室空气健康重要吗

居室是给人们提供生活、居住的场所,是每个人生活环境的重要组成部分,人们有一半以上的时间在居室内度过,尤其是婴幼儿、青少年和老人这些免疫力偏下的人,在居室中生活时间更长。空气污染的居住环境会降低人身体抵抗力,大大影响身体健康,容易精神不佳、生活质量下降、工作效率降低,甚至增加患病率和死亡率。因此,保证居室空气健康,对每个人都有着非常重要的意义。

二、居室空气污染的来源有哪些

居室空气污染主要来源于燃煤、燃气、建筑装饰材料、家用电器等释放出的有害、有毒气体等。人们在烹饪过程中产生的燃烧物是室内空气污染的重要来源之一。建筑材料、涂料、油漆、家具等常见的装修材料中,会挥发多种有毒化合物,尤其是在新装修的居室内,装修材料会长时间挥发出大量有毒的挥发性有机物,特别是甲醛。油漆中含有的苯及苯系物,包括甲苯、二甲苯等,都会引起严重的居室空气污染。

吸烟产生的烟雾也是重要的空气污染物。烟草燃烧的烟雾中含有大量的致癌物。吸烟可引起肺癌、心脏病、慢性阻塞性肺部疾患等。另外,烟雾造成的居室空气污染对被动吸烟者的危害也很大。

人们为了杀死居室中的蚊虫所用的喷雾杀虫剂、厕所清洁剂等均可释放出一些有害化学物质,进入室内空气造成污染,人们通过空气传播吸入口鼻,对人体健康有潜在危害。长期使用空调时,由于环境密闭换气不足,导致室内空气污浊,污染物浓度升高,可能引发致病微生物繁殖,从而危害人体健康。

三、居室空气污染防治方法有哪些

1. 选用绿色环保型的室内装修材料　无论新旧住房都应保持良好通风,定期开窗换气。尤其是针对新建或新装修住房,必须与室外空气通风几个月

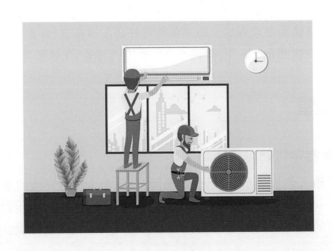

后方可入住,且在入住后也应保持每天的空气流通。必要时入住前可请专业环境监测人员对环境质量进行检测,待各指标符合要求后方可入住。

2. 保证厨房通风　烹饪时要尽快将厨房内产生的油烟或者燃气排到室外,可打开强吸力的抽油烟机和排风扇。日常生活中可减少煤气、液化石油气等的使用,选择使用电气化烹饪工具。

3. 适当净化居室空气　居室内可选择放置空气净化器,帮助过滤空气中的细小尘埃或细菌,有害气体的净化对提高居室空气质量有帮助。另外可在居室内养育花草,在美化环境的同时,也可利于吸附空气中的有害物质。

知识拓展

一、如何判断室内空气是否已经被污染

每天清晨起床感到憋闷、恶心、头晕目眩;家庭成员经常出现感冒症状;孩子的免疫力下降,经常出现咳嗽、打喷嚏;自己不吸烟,但常感到呼吸不顺畅,嗓子异物感严重;家庭成员患有同一种疾病,但离开居住环境后症状明显好转;新婚夫妇长时间不孕,孕妇在正常情况下出现胎儿畸形,查不出原因;居室内植物易发黄、枯萎,难以生长,家养宠物容易患病;新装修的居室或者新购买的家具有明显的刺激性气味,且过很长一段时间后气味仍旧不散。

二、甲醛中毒怎么办

1. 甲醛中毒症状的具体表现

(1) 轻度中毒——明显的眼部及上呼吸道黏膜刺激症状,还可有视物模糊、头痛、头晕、乏力等。胸部 X 线检查的时候可有肺部纹理增多、增粗等。

(2) 中度中毒——咳嗽不止、声音嘶哑、呼吸困难、胸痛。胸部 X 线可由肺部纹理实质化,转变为散布的点片状或斑片状阴影。

(3) 重度中毒——肺部及喉部症状出现恶化,可出现肺水肿,严重者甚至昏迷、休克等。

2. 甲醛中毒的治疗原则

(1) 轻度中毒症状:应迅速脱离含有甲醛的环境,用大量清水冲洗全身,沾有甲醛污染物的衣物用肥皂水或 2% 碳酸氢钠溶液清洗。

(2) 中度中毒症状:可给予 0.1% 淡氨水吸入。早期、足量、短程使用糖皮质激素,可以有效地防止喉咙水肿、肺水肿;静卧、保温、必要时可吸氧。出现上呼吸道刺激反应者,至少观察 24 小时,避免活动后加重病情。

(3) 重度中毒症状：对症处理、预防感染、防止并发症等，给予必要的生命支持。

❓ 误区解读

居室空气健康只有甲醛危害

不是的。许多人认为装修完的房间没有气味就是室内空气健康，这是一个误区，引起居室空气环境污染的因素只有一部分是挥发的甲醛及其他挥发性有毒化合物。除此以外，还有两个大的因素需要引起重视，一个是香烟烟雾，就是常说的"二手烟"，另一个是烹调中不使用排风扇，导致产生的有毒物质滞留在空气中引起空气污染。因此，人们对居室空气健康的知识掌握需要更加全面，提高空气污染对人体健康危害的重视程度。

📋 小贴士

居室空气质量对人体健康的影响更直接，危害更大。居室空气健康对每个人舒适的生活条件和健康的身体有重要意义。因此，我们应该养成个人良好的生活卫生习惯，保持室内阳光充足、空气流通。

（张艳凯）

参考文献

［1］ 莫菲菲. 居室室内空气中 TVOC 和甲醛的污染类型及规律［D］. 浙江：浙江大学，2014.

［2］ 谢保容，马燕明. 急性甲醛中毒致心肌损害 10 例临床分析［J］. 实用中西医结合临床，2017，17（1）：92-93.

［3］ 朱桂珍. 甲醛中毒的诊断与治疗［J］. 临床药物治疗杂志，2006（1）：57-60.

［4］ 耿立坚，李性天，吴国明，等. 甲醛中毒及其诊治［J］. 中国药师，2006（8）：767-769.

［5］ 谢保容. 甲醛中毒伴心肌损害 1 例［J］. 临床医学，2015，35（7）：127.

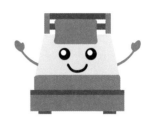

第十五节

手机成瘾怎么办

 小案例

张阿姨:我儿子现在有事没事就一个人拿着手机玩,我们和他说话,也不怎么理我们,我该怎么办?

全科医生:随着智能手机的普及及其强大的通讯、娱乐、学习功能,很多年轻人都对手机产生了依赖。面对手机成瘾,我们能做些什么?

小课堂

一、什么是手机成瘾

不同学者对手机成瘾有不同的定义,多数学者借鉴网络成瘾等相关概念,认为过度使用智能手机属于行为成瘾和技术成瘾,并将其定义为智能手机成瘾(smartphone addiction),它是指由于个体过度使用智能手机而产生了心理依赖,进而对智能手机及其相关服务使用失去控制,导致日常生活被干扰,并出现心理或行为问题。也有部分研究者将其定义为智能手机的强迫性使用(compulsive usage of smartphone),指个体必须随身携带智能手机,且在社交等重要场合频繁查看的行为,这种重复的强迫性行为会对个体的社会和个人生活造成消极影响。Shin 和 Dey 则主要从行为后果方面将其定义智能手机的问题性使用(problematic use of smartphone),指个体由于过度不良地使用智能手机,从而对其个人和社会层面造成负面影响,如冲动性使用手机或漠视周围环境,当不能使用时出现心理困扰。我国学者常将这种行为称为智能手机依赖。

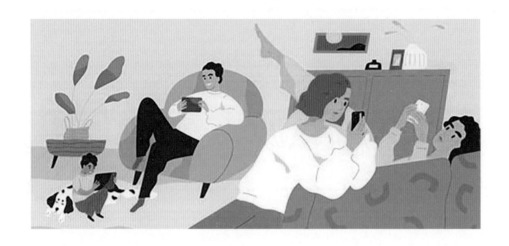

二、手机成瘾有哪些表现

总的来说有四个特征：①基于对智能手机的使用失去控制，例如使用频率过高或在重要场合无法控制手机使用行为；②心理上对智能手机产生依赖，过多关注手机与手机空间，忽视周围环境和现实生活；③出现戒断症状，主要是心理戒断，当个体不能使用其智能手机时，会产生焦躁不安、失落、暴躁等负面情绪；④成瘾后对个体的人际、学习、工作、身心健康等造成不良影响。

三、手机成瘾的不利影响有哪些

1. 损害身体健康　多个相关研究结果显示，手机使用越多，锻炼情况越差，且实验研究也支持手机成瘾可能会对身体健康产生不利影响。一项实验研究显示，在控制了性别、运动的自我效能和体脂率后，使用手机发短信和打电话会分散锻炼者在跑步机上运动的注意力，降低运动强度（跑步速度和心率下降）和心肺功能（最高耗氧量降低）。

2. 降低睡眠质量　调查显示，手机成瘾程度越重，失眠情况越重，睡眠越差，过度使用手机会干扰青少年的正常睡眠，而充足、高质量的睡眠对于青少年的身体发育、心理健康和良好学业表现都至关重要。

3. 危害心理健康　手机成瘾者通常具有不健康的生活方式（缺乏运动、饮食不健康、作息时间不规律和吸烟饮酒等），这可能引发多方面的心理问题，比如焦虑、抑郁、易怒、强迫症、失眠、人际交往障碍以及压力负担过大等心理问题。手机成瘾症状（注意力分散、戒断反应以及回避反应）越重，抑郁情况越重。

4. 容易出现社交障碍　现如今大学生更多地采用微信、微博等社交软件聊天,沟通双方的表情、动作却被屏蔽了,造成大学生面对面社交能力、语言沟通能力减弱,甚至出现社交恐惧症,导致价值取向的偏离,甚至会造成抑郁、自闭等行为,严重危害其心理健康,严重者还会出现意志消沉等现象,整个人也会变得懒散。

5. 影响学业　在手机成瘾与学业表现的研究中,学业表现明显随着手机成瘾情况增多而变差,手机成瘾可能通过分散学生的注意力导致学业表现不良,而其中的原因与双任务效应有关。双任务效应是指学生很难同时处理两个不同的任务,使用手机会干扰正在处理的学习任务,分散学习的注意力。

四、手机成瘾的原因何在

手机成瘾原因有自身和环境双方面因素。

（一）自身因素

1. 控制力差　自控力差尤以未成年人表现突出,很多青少年无法控制自己通过手机寻找娱乐的行为。

2. 网上社交欲望强烈　随着手机的普及,其已成为人们交流沟通的必备工具。现在的大学生更青睐于虚拟世界的交流,喜欢进行网络交友、刷微博、刷朋友圈等。再加之网络聊天工具的功能越来越强大,人与人的交流更加方便,这更是起到了"推波助澜"的作用,站在时尚潮流前沿的大学生成为网络交流的主力军也成为必然,久而久之难免产生手机依赖。

3. 心理压力大　在心理压力大时,无法寻求现实的宣泄,便通过网络渠道去宣泄,通过手机娱乐缓解,久而久之,便产生手机依赖。

4. 社交缺乏　有的人性格内向、孤僻,这部分人自信心不足,交际能力有待提高,社交圈子小,因渴望人际交往但实际生活中又得不到满足而产生孤独心理,为寻求心灵慰藉而沉迷于虚拟的网络世界,进而形成对手机的过度依赖。

（二）环境因素

人是环境中的人,我们的行为也是受环境影响的,一个人手机成瘾与所处环境息息相关,一般来说,父母越多偏爱、越对青少年的不良行为缺少干预,青少年就越易对智能手机成瘾。同时,当周围的许多人都在使用智能手机进行聊天、游戏等功能时,个人就越有可能受其影响而主动接受并沉迷其中。另一方面,随着社会的发展,智能手机的容易获得性以及智能手机实现社交、娱乐、游戏、生活、资讯及学习等功能的高度集合,满足了个体的不同方面的各种需要。

五、如何克服手机成瘾

我们知道了以上手机成瘾原因,可以针对原因提出相应的解决办法。

1. **加强自我控制能力** 要认识到手机成瘾的危害,再借助外力控制,如亲人朋友提醒,培养更多兴趣爱好,如运动、看书等,以转移注意力。甚至于可以换一个非智能手机以控制自身手机成瘾行为。

2. **重视现实生活中的社交** 人都有想表达的欲望,网络是一个很好的渠道,但我们过度依赖,对我们正常生活产生影响就是不好的,我们要认识到网络的社交毕竟是虚拟的,针对我们的表达欲望,若遇到想表达沟通的,我们可以寻求亲人朋友进行倾诉,尽量减少网络依赖。同时培养自己的兴趣爱好,如运动、看书等,借此也可结交现实生活中有共同爱好的朋友。

3. **寻找合理减压途径** 我们有压力时,手机提供的娱乐和宣泄易得性使得我们更加愿意去使用手机摆脱我们的焦虑,但同时也使得我们产生手机成瘾,进而影响我们正常生活,形成恶性循环。我们应积极面对所要解决的问题,压力大时可通过运动、找亲人朋友倾诉等方式解决。

4. **适当限制手机使用** 对于青少年,自控力本来就差,可通过父母及老师的管控等进行控制,高中生可配无上网功能的非智能手机,最主要的还是要自我认识到需要合理控制手机的使用。

📓 知识拓展

在手机成瘾的研究中,大部分都采用了问卷法来对一个人的手机成瘾程度进行测量。问卷中主要是根据我们手机成瘾的症状四个维度进行题目设置,分别是"网络成瘾耐受性""强迫性上网及网络成瘾戒断反应""人际与健康关系"和"时间管理问题"四个因素。

一、网络成瘾耐受性

随着网瘾的增大,一个人需要不断增加上网时间才能达到同样的满足程度。就像我们的身体会对毒品产生依赖性的同时产生耐受性一样,需要接受手机更多的刺激才能得到和以前一样的满足。

二、强迫性上网及网络成瘾戒断反应

如果有一段时间不上网,我们可能就会被负面情绪所困扰,从而变得情绪烦躁、无所适从等。因此会不断地重复"刷手机"的这一行为,并且在放下

手机的时候感到无所适从。我们的身体已经如此地习惯了这个小小的手机给我们带来的强烈刺激感,以至于当放下手机之后,发现工作、学习等变得索然无味了。

三、人际与健康关系

沉迷手机之后,会产生一系列的问题,如忽视身边的人,进而出现人际交往问题,以及因长期低头而产生的健康问题以及因为手机而熬夜,虚度时光的问题。

四、时间管理问题

频繁看手机导致工作和学习效率下降,导致完成一件事需要花费更多的时间。

 ## 小贴士

手机从最初的只具有打电话、发短信等最基本功能发展到今天的具有网络视频、移动游戏、在线视频、在线音乐、移动交友、自媒体、网络购物等多功能,这些新功能的出现在提供便利的同时,也增加了人们对手机的依赖性,使得手机成瘾成为一个比较严重的社会现象。因此我们应该认识到过度使用手机带来的严重负面影响,避免手机成瘾。

(陈　红)

参考文献

［1］刘勤学,杨燕,林悦,等.智能手机成瘾:概念、测量及影响因素［J］.中国临床心理学杂志,2017,25(1):82-87.

［2］苏双,潘婷婷,刘勤学,等.大学生智能手机成瘾量表的初步编制［J］.中国心理卫生杂志,2014,28(5):392-397.

［3］罗佳.手机成瘾对青少年身心健康的影响［J］.内江师范学院学报,2019,34(2):17-21.

［4］李熙.智能手机给出版业带来的革命性变化及应对策略［J］.出版发行研究,2012,28(1z):59-62.

［5］张毅,欧阳静,杨华明.大学生手机成瘾危害与控制建议［J］.教育教学论坛,2018,10(25):217-218.

第十六节

如何文明科学养狗

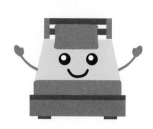

🩺 小案例

陈先生:女儿期中考试前与她约定好,只要她期中考试考进全班前三,就满足她一个心愿。昨天成绩下来了,女儿考了班级第一,她兴奋地告诉我她想养一只泰迪犬,却遭到了我父母和妻子的反对。妻子有洁癖,担心家里到处都是粪便和狗毛。父母说他们年纪大了,没有精力去遛狗喂狗,照顾小孙女就够了。我很想满足女儿的心愿,可单位同事说,养只狗也是很麻烦的,又要去办证,又要打疫苗。医生,到底养狗对身体是否有危害? 养狗又有哪些需要注意的地方呢?

全科医生:饲养宠物狗可以给孩子和大人们带来很多欢乐和益处,但同时也给饲养者和身边人的日常生活带来了许多麻烦。在都市养狗,应该注意哪些问题呢,如何做到文明养狗,让我们一同来寻找答案吧。

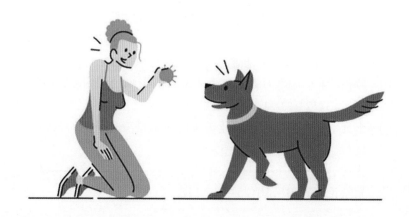

小课堂

一、养狗的好处与坏处

（一）养狗的好处

1. 缓解人的精神压力　饲养宠物狗后,可以调节人的一些心理状态,可以放松人的精神紧张状态,减轻生活中产生的各种不必要的压力,让人们生活得更健康、更充实,从一定程度上缓解孤独的情绪和精神压力。

2. 有益于老人的身心健康　随着人口老龄化问题日益突出,饲养宠物狗有益于一些独居的孤独老年人的身心健康,通过与宠物的相互沟通使老年人生活得更充实。狗是独居的人最好的伴侣。

3. 可以培养孩子的责任心和爱心　饲养小狗会给儿童带给责任感,和对动物的理解和同情,这些常常会转移到人身上,产生同样的对人的理解和同情心和关心的效果。

4. 能起到安全防护作用　饲养宠物狗可以保护家庭,起到防止家庭被盗窃,护卫作用,使整个家庭有一种安全感。

5. 其他好处　饲养宠物狗有时可以达到治疗疾病的作用,提高免疫系统,并缓解过敏症状。如果一个患有胃病者饲养一条长毛狗,经常把狗抱在怀里有利于胃的康复;饲养宠物也能促进人们进行体育锻炼,提供人与人相互交流的机会;也有调查发现拥有宠物狗能明显改善健康状况,并且每年看病的次数明显减少,即使生病其症状比不养宠物狗的人明显轻;另外养宠物狗作一个产业,在经济社会中的比重越来越重,可以解决许多人的就业和相关产业的发展,比如宠物美容、用品、药品、宠物医院、宠物饲料等。

（二）养狗的坏处

1. 污染环境　由于大多数宠物饲养者环保意识较差,犬猫在小区或公共场所随意大小便,对城市卫生和形象都会造成不良的后果和影响,给城市和小区管理带来难度。另外宠物病死后的尸体随意丢弃,严重污染了我们的生活环境,也产生了动物疾病引起流行的可能。

2. 存在安全隐患　有的人养的宠物狗没有圈养,到处乱跑,有的没有严格管理,影响道路交通安全,甚至引发道路交通事故,威胁生命,产生纠纷。还有一部分宠物狗对周围群众及附近居民人身安全、身体健康造成了很大的隐患,特别是容易伤害到一些未成年的小孩,甚至威胁到生命安全。

3. 传播疾病　若没有预防,有时会传播疾病。

(1) 传播狂犬病：狂犬病是人类传染病中死亡率最高的人兽共患病，犬猫最容易感染和携带狂犬病病毒，如果饲养宠物狗过多，不进行十分有效的狂犬病的免疫，并随意弃养一些不免疫和无证的狗，就有可能使这些狗感染狂犬病，从而引起人类疾病的流行。

(2) 传播弓形体病：由于狗的生活习惯使得狗感染弓形体和一些肠道寄生虫十分普遍。弓形体是人兽共患病，如果孕妇密切接触犬，感染后可能会引起孕妇流产和胎儿的畸形，所以孕妇还是要远离宠物狗为好，如果要接触，应对所养的宠物狗进行弓形体健康检查，确保没有感染后才可放心接触。

(3) 传播其他疾病：宠物狗的肠道寄生虫和皮肤的真菌感染也较普遍，与人密切接触很有可能感染饲养者，宠物狗也能感染结核病、布氏杆菌病等疾病，严重威胁我们人类的健康。

4. 引起邻里矛盾　由于我们的住房大多不是独门独户，饲养宠物狗特别是一些大型狗的叫声，会影响邻居的生活，有些狗会对邻居造成伤害，引起邻居的抱怨，从而引发邻里矛盾。

5. 加大经济负担　有些宠物狗每年也要消耗大量的食物和资金，例如接种疫苗、驱虫、抚养、喂食、生病时的医疗花费等，对一个家庭来说也是一笔较大的开支。另外，如果狗伤害到他人后也要支付较高的治疗和免疫费用，这些都增加了家庭的经济负担。

 知识拓展

那么如何做到文明养狗呢？

近年来，关于如何做到文明养狗，各地均陆续出台了一系列的《文明养犬倡议书》。其大致内容包括如下：

一、养犬登记及免疫

及时为爱犬办理登记并定期注射免疫疫苗，办理《养犬登记证》和《犬只免疫证》。

二、犬只拴养、圈养

三、不养烈性犬、大型犬

四、提倡文明遛犬

勿携带犬只出入公共场所;携犬出行时,主动为爱犬戴上犬链和嘴套,主动避让老年人、残疾人、孕妇和儿童等人群;随身携带清洁工具,及时清理粪便,保持城市环境卫生。

五、规范文明养狗

勿因养狗妨碍、侵犯他人的合法权益,干扰、影响相邻居民的正常生活;请勿携犬乘坐公共交通工具。

误区解读

被狗咬伤一定需要接种疫苗吗

接触、喂养动物或者完好的皮肤被犬、猫舔舐,为Ⅰ级暴露;Ⅰ级暴露者,无需进行处置;裸露的皮肤被犬、猫轻咬,或被犬、猫轻微抓伤,但皮肤无破损,为Ⅱ级暴露;Ⅱ级暴露者,应当立即处理伤口并接种狂犬病疫苗;皮肤被犬、猫抓伤、咬伤,或破损伤口被犬、猫舔舐,为Ⅲ级暴露。Ⅲ级暴露者,应当立即处理伤口并注射狂犬病免疫球蛋白或血清,随后接种狂犬病疫苗。另外,狂犬病疫苗一定要按照程序按时、全程接种。

小贴士

狂犬疫苗可预防狂犬病,同时也会使少数接种者发生不良反应。应用狂犬疫苗期间,护理人员要严密监测患者接种后的不良反应,并采取相对应的护理对策,以减少不良反应的发生,在保证疗效和疗程的同时,最大限度地预防狂犬病的发生。

（蒋　骏）

参考文献

[1] 史玉萍.城区养宠物狗的思考[J].中兽医学杂志,2015(9):115-116.

[2] 杨永萍.接种狂犬疫苗后的不良反应及护理措施[J].中国药物经济学,2014,9(11):166-167.

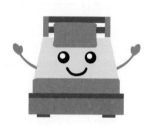

第十七节

吃了柿子就不可以吃大闸蟹了吗

🩺 小案例

大妈:秋天一到,柿子、大闸蟹这些美味食物都成熟了,一切美味都不想错过,可是听大家都传言吃了柿子就不可以吃大闸蟹了,否则会中毒,所以这么多年吃了柿子就不敢吃螃蟹,吃了螃蟹就不敢再吃柿子,不知道这种说法是真的吗?

全科医生:这类"食物相克"的说法很多,都是人们根据一次事件或个别现象传播开来的,有些有科学依据,而有些仅仅是偶然事件,缺乏科学依据,今天咱们就来说说吃了柿子是否可以吃大闸蟹。

👩‍⚕️ 小课堂

我们先来看下由不恰当饮食引起的疾病有哪些。

一、"食物相克"

每一道食材都有自己特有的功效,但有时不合适的食材搭配在一起吃,就有可能失去其营养价值,甚至引起疾病,这就是我们所说的"食物相克"。

二、急性胃肠炎

急性胃肠炎是胃肠黏膜的一种急性炎症,主要表现是恶心、呕吐、腹痛、腹泻、发热等症状,常发生在夏秋季,多是由于饮食不当、暴饮暴食或者吃进一些冷的、变质的等食物引起。

三、超敏反应

又称变态反应,是指机体受到某些抗原如食物刺激时,出现生理功能紊乱或组织细胞损伤的异常适应性免疫应答。

四、过敏体质

一般是指某些人易发生过敏反应和过敏性疾病而又难找到发病原因的情况。

五、胃石症

摄入某种植物成分或吞入毛发或某些矿物质如碳酸钙、钡剂、铋剂等在胃内凝结而形成的异物,称为胃石症,分为植物性胃结石、毛发性胃结石、胃乳石,分别由植物、毛发、奶粉在胃内聚集、沉淀后形成。

六、中毒

当某些物质通过消化道、呼吸道或皮肤黏膜等进入人体后,在一定条件下与体液、组织相互作用,损害组织,破坏神经及体液的调节功能,使正常生理功能发生严重障碍,引起一系列代谢紊乱,甚至危及生命,这一过程称为中毒。

七、食物中毒

凡是食用被致病微生物及其毒素污染的食物,或被毒物(重金属、农药等)污染的食物,以及自身含有某种毒素(毒蕈、河豚等)的食物引起的急性中毒性疾病。

 ## 知识拓展

一、柿子与螃蟹

柿子又名朱果,猴枣,为柿科柿属植物,浆果类水果,柿子的品种有1 000多个,又根据其在树上成熟前能否自然脱涩分为涩柿和甜柿两类。后者主要是来自该品种中的"冬柿",成熟时已经脱涩。而前者必须在采摘后先经人工脱涩后方可

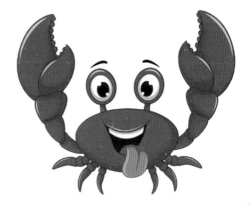

食用。引起柿子涩味的是一种叫鞣酸(又称单宁酸)的物质,柿子成熟季节在10月左右,果实形状较多,如球形、扁圆、近似锥形、方形等,不同的品种颜色从浅桔黄色到深桔红色不等,大小2~10cm,重量100~350g。营养价值主要是胡萝卜素、维生素等。

中国传统医学认为,柿子味甘、涩,性寒,归肺经。《本草纲目》中记载"柿乃脾、肺、血分之果也。其味甘而气平,性涩而能收,故有健脾涩肠,治嗽止血之功。",柿蒂,柿霜,柿叶均可入药。柿蒂味涩,性平,入肺、脾、胃、大肠经;柿果味甘涩、性寒、无毒,有清热去燥、润肺化痰、软坚、止渴生津、健脾、治痢、止血等功能,可以缓解大便干结、痔疮疼痛或出血、干咳、喉痛、高血压等症。

大闸蟹:以鱼、虾、螺、蚌、蠕虫、蚯蚓、昆虫及其幼虫等为其动物性饵料。中国境内广泛分布于南北沿海各地湖泊,其中以长江水系产量最大,以洞庭湖大闸蟹、太湖大闸蟹、阳澄湖大闸蟹、长荡湖大闸蟹等最为著名。

大闸蟹是中国久负盛名的美食,肉味鲜美,营养丰富,食用部分除了含蛋白质、脂肪、碳水化合物外,还含有维生素A、核黄素、烟酸,其中含有较多的维生素A,对皮肤的角化有帮助;对儿童的佝偻病,老年人的骨质疏松也能起到补充钙质的作用。

二、螃蟹与柿子同吃中毒来源

最早说法螃蟹和柿子不能同吃的是东晋张湛的《养生要集》:"柿与蟹(同吃),腹痛大泻。"

三、这个说法究竟是否正确

事实上引起腹痛腹泻症状的,并非螃蟹和柿子。从现代中医学角度分析,像柿子、黑枣等均为寒性且富含果胶、鞣酸的食物,单独大量食用都可能引起腹痛腹泻症状。无疑,空腹单独大量吃柿子,也会造成腹痛腹泻。

螃蟹亦属寒性,同时是优质蛋白质食品,很容易腐败变质、造成细菌繁殖,此外螃蟹生存于海里,可能有寄生虫及微生物寄生,如果烹饪不当,就会引起急性胃肠炎和菌性食物中毒反应。对海鲜过敏体质的人,蛋白成分又容易引起过敏反应。在胃内强酸环境的基础上,可能会促发胃石,引起胃石症,导致腹部不适。

还需要注意的是,虽然螃蟹营养美味,但富含胆固醇和嘌呤,容易引起痛风,即使新鲜也不宜多吃。

误区解读

一、螃蟹和柿子一起吃就会中毒吗

错,如前所述,空腹大量食用可能会引起腹泻、腹部不适等症状,但不会出现中毒。不建议空腹食用,同时避免一次性食用过多。

二、过敏反应就是食物中毒吗

错,服用致敏的食物造成局部或是全身过敏性反应,并不是服用某种食物造成的中毒,更不是吃了败坏的食物造成的急性胃肠炎反应,治疗方案截然不同,因此出现任何不适症状应该及时就诊医生处置,不用过于惊慌,亦不能漠视不理。

 小贴士

在我们日常生活中,应该注意寒性过敏体质不宜食用螃蟹,胃肠功能弱者慎吃,且忌食生蟹、死蟹及隔夜蟹,同时在烹饪时,火候一定要到位,既要保证鲜嫩味美,更要确保制熟。柿子也是,在确保身体条件允许的前提下服用,特别是不空腹食用,寒性体质不建议同时服用柿子和螃蟹,我们要在保证服用美味的同时还要确保身体舒适,即所谓的身心愉悦。

(王莉珉)

参考文献

[1] 曹雪涛,姚智,熊思东,等. 医学免疫学[M]. 7版. 北京:人民卫生出版社,2018.

[2] 沈洪,刘中民,周荣斌,等. 急诊与灾难医学[M]. 3版. 北京:人民卫生出版社,2018.

[3] 任菁菁,江孙芳,杜亚平. 全科常见未分化疾病诊疗手册[M]. 1版. 北京:人民卫生出版社,2016.

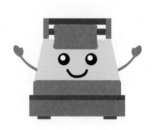

第十八节

居家灯光常识知多少

 小案例

王先生:我年前新购置了一套四居室,准备接上父母和爱人儿子一家五口一起居住。现在正在装修,可就在选灯具的时候家人们提出了不同的意见:爱人说灯饰一定要配合家里的装修风格,选了各种造型的吊灯壁灯和各种颜色的灯带及射灯;爸妈说他们年纪大了,视力也下降了,一定要装个大瓦数的白炽灯;儿子说他平时功课多,要学习到深夜,一定要给他选择某个品牌的"护眼灯";而我认为还是应该选择节能环保灯更实用。究竟居家灯光的选择有没有固定的标准呢? 我到底该听谁的意见呢?

全科医生:每个人的一生都有约三分之二的时间在室内度过,所以居家灯光的选择对人们的健康有着非常重要的意义。不合理的室内灯光会造成视觉疲劳以及视力损伤,同时也会造成心理上的紧张和压抑,对身心健康都有影响。所以在室内灯具的选择上一定要合理。

小课堂

一、居家灯光怎么选

健康的光环境定义为:良好的亮度分布,工作面照度均匀,眩光得到控制,亮度对比适中。目前世界上的照明方式共有三种:传统的白炽灯、节能型荧光灯和 LED 照明灯。

(一)居家灯光光源的选择

1. 从光源的色温角度选择 研究表明,高色温的灯光使人兴奋紧张和活

84

跃;低色温的灯光则使人平静舒缓和放松。基于色温可以影响人的精神状态这一特性,设计居室照明时就应考虑不同功能房间选择不同色温的光源。如书房客厅等工作空间宜采用高色温光源,而卧室的照明则宜采用低色温光源。此外,居室照明设计时,还应考虑季节变化来选择不同色温的光源,如夏季宜采用高色温光源,冬季宜采用低色温光源等。

2. 从光源的显色性角度选择光源　光源显现被照物体颜色的性能称为显色性,也就是颜色逼真的程度。居室环境中采用的光源主要有白炽灯和带电感镇流器的荧光灯两种。白炽灯辐射光谱连续,有高度的集光性,便于控光,适于频繁开关,观看物体时基本上没有色差,显色性好,价格低廉,安装和使用都很简便;同时有良好的调光性能,其发出的光与天然光比较呈红色,在用餐时可使饭菜颜色更加鲜艳,增进食欲;缺点是耗电量大,光效较低,使用寿命较短。荧光灯发光效率高,灯管发光面积大,亮度低,光线柔和,不用灯罩也可避免强烈的眩光;光色好,寿命长,不同的荧光粉调和成不同的颜色,可适应不同功能的房间;缺点是受环境温度影响大。

(二)居家灯光的照明方式的选择

照明方式可根据灯具的种类分为间接照明和直接照明。也可根据灯光分布,分为普通照明和局部照明。

1. 客厅　客厅是家庭的活动中心,有会客、视听等多项功能。根据客厅的功能分区及人在客厅的行为特点,客厅照明可采用普通照明与局部照明相结合的方式。正常情况下,客厅普通照明平均照度不宜太高,主要由客厅顶棚的主光源来实现。主光源可选择带磨砂玻璃灯罩的间接式吊灯居中

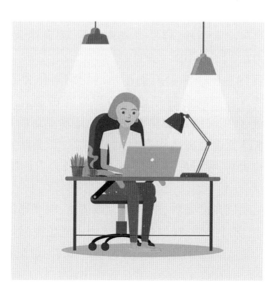

安装。这种灯只有约一半的光透过灯罩直射,其余的光经顶棚反射,光线柔和,利于人们精神的放松。为使客厅普通照明效果更好,可在客厅顶棚的四周设置一圈暗槽灯,由于暗槽灯光源隐蔽,正常视线看不到光源,因此眩光极小,这样客厅的顶和墙都有一定的亮度,光源来自不同的方向,光线柔和、均匀,整个房间明亮又有中心,使置身其中的人既感心情放松又无眩光危害。

2. 卧室 卧室与人的生活最为密切,具有睡眠休息与梳妆等功能。卧室照明也应采用普通照明与局部照明相结合的方式。普通照明的灯具可选用吸顶灯或壁灯,光源宜选用眩光少的深罩型的低色温荧光灯。壁灯宜用磨砂玻璃灯罩的暖光源,这样就显得卧室光线温暖柔和,便于休息。睡眠休息区照明应以作为局部照明床两边的台灯或壁灯为主,作为普通照明吸顶灯为辅,这样可以避免过强的灯光对视力的损害,并且防止吸顶灯光照射在家具上所产生的眩光。梳妆区照明应以镜前灯为主,吸顶灯为辅,因为如果只打开卧室中央的吸顶灯,那么,当坐在梳妆台前化妆时,灯光可能从背后或侧面射来,显得脸色晦暗,造成心情不愉快,照度达不到理想要求。如果在梳妆台上方设置局部照度,并控制眩光的角度,不让光线直射入眼,就可以达到很好的照明效果。

3. 餐厅 餐厅的照明要使餐桌有良好的照度,并通过光线的调节来创造高质量的就餐光环境。餐厅照明可采用悬垂射灯罩射方式,也可采用壁灯折射、吸顶灯透射或直射的方式。光线的色调则以暖色为宜。

4. 书房 书房作为日常的学习空间,学习区通常需要较高的照度,而其他区域所需的照度与学习区相比相对较低。很多人学习时习惯于只开桌灯,但这样使视场内的对比太强烈,容易造成视疲劳,损害视觉健康。因此学习时最好采用局部照明结合适当的一般照明。

5. 厨房 厨房的照明以满足人们正常的厨房操作为主,厨房棚顶的普通照明光源可用能正确反映食物颜色的白炽灯类的暖光源。橱柜吊柜底平面的局部照明光源宜采用散发热量小且发光效率高的荧光灯类的冷光源。这样可有效地避免近距离操作产生的灼热感,安全性大大提高。此外,对于老年人使用的厨房,设计时应考虑到老年人视力差的特点,适当地提高照度。

6. 卫生间 从功能角度来看,卫生间应该清洁、明亮通透,所以照明方式可以吸顶灯为主、镜前灯为辅,吸顶灯最好选用日光色荧光灯。光线均匀、柔和。镜前灯宜选用带伞罩的节能灯,防止由于墙壁的光滑造成眩光。

知识拓展

研究表明,当光闪烁的频率较低,即低于100Hz时,人眼可以感觉到光的闪烁。当光闪烁的频率在100Hz或者更高的频率时,人眼虽然感觉不到闪烁,但仍能引起视觉神经系统的响应。因此,频闪的危害不仅存在于明显闪烁的光中,也同样存在于感觉不到闪烁的光之中。所以,为了保护中小学生的视力健康,除强调减轻学生的学习压力(眼睛工作量)、注意用眼卫生等,还推荐使用"无频闪光源"。

 误区解读

只要用护眼灯就可以避免近视

错。先来了解下护眼灯,护眼灯是一种利用现代高新技术研制而成的照明用灯。健康护眼灯区别于普通照明用灯的突出特点是:①采用了可减少频闪的电子整流器,因而使用时,人们的眼睛感受不到灯光的频闪;②与普通照明用灯相比,护眼灯光色柔和,可以模拟上午10点钟的太阳光色,光线柔、均匀,对降低视觉疲劳很有帮助;③护眼灯的灯罩可保护眼睛不受光线直接照射,避免眩光刺眼。虽然护眼灯有这么多好处,但如果平时不注意眼卫生、缺乏良好的用眼习惯,也会发展为近视或其他眼睛疾病。

小贴士

居室照明无论采用哪种照明方式都应从健康角度出发,光线最好以折射光、透射光为主,以不直接让眼睛受到直射光为宜,防止眩光的产生。灯具的选择与安装位置均应体现这一原则。现代居室照明设计除应能为人们提供艺术的光照,满足审美需求之外,更应致力于居室照明设计健康性的探索,以满足人们心理与生理的健康需求。这也充分反映出人们追求健康和生活质量的普遍愿望。时代的发展和对高质量生活环境的企盼呼唤设计师关注居室照明设计的健康问题,创造出有益于身心健康的居室光环境。

（蒋　骏）

参考文献

［1］ 薛继昌.谈 LED 照明与健康［J］.黑龙江科技信息,2013(12):116.

［2］ 梅建,董中旭,刘杰,等."无频闪光源"保护学生视觉功能的应用与评价研究［J］.中国儿童保健杂志,2004(2):120-122.

［3］ 牛占彪.健康照明与无频闪护眼灯［J］.中国照明电器,2015(3):10-13.

［4］ 陈敬国.基于健康视角的居室照明设计［J］.大众文艺,2014(2):112-113.

［5］ 肖永清.居家照明安全节能灯具的选用奥秘［J］.住宅科技,2012,32(1):52-56.

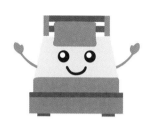

第十九节

家电噪音有哪些危害

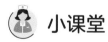 **小案例**

宝妈：我家在一个工厂的旁边，我最近生了一个小宝宝，可是每天工厂里面总是会发出很大的噪声，导致我有些头晕、耳鸣、心情烦躁，宝宝也总是会哭闹不安，麻烦医生告诉我，噪音对宝宝的影响大吗？

全科医生：你好，如果是长时间的噪音并且声音过大，会影响到孩子的休息和睡眠质量，导致孩子睡眠时容易被惊醒，休息不好，引起身体功能比如肠胃功能紊乱等情况，容易导致孩子肠胃出现问题，严重的也会影响听力。因孩子发育尚未成熟，各组织器官十分娇嫩和脆弱，噪音可损伤听觉器官，使听力下降或丧失，家庭室内噪音也是造成儿童聋哑的主要原因。下面我们就来科普一下家电噪音。

小课堂

一、什么是"家电噪音"？主要是由哪些家电产生的

家电噪音是指家电发出的噪音，和一些故障产生的声音。家电噪音的来源有很多，有家庭中经常使用的电视机、点唱机、收录机、洗衣机、电动缝纫机、风扇、空调、冰箱及电子琴等发出的声音，构成不同频率的家庭噪音。

二、"家电噪音"对人体有哪些危害

（一）噪音会干扰人们的休息和睡眠

噪音使人难以正常休息和入睡，产生紧张情绪，还可出现呼吸急促、脉搏

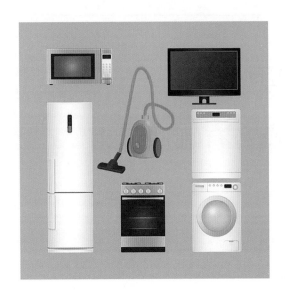

跳动加速、大脑兴奋、疲倦或四肢无力等表现,久而久之,便会使人出现神经衰弱,严重的失眠、耳鸣或疲劳。

（二）噪声对听觉系统的损害

噪声对听觉系统的损害主要表现为听阈升高,听敏感度下降。噪声性听力损伤,起病缓慢。先呈生理性反应,渐进至病理性损伤。生理性听力反应过程为:

1. 听觉适应　短时间接触噪声后,主观感觉耳鸣、听力下降,检查发现听阈可提高 10dB（A）以上,脱离噪声环境数分钟后,即可恢复。

2. 听觉疲劳　较长时间停留在强噪声环境,听力明显下降,听阈提高超过 15dB（A）甚至在 30dB（A）以上,脱离噪声环境需较长时间（数小时至十数小时）才能恢复听力,称暂时性听阈位移（temporary threshold shift,TTS）,属功能性变化。如继续接触强噪声,生理性听力反应可发展为病理性永久听力损害,听力下降无法恢复,称永久性听阈位移（permanent threshold shift,PTS）。

（三）家电噪音对视力有一定的损害

人们只知道噪音影响听力,其实噪音还影响视力。试验表明:当噪音强度达到 90dB 时,人的视觉细胞敏感性下降,识别弱光反应时间延长;噪音达到 95dB 时,有 40% 的人瞳孔放大,视物模糊;而噪音达到 115dB 时,多数人的眼球对光亮度的适应都有不同程度的减弱。所以长时间处于噪音环境中的人很容易发生眼疲劳、眼痛、眼花和视物流泪等眼损伤现象。同时,噪音还会使色觉、视野发生异常。调查发现噪音导致红、蓝、白三色视野缩小80%。

（四）家电噪音会导致人们学习、工作效率的降低

有研究发现，噪音超过 85dB，会使人感到心烦意乱，注意力不集中，从而无法专心地工作、学习。

（五）家电噪音对婴幼儿和儿童身心影响更严重

当噪声超过 50dB，婴幼儿的睡眠和休息便会受到影响，而且噪声还能改变婴幼儿呼吸频率，导致其惊慌、哭闹，尤其是新生儿的听觉在受到过量声响的刺激后，还极易出现听力丧失或聋哑。

（六）家电噪音对女性生理功能的损害

女性受噪音的威胁，还可以有月经不调、流产及早产、性功能紊乱等。专家们曾在 7 个地区经过为期 3 年的系统调查，结果发现噪音不仅能使女性患噪音聋，且对女性的月经和生育均有不良影响。另外可导致孕妇流产、早产，甚至可致畸胎。国外曾对某个地区的孕妇普遍发生流产和早产做了调查，结果发现她们居住在一个飞机场的周围，祸首正是那飞起降落的飞机产生的巨大噪音。

（七）家电噪音损害心血管系统

噪音是心血管疾病的危险因子，噪音会加速心脏衰老，增加心肌梗死发病率。

三、什么是"噪声病"？ 一般有什么表现

广义上的噪声是指人们认为不需要的，影响生活、工作、学习，对人体生理状态有干扰作用的声音。噪声的物理学定义是频率、强度无规律的声波随机组合，波形呈无规则变化的声音。噪声对人体的作用分为特异性作用和非特异性的作用。前者主要是噪声引起的听觉系统损伤；后者指噪声对听觉系统外的其他人体系统的影响，如对中枢神经系统、心血管系统、内分泌系统及消化系统等均有不同程度的损伤。因此噪声病（noise-induced disease）是以听觉器官受损为主，并伴有听觉外系统反应的全身性疾病。其症状和体征与噪声的强度、频率、接触时间以及个体对噪声的易感性有关。

长期过高的家庭噪声刺激，可"病从耳入"，出现头痛、头晕、耳鸣、疲倦、失眠、记忆力减退，长时间在噪声环境下生活，还会使人血压升高，心跳、呼吸加快，血脂升高，消化不良，大脑皮层兴奋与抑制活动失去平衡；还会使胎儿的正常发育受到影响，儿童的智力开发受到障碍。当出现以上症状时，再考虑到所生活的环境条件，需警惕是否发生了"家电噪声病"。

四、如何诊断

我国实施的《职业性噪声聋诊断标准》（GBZ 49—2007），其诊断原则为根

据明确的职业噪声接触史,有自觉听力损失或耳鸣症状,纯音测听为感音性聋,结合历年职业健康检查资料和现场卫生学调查,并排除其他原因所致听觉损害方可诊断。

对噪声引起的听觉外系统影响的诊断,应特别慎重,必须排除固有疾患以及其他有害的职业及环境等因素的作用。由于噪声对听觉外系统的影响是非特异的,鉴别诊断显得更为重要。噪声病听觉内系统影响主要是与药物性耳聋、感染性耳聋及突发性耳聋等进行鉴别,重点是服药、感染及其他原发病史或诱因与职业性噪声接触史与接触水平分析,纯音测听分析或脑诱发电位分析也是鉴别诊断的重要手段。听觉外系统影响具有明显的非特异性,主要与心血管系统、内分泌系统失调等进行鉴别,重点是原发病史与噪声的职业接触史。

 # 知识拓展

一、"家电噪声病"的治疗及处理原则

对噪声的特异性作用,如听力损伤和噪声性聋,至今尚无有效的治疗药物,通常使用改善微循环、促进神经营养代谢、清除氧自由基等药物。高压氧治疗能改善内耳微循环,减轻耳蜗损伤,并能促进听力损伤的恢复。对噪声的非特异性作用,以对症处理为主。严重者应调离接触噪声岗位,给予适当休息。对噪声作业岗位上岗前体检听力正常,但在噪声环境下作业 1 年,高频段 3 000Hz、4 000Hz、6 000Hz 任一频率,任一耳听阈达到 65dB(HL)者,应调离噪声作业场所。

二、预防措施

采取听力保护措施和加强预防是避免噪声危害的首要任务。噪声危害的控制措施,一是控制和消除噪声源,可以采用疏通通道、润滑机械和无声液压等技术降低噪声,这是最重要的防制措施。二是控制传播途径,根据噪声源的不同性质,采用隔音、消音和吸音等技术,控制噪声传播。三是对强噪声源一时难以控制的工作场所,强调使用个人护耳器具,如耳罩、耳塞。一次性使用的软型泡沫塑料耳塞为最常用,隔声效果可达 20~30dB,耳罩隔声效果更好,可达 30~40dB,耳罩和耳塞亦可同时使用。另外,通过行政管理措施,依靠政府和有关部门颁布法律、法规,通过合理的城市及企业生产环境的规划和布局来控制和防制噪声污染。

误区解读

声音分贝越高，污染才越重吗

并非如此。是否构成噪声污染，本质上与声音分贝大小并无直接关系，只要你不想听的声音都可称之为噪声污染。

 小贴士

为了避免受到家电噪声的影响，我们平时还是要以预防为主，如冰箱摆放要平整、洗衣机洗衣要适量、空调和油烟机安装要牢固、空调扇慎防进异物等。

（孙　丹）

参考文献

［1］中华人民共和国卫生部．GBZ 49—2007 职业性噪声聋诊断标准［M］．北京：人民卫生出版社，2007．

［2］中华人民共和国卫生部．GBZ 1—2010 工业企业设计卫生标准［M］．北京：法律出版社，2010．

［3］中华人民共和国卫生部．GBZ 2.2—2007 工作场所有害因素职业接触限值第 2 部分：物理因素［M］．北京：人民卫生出版社，2007．

［4］中华人民共和国卫生部．GBZ/T 189.8—2007 工作场所物理因素测量第 8 部分：噪声［M］．北京：人民卫生出版社，2007．

［5］庚剑．家电噪音危害及预防［J］．家用电器，2001（7）：51．

［6］詹伟明．家电噪音防治不容忽视［J］．大众用电，2012，28（6）：39．

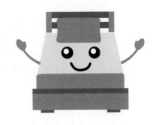

第二十节
抗生素使用事项知多少

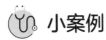

小案例

患者男性,41岁,主诉头痛、打喷嚏,流鼻涕、乏力,两天前在药店购买盐酸头孢类抗生素和酚麻美敏片服用。未见好转,来医院就诊。测体温39℃,有咳嗽、咳白痰。化验血常规:白细胞 $8.5×10^9$/L,淋巴细胞比率60%。医生考虑为病毒性上呼吸道感染,改用利巴韦林治疗,两天后患者复诊好转。

小课堂

一、什么是抗生素

抗生素主要是由细菌、霉菌或其他微生物产生的次级代谢产物或人工合成的类似物。20世纪90年代以后,科学家们将抗生素的范围扩大,统称为生物药物素。其主要用于治疗各种细菌感染或致病微生物感染类疾病,一般情况下对其宿主不会产生严重的不良反应。2011年10月18日,国家卫生部表示,在中国,患者抗生素的使用率达到70%,是欧美国家的两倍,但真正需要使用的不到20%。

二、常用抗生素有哪些

1. **β-内酰胺类抗生素** 如青霉素类抗生素、头孢菌素类抗生素、碳青霉烯类单环类抗生素。

2. **喹诺酮类抗生素** 如诺氟沙星、氧氟沙星、环丙沙星、加替沙星、莫西沙星等。

3. 大环内酯类抗生素　如红霉素、阿奇霉素、克拉霉素、罗红霉素等。

4. 氨基糖苷类抗生素　如庆大霉素、妥布霉素、阿米卡星、链霉素等。

5. 四环素类抗生素　如金霉素、土霉素、四环素等。

三、抗生素的基本用途

抗生素主要用于医疗方面,对抗在人或动物体内的致病菌等病原体,可治疗大多数细菌、立克次体、支原体、衣原体、螺旋体等微生物感染导致的疾病,但对于病毒、朊毒体等结构简单的病原体所引起的疾病没有效用。除了抗细菌性的感染外,某些抗生素还具有抗肿瘤活性,用于肿瘤的化学治疗;有些抗生素还具有免疫抑制作用。此外,除用于医疗,抗生素还应用于生物科学研究、农业、畜牧业和食品工业等方面。

四、造成我国抗生素滥用的原因

1. 患者因素　患者抗生素知识缺乏,误认为抗生素是万能消炎药,感冒发烧均可使用;认为越贵越新的抗生素效果越好。

2. 监管因素　缺乏完善的监管制度。虽然出台了关于药物限售令、政策和指南,但市场监管力度不足,部分药店追求私利未遵从规定,导致抗生素虽为处方药,但滥买滥卖现象普遍存在。

3. 医方因素　有些临床医生用药时,错误的用药观念、过于依赖自身用药经验、专业理论知识水平较低、责任意识较差、风险防御意识不足、对抗生素适应证、禁忌证以及不良反应等不熟悉,甚至有医生会根据患者要求用药。

4. 社会因素　现今社会流动人口大,病原菌的传播范围日渐扩大、传播途径增加、传染源增多等,导致各种感染性疾病不断发生,而且新型疾病也普遍增加,导致抗生素大量使用。

 ## 知识拓展

生活中,我们常会说,"发烧了,去查个血象吧",这里提到的血象,其实指的是三大常规中的血常规。血常规简单、快速,操作方便,通常能第一时间给临床医师一些提示,所以是临床上最为常见的检查项目。然而血常规结果一出,非医学专业的人可能懵了,这么多项目,到底怎么看呢?

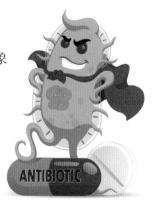

对于非医学专业的人来说，想要搞清楚化验单中每一项结果的意义，并非一时之事，因为任何一个结果都不是孤立的，需要综合判断，但是想要简单快速地看明白一张血常规化验单，也并非不可能。下面，我来教教大家如何粗略分析血常规化验单。

血细胞主要包含三大类，即白细胞、红细胞和血小板。

一、白细胞

白细胞的成人正常参考值是 $(4\sim10)\times10^9/L$，新生儿参考值 $(15\sim20)\times10^9/L$，6个月~2岁参考值 $(11\sim12)\times10^9/L$。白细胞其实是5种类型细胞的总和，这五种类型细胞中，中性粒细胞占约50%~70%，是比例最高的细胞，其次是淋巴细胞，占20%~40%，所以，一般来说，白细胞总数的增减主要取决于中性粒细胞的数量变化，其次是淋巴细胞。拿到一张血常规化验单，首先观察白细胞总数，第二步观察中性粒细胞和淋巴细胞比例和数量。

1. 中性粒细胞　中性粒细胞增多常伴随白细胞总数增高，正常人一天的不同时刻，中性粒细胞数值也是可能存在变化的，比如下午会比早晨升高，另外，妊娠后期、分娩、剧烈运动、饱餐后均可能出现其短暂性升高，这是一种暂时性生理性升高。那么，病理情况主要见于急性感染，尤其是化脓性球菌感染，但是，某些重症感染的时候，白细胞总数不升反降；还有急性中毒，如某些代谢性中毒疾病糖尿病酮症酸中毒、急性化学药物中毒等；严重的组织损伤及血细胞破坏，如急性心肌梗死、大手术术后、大面积烧伤等；白血病、骨髓增殖性疾病及肿瘤，特别是消化道肿瘤。

中性粒细胞降低主要见于血液系统疾病，如再生障碍性贫血、低增生性白血病、骨髓转移癌等，这时常伴有血小板及红细胞减少；感染，特别是革兰阴性杆菌感染和病毒感染；自身免疫性疾病，如系统性红斑狼疮；理化因素损伤，如常年接触X线、放射性核素，接受抗肿瘤药物、抗甲状腺药物等；各种原因引起的脾功能亢进也可能导致白细胞及中性粒细胞减少。

2. 淋巴细胞　正常人也会出现生理性淋巴细胞增多，婴儿刚出生时中性粒细胞约占65%，淋巴细胞约占35%，4~6天后淋巴细胞与中性粒细胞比例约各占50%，此后，淋巴细胞占比逐渐升高，直至4~6岁，淋巴细胞比例开始下降，与中性粒细胞比例大致相等，随后，中性粒细胞占居多数，即出现两次曲线交叉，此为淋巴细胞生理性增多。病理性增多主要见于感染性疾病，主要病毒感染；肿瘤，如急性或慢性淋巴细胞性白血病；急性传染病恢复期。

淋巴细胞减少主要见于放化疗患者、免疫缺陷性疾病等。

二、红细胞及血红蛋白

一般情况下,成年男性红细胞正常值为 $(4.0\text{~}5.5)\times10^{12}/L$,血红蛋白正常值 120~160g/L,成年女性红细胞正常值为 $(3.5\text{~}5.0)\times10^{12}/L$,血红蛋白正常值 110~150g/L。

红细胞及血红蛋白增多:多次检查成年男性红细胞 $>6.0\times10^{12}/L$,血红蛋白正常值 >170g/L,成年女性红细胞 $>5.5\times10^{12}/L$,血红蛋白 >160g/L 即为增多。增多分为相对性增多,如严重呕吐腹泻、糖尿病酮症酸中毒、大量出汗、尿崩症等由于血浆容量减少而使得红细胞容量相对增多;绝对性增多可见于真性红细胞增多症、严重的慢性心肺疾病患者如慢性阻塞性肺疾病、发绀型先天性心脏病。值得一提的是高原地区居民、胎儿和新生儿会出现红细胞生理性增多。

红细胞及血红蛋白减少:低于参考值下限即为贫血,由于贫血的原因多种多样,需要结合病史,结合血常规结果中的其他指标综合分析,所以发现贫血需及时就医。婴幼儿、生长发育中的青少年、妊娠中晚期、老年人可能出现生理性贫血,但仍需就医,排除病理性情况。

三、血小板

血小板正常参考值为 $(100\text{~}300)\times10^{9}/L$ 。

血小板增多:超过 $400\times10^{9}/L$ 为血小板增多,可见于骨髓增殖性疾病,如原发性血小板增多症、真性红细胞增多症、骨髓纤维化早期等;急性感染、溶血、肿瘤患者也可出现反应性血小板增多,但多在 $500\times10^{9}/L$ 以内。

血小板减少:低于 $100\times10^{9}/L$ 为血小板减少,可见于血小板生成障碍,如再生障碍性贫血、骨髓纤维化晚期、急性白血病等;破坏或消耗过多,如血小板减少性紫癜、系统性红斑狼疮、弥漫性血管内溶血等;分布异常,如脾功能亢进、大量输血导致血液被稀释等情况。

需要提醒的是,血常规中任何一项都不是孤立存在的,需要综合各个指标分析,同时需要结合病史、体格检查综合诊断,因此,这里只是粗略分析血常规,非医学专业仍建议及时就诊。

 误区解读

头孢种类繁多,等级越高效果越好吗

并非如此。总体来说,头孢菌素类对 β- 内酰胺酶一代比一代稳定;对肾

的毒性一代比一代低;前三代头孢类药物,对革兰氏阳性菌的抗菌力越来越弱,而对革兰氏阴性菌的抗菌力越来越强;而第四代头孢对革兰氏阳性、阴性菌的抗菌力都较强。并不是等级越高的头孢效果越好,还需要结合临床诊断及自身情况,患者需要遵循医嘱切勿随意服用。

 # 小贴士

一、服用头孢可以饮酒吗

建议在服用头孢时一定要严格阅读头孢的使用说明书,遵照医生的指导建议进行服用,服头孢期间严格杜绝饮酒。

二、喹诺酮类药物影响发育吗

喹诺酮类药物可影响软骨发育,可能会造成关节病变和肌腱炎、肌腱断裂,因此孕妇、18 岁以下儿童应慎用。

三、大环内酯类抗生素对心脏有影响吗

大环内酯类抗生素的心脏毒性主要表现为 QT 间期延长和尖端扭转型室性心动过速,虽不常见但来势凶险,临床上患者可出现昏迷和猝死,以红霉素诱发为多。需在医生指导下用药。

四、氨基糖苷类抗生素的常见不良反应有哪些

氨基糖苷类抗生素主要不良反应为耳毒性和肾毒性,尤其在儿童和老年人更易引起。

五、四环素类抗生素有哪些常见不良反应

主要不良反应为胃肠道反应、二重感染:常发生于年幼体弱、婴儿及合用糖皮质激素及抗肿瘤药物的患者、小儿牙齿黄染。

总之,我们要在规范商业行为、规范用药指导、加强医务人员和患者再教育、加强对抗生素临床应用监测的同时,为患者普及用药知识,解决抗生素滥用问题,需要社会各方面的共同努力。

（金　挺）

参考文献

［1］ 张永信.卫生部发布抗菌药物临床应用指导原则［J］.世界临床药物,2004(11):646-649.

［2］ 周希瑜,凌伯勋.抗菌药物滥用的原因、危害及对策［J］.岳阳职业技术学院学报,2012,27(6):75-79.

［3］ 国家卫生计生委印发抗菌药物临床应用指导原则(2015年版)［J］.中国医药生物技术,2015,10(5):477.

［4］ 张宏.抗菌药物应用管理存在问题及对策［J］.中国现代药物应用,2012,6(8):135-136.

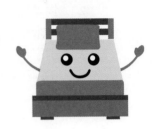

第二十一节
只有儿童才有预防针可以接种吗

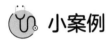 **小案例**

张女士：我的公公最近这段时间身体抵抗力特别的差，经常感冒发烧。所以现在特别担心，就想请问一下：成人也能打肺炎疫苗吗？

全科医生：其实许多人都有这样的疑问，是不是只有儿童才有预防针接种？成人能接种疫苗预防疾病吗？下面我给大家介绍一下，成人接种预防针的一些事宜。

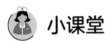 **小课堂**

一、什么是预防针

"预防针"就是注射用疫苗，打预防针是一种预防由某些病原微生物（如细菌、立克次氏体、病毒等）而感染的传染病的有效手段。

二、哪些人群需要接种疫苗

预防接种的受种对象主要是根据传染病流行特点、保护易感人群而制定的，没有统一的人群。有些疫苗在整个社会人群接种，如以前的牛痘接种、20世纪60年代霍乱疫苗接种等，有些疫苗只有一定的人群接种，如炭疽疫苗，接种人群主要是兽医和密切接触者；有些疫苗只限于儿童等。

三、成人的哪些疾病可以通过接种疫苗来预防

包括乙肝、流感、水痘、肺炎、宫颈癌、狂犬病等，都可以通过预防接种，达

到预防疾病的目的。

四、成人接种的疫苗有哪些

（一）乙肝疫苗

乙肝疫苗是提纯的乙肝表面抗原，是死疫苗，是用于预防乙肝的特殊药物。疫苗接种后，可刺激免疫系统产生保护性抗体，这种抗体存在于人的体液中，乙肝病毒一旦出现，抗体会立即作用，将其清除，阻止感染，并且不会伤害到肝脏，从而使人体具有预防乙肝的免疫力，以达到预防乙肝感染的目的。

2015 版的《慢性乙型肝炎防治指南》有明确推荐以下几种高危人群接种乙肝疫苗：医务人员、经常接触血液的人员、托幼机构工作人员、接受器官移植患者、经常接受输血或血液制品者、免疫功能低下者、HBsAg 阳性者的家庭成员、男男同性性行为、有多个性伴侣者和静脉内注射毒品者等。

（二）流感疫苗

经过 2017 年末至 2018 年初的那场流感，大家应该都知道接种流感疫苗的重要性了，部分地区还把 60 岁以上老年人纳入了免疫规划程序，提供免费接种流感疫苗的服务。除了婴幼儿，下面这些人应该优先接种流感疫苗：

60 岁以上老年人、其他流感高危人群的家人、照看和护理流感患者的人、慢性病患者及体弱多病者、孕妇、医疗卫生机构工作人员、养老院等机构的工作人员、出租车司机或旅游服务等服务行业的从业者等。

超过 60 岁的老年人，感染流感病毒的概率会随年龄而增高。有哮喘、心脏病、糖尿病等慢性疾病的老年人比同龄健康成人感染流感后，更容易出现严重的疾病或死亡，所以和孕妇一样都是流感疫苗的高度优先接种对象。

（三）水痘疫苗

如果以前没得过水痘，建议成年人接种水痘疫苗。水痘虽然是轻微的自限性疾病，但是成年人比儿童更容易出现并发症，而且往往更加严重。

（四）肺炎疫苗

肺炎链球菌是在世界范围内引起严重疾病的主要病原之一，是引起侵袭性疾病（如脑膜炎、菌血症、败血症、伴有菌血症的肺炎等）和非侵袭性疾病（如肺炎、中耳炎和鼻窦炎等）的主要病原。老年人和儿童是高危人群，健康成年人只有在呼吸道防御功能受损、抵抗力下降时

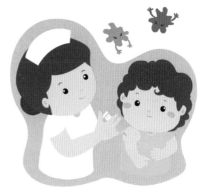

才会发病。患有慢性疾病,比如心脏病和肺病、脾缺失或脾功能减退者等对肺炎链球菌更易感。

60岁以上的老年人由于基础疾病多、组织器官退化、呼吸道黏膜萎缩、免疫力低下等原因,在受到细菌侵入和寒冷等刺激时非常容易感染呼吸道系统疾病。而且老年人患肺炎后,病情复杂、症状不典型,病情重,进展快,并发症多,死亡率高,建议接种肺炎疫苗预防。

（五）HPV 疫苗

在女性恶性肿瘤中,宫颈癌的发病率仅次于乳腺癌,大多数宫颈癌是由HPV病毒感染所致,其中HPV16亚型诱发癌变的潜力最大。现有的HPV疫苗包括以下三种:二价HPV疫苗、四价HPV疫苗和九价HPV疫苗。

1. 二价疫苗　可预防HPV16和18两种高危型HPV病毒,这两种病毒占了中国女性宫颈癌的70%,适用于9~45岁女性。

2. 四价疫苗　可预防HPV6、11、16、18四种HPV病毒,不仅可预防70%的宫颈癌,还可预防90%的尖锐湿疣,适用于20~45岁女性。

3. 九价疫苗　是预防HPV病毒最多的疫苗,它包括HPV6、11、16、18、31、33、45、52、58这9种亚型,可预防90%的宫颈癌、85%的阴道癌和90%的尖锐湿疣。可以看出,这种疫苗的防护范围是最广的,适用于16~26岁女性。

现有的疫苗包括九价并不能预防所有的HPV病毒感染,所以,即使接种过疫苗,也需要定期进行宫颈癌筛查。

（六）狂犬病疫苗

狂犬病又称恐水症,是一种因中枢神经系统被狂犬病毒侵犯所致的急性人兽共患病,病死率100%。《中华人民共和国传染病防治法》将其列为乙类传染病,据世界卫生组织报告:全球150多个国家和地区有狂犬病的发生和流行,每年大约5.5万人死于狂犬病,99%的人因被犬咬伤而感染。亚洲和非洲是狂犬病死亡人数最多的地区。

接种狂犬病疫苗是预防狂犬病最为有效的手段,被犬猫等动物袭击后,应及时去正规的疫苗接种门诊进行狂犬病暴露后处置,规范地处理伤口和正确地接种狂犬疫苗。

 知识拓展

一、预防接种的不良反应及处理

接种疫苗后常见的不良反应主要表现为轻微的全身性一般反应和接种

局部的一般反应。

1. 全身性一般反应　全身性一般反应的主要表现为发热,少数受种者接种灭活疫苗后 24 小时内可能出现发热,一般持续 1~2 天,很少超过 3 天;个别受种者在接种疫苗后 2~4 小时即有发热,6~12 小时达高峰;少数受种者接种疫苗后,除出现发热症状外,还可能出现头痛、头晕、乏力、全身不适等情况,一般持续 1~2 天。个别受种者可出现恶心、呕吐、腹泻等胃肠道症状,一般以接种当天多见,很少超过 2~3 天。对于受种者发热在 ≤37.5℃时,应加强观察,适当休息,多饮水,防止继发其他疾病;如受种者发热 >37.5℃或 ≤37.5℃并伴有其他全身症状等情况,应及时到医院诊治。

2. 接种局部的一般反应　主要表现为少数受种者在接种疫苗后数小时至 24 小时或稍后,局部出现红肿,伴疼痛。红肿范围一般不大,仅有少数人红肿直径 >30mm,一般在 24~48 小时逐步消退。红肿直径和硬结 <15mm 的局部反应,一般不需任何处理。红肿直径和硬结在 15~30mm 的局部反应,可用干净的毛巾先冷敷,出现硬结者可热敷,每日数次,每次 10~15 分钟。红肿和硬结直径 ≥30mm 的局部反应,应及时到医院就诊。

二、预防接种的注意事项有哪些

在接种前不管是良好的健康状况还是差的健康状况都应该把自己的情况如实告诉医生,比如是否发烧,或者接种前几天吃了什么、有没有服过药等,这些情况都应该告诉医生;接种疫苗时,可以要求查看疫苗保质期、说明书等,注意有否冷藏,并可以要求留下包装;接种后需在预防接种单位观察 30 分钟,没有出现任何不适后再离开接种场所。

 误区解读

打了预防针以后就不会患病了吗

由于疫苗的生产技术和人的个体差异等原因,并不是所有的人在接种疫苗后都能获得 100% 的保护,大多数常规使用的疫苗,接种后的保护率在 90% 左右,也就是说,接种过疫苗后可以大大降低得病的风险,但不能保证打了预防针一定不会生病,其原因是:

一、个体原因

个别受种者由于个体的特殊原因,如免疫应答能力低下等因素,可能导致接种后免疫失败。

二、潜伏期

如果接种疫苗时受种者已感染了病原体但是未发病，即处于该疫苗所预防疾病的潜伏期，接种疫苗后还没来得及形成保护，所以接种后仍会发病。但大量研究证明，接种疫苗后即使发病，相对于不接种疫苗者，其患病后的临床表现会轻很多。

预防接种在提高个体免疫水平的同时，还会同时提高整个人群的免疫水平，有助于群体免疫屏障的形成。当人群中疫苗接种率达到一定水平时，即使有传染源浸入，由于大部分易感者接种了疫苗，得到了免疫保护，人与人之间传播的机会也会大大减少，甚至可以阻断传染病的扩散和蔓延。因此接种疫苗不仅可以保护接种者自身，当人群中接种率达到足够高的水平时，还可以阻断传染病在人群中的传播，保护其他的易感者。所以，请及时去接种疫苗哦。

 小贴士

有些地区自费疫苗已纳入职工医保保险，参保职工个人账户历年有结余资金的，可用于支付自己或近亲属（近亲属必须为我省基本医疗保险保人员）上述疫苗的费用。

（金　挺）

参考文献

［1］ 王美秀，梁卫萍，陈瑞金.基于社区全民建档模式的成人预防接种率有效提升方式分析［J］.中国实用医药，2016，11（22）：286-287.

［2］ 梁明斌，俞敏.肺炎链球菌多糖疫苗在高风险成人中的应用［J］.浙江预防医学，2015，27（2）：150-153.

［3］ 王海亮，李平.狂犬疫苗及其免疫效果影响因素研究进展［J］.中国城乡企业卫生，2018，33（9）：38-40.

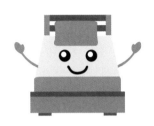

第二十二节

蚊子叮咬有哪些危害

 小案例

妈妈:孩子到户外玩耍被蚊虫叮咬后起了小红包,又痒又疼,本来以为擦点花露水就没事了,结果出现发高烧、头痛,胡言乱语,吓死人了,去医院检查考虑是脑炎,没想到蚊虫叮咬有这么严重的后果。

全科医生:蚊虫在吸血骚扰的同时,还可能传播如疟疾、丝虫病、流行性乙型脑炎、登革热、寨卡病毒病等疾病。目前寨卡病毒病、登革热等急性蚊媒传染病尚无特效治疗方法,也没有疫苗可用于预防。预防控制蚊虫的首要措施是清除蚊虫滋生地,减少蚊虫滋生,其次是合理使用杀虫剂灭蚊和科学加强防护。有必要普及常见蚊虫叮咬所致相关疾病知识及应对方法。

小课堂

一、蚊虫传播哪些疾病

蚊虫不仅骚扰吸血,而且是多种严重疾病的传播媒介。在美国虫媒病毒委员会登记的虫媒病毒已超过 5 000 种,其中超过一半是由蚊虫传播。蚊虫属双翅目的蚊科。已知的蚊科超过 3 200 种,我国记载的已达 361 种,所幸传播疾病的只是其中的很少种类,主要是按蚊属、伊蚊属、库蚊属和曼蚊属等。按蚊主要传播疟疾和丝虫病等,库蚊主要传播流行性乙型脑炎(日本脑炎)和丝虫病等,伊蚊主要传播登革热、黄热病、寨卡病毒病、基孔肯雅热和裂谷热等。伊蚊是蚊科中最大的一属,由其传播的蚊媒传染病种类最多。

二、蚊虫如何传播疾病

蚊虫传播疾病,是在它叮人时通过口吻或唾液,把蚊虫体内的病原体传播到健康人的体内,使人感染得病。蚊虫对病原体的传播方式有三种:一是发育方式,即病原体在蚊虫体内只能发育,但不能繁殖,如淋巴丝虫病,当蚊虫吸入人体内带有淋巴丝虫的微丝蚴时,微丝蚴在蚊胃血内脱鞘后,进入蚊虫胸肌内发育,经2次脱皮后,发育为感染期幼虫,当蚊虫再次叮咬人时,即传染给人;二是增殖(繁殖)方式,如疟疾,雌雄配子体在蚊胃中结合→合子→动合子→囊合子→子孢子,当带有子孢子的蚊虫叮咬人时,子孢子随蚊的唾液注入人体而感染;三是遗传方式,如流行性乙型脑炎病毒,当蚊虫感染乙脑病毒后,不但可在蚊体内繁殖,还可通过蚊卵传递给下一代蚊虫,使之感染。

三、蚊虫传播疾病与哪些因素有关

1. 蚊虫对病原体的敏感性　蚊虫对某种病原体敏感,则这种病原体能在蚊体内发育或繁殖(增殖),其自然感染率和感染度都较高。

2. 喜吸人血　与人的亲和力较强。

3. 蚊虫数量　媒介蚊虫的数量多少,与疾病的传播与流行有关,如当地有蚊媒疾病的传染源,对该病原体敏感的蚊虫数量多,就易造成该病的流行。

4. 媒介蚊种与发病季节　蚊虫数量高峰与疾病流行高峰相一致,这与环境、气候条件等自然因素有关。

四、防止蚊虫叮咬的家庭处理方法有哪些

1. 消除蚊虫滋生环境　废弃的易拉罐、饮料瓶、塑料盒(碗)、缸、盆等容器在雨后容易存水,是蚊虫最喜欢的产卵场所,也是幼虫良好的生存环境,应及时清理掉。社区物业要定期检查排水系统,排水口设防蚊闸;定期疏通居民楼天台等处排水孔及管道,避免积水;定期检查地下室,各类坑洼地、死水塘等应该填平,对无法清除的积水或水体,不能密封的水井、下水道、喷水池等室外景观水体,投放灭蚊剂杀灭蚊虫;对成蚊密度较高的场所,应在专业技术人员指导下,对重点部位进行滞留喷洒杀灭成蚊。

2. 正确使用卫生杀虫剂　灭蚊时要使用正规生产厂家生产的合格杀虫剂,但应注意用药安全,防止药物中毒。科学使用蚊香,蚊香在相对密闭的环境中才有杀虫效果,如果通风情况下仅能起到一定的驱蚊作用,家中如有婴幼儿、孕妇、老弱患者的应尽量减少或避免使用。过敏体质者和有哮喘病史者以及呼吸道抵抗力较弱者尽量不要使用蚊香等杀虫剂。

3. 做好防护措施 家中安装纱门纱窗,建立第一道屏障。夜间入睡使用蚊帐,防止进入室内的蚊虫骚扰,安全环保。也可以选择合格的驱避剂并正确使用。到户外场所活动最好穿浅色长袖长裤,身体裸露部位,特别是耳后、颈部、面部等要涂上合格的防蚊产品。尽量避免到有寨卡病毒、登革热、基孔肯雅热和黄热病流行的国家或地区出差旅行。被蚊子叮后,局部皮肤会出现红肿、痒、痛等症状,有条件的可以用酒精或碘伏涂擦患处;也可用碱性物质如肥皂蘸水在红肿处涂抹,这样可在数分钟内止痒。如有严重过敏或其他症状要及时就医。

 知识拓展

一、几种主要的蚊虫传播疾病

伊蚊在蚊媒传病的过程中扮演着十分重要的角色,伊蚊由埃及伊蚊和白纹伊蚊组成。埃及伊蚊主要分布于广东的雷州半岛、海南全省和云南的西双版纳地区;白纹伊蚊主要分布在山西、河北、山东、河南等地。它们以植物糖浆为食,但雌性伊蚊需要血液蛋白来促进卵子的成熟。目前世界上最重要的流行性登革热、寨卡病毒、黄热病、流行性乙型脑炎、基孔肯雅病等都是由伊蚊传播的疾病。

(一)登革热

登革热和登革出血热是由登革病毒引起的急性传染病,主要由埃及伊蚊或白纹伊蚊传播。登革热的主要临床特征为高热,剧烈头痛,肌肉、骨关节痛,皮疹,浅表淋巴结肿大,白细胞减少等,病死率低。而登革出血热的临床表现为高热、出血及休克,血小板减少,血液浓缩,病死率高。登革热的防治,目前尚无特效药物,应做到早发现、早隔离,以对症治疗和预防性治疗为主,辅以支持治疗,避免出血和休克出现。登革热疫苗正在研制中。

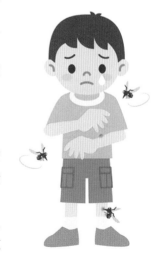

(二)丝虫病

在我国流行的丝虫病有班氏丝虫和马来丝虫两种,其成虫主要寄生在人体淋巴系统内。班氏丝虫病主要由致倦库蚊和淡色库蚊传播,这两种蚊虫家栖,嗜吸人血,其吸血高峰时间是在晚间上半夜,对丝虫的感染率和感染度都较高,是传播丝虫病的优势蚊种。班氏丝虫成虫寄居于人体深部淋巴系统,特别喜欢侵犯男性生殖淋巴系统,其主要症状体征有睾丸炎、附睾炎、睾丸鞘膜积液、乳糜尿和象皮腿等。马来丝虫病主要由嗜人按蚊和中华按蚊传播,前者嗜吸人血,后者人畜血兼吸。马来丝虫成虫主要寄生于人体较表浅的淋巴系统中,其临床特征主要有淋巴管炎和象皮肿等。治疗丝虫病最有效的药物为乙胺嗪(海群生),该药物对成虫和微丝蚴均有杀灭作用。

(三)流行性乙型脑炎

流行性乙型脑炎(简称乙脑)是一种病毒性中枢神经系统急性传染病,流行于夏秋季,80%~90% 的病例都发生在 7、8、9 月份,发病主要集中在 10 岁以下的儿童,特别是 2~6 岁的儿童发病率最高,死亡率亦高,部分重症患者病后有后遗症,乙脑是严重威胁着儿童生命安全的急性传染病。蚊虫是乙脑的传播媒介,同时也是本病的储存宿主之一。三带喙库蚊是乙脑病毒的主要传播媒介,猪是主要宿主,也是乙脑的重要传染源。三带喙库蚊在广大农村数量较多,它喜吸猪血,也吸人血,其带病毒的比率也较高,能被低浓度病毒所感染,且潜伏期短,通过叮咬传染给人。乙脑临床上以高热、昏迷、惊厥、脑膜刺激征及其神经症状为特征。治疗方面无特异方法,除对症治疗外,可采用中医中药。对 6 个月 ~10 岁儿童及非疫区进入疫区的人群进行乙脑疫苗接种,效果安全可靠,保护率达 95% 以上。

(四)疟疾

疟疾是一种呈世界性分布的蚊媒疾病,全世界有 100 多个国家和地区有疟疾,特别是非洲流行最为严重,每年有数百万儿童死于该病。我国在解放前疟疾流行也较为严重,有"稻谷黄,病满床"之说,目前已得到了有效的控制。疟疾主要是通过受染按蚊的叮咬而感染,引起阵发性寒战、高热、出汗及脾脏肿大、贫血等症状和体征,重症可出现昏迷。在我国传播疟疾的蚊种有中华按蚊、嗜人按蚊、微小按蚊、大劣按蚊,日月潭按蚊、溪流按蚊和五斑按蚊麦塞变种等。对疟疾患者的治疗,应做到早期用药及正规治疗,常用的药物有氯喹、磷酸哌喹、伯氨喹及青蒿素等。

二、世界卫生组织提出综合媒介管理(IVM)作为防治蚊虫的战略方案

(一)物理控制

1. 搞好下水道系统设施管理 下水道系统应定期维护,使之畅通,否则下水道口就成为蚊虫在城市的重要滋生地。

2. 防止和排除无用积水 各类容器积水是蚊虫主要的滋生场所,应尽可

能清除所有露天的无用积水,包括翻罐倒罐,防止形成积水;清除废弃物品,包括各种可能积水的废弃物品,如快餐盒、饮料瓶、废旧轮胎等。

3. 填平堵塞　在城市中特别注意建筑工地的临时坑洼积水;填塞植物容器,在城市中注意公园的数目,存在树洞就有可能积水。

4. 隔离和封闭滋生场所　下水道的井盖应尽量采用密封结构,能够尽可能地减少蚊虫幼虫的滋生。

（二）社区参与

最好的环境管理措施是当地社区积极参与。社区的支持和合作需要和当地居民和社区领导充分沟通,通过讲习班、小册子、现场示范以及媒体(海报,报纸,广播,电视,网络)等途径进行蚊虫防治的宣传。德国每年都会分发数百万册的蚊虫防治常识小册子到社区,公民免费得到后即可利用其信息自行清除蚊子的繁殖地点。

（三）化学控制

化学控制仅在疾病传播威胁到人类时作为环境卫生和生物学控制的补充。可以使用化学产品如甲氧普林、除虫脲、吡丙醚(IGRs),或双硫磷(有机磷酸酯)。仅可在紧急情况下喷洒杀成虫剂。流行病早期监视在疾病监视中很重要,是指导马拉硫磷或除虫菊酯(溴氰菊酯,苄氯菊酯,氯氰菊酯)喷洒的重要依据。每3天1次,共3次即可完成喷洒。需要注意的是,蚊虫对化学制剂的抗性是化学控制工作中最为严重的问题。

（四）生物控制

对抗容器繁殖蚊子的生物学措施主要是微生物控制药剂如 Bti 药片,可以持续数周杀死容器繁殖蚊子。

（五）遗传控制

辐射是目前最主流的技术,方法是用钴 60,范围在 70~120Gy 的 γ 射线照射虫蛹,可以诱导雄性蚊子精子的突变导致不育。昆虫不育技术已经在实践中证明能够有效减少蚊虫数量。当本土蚊子数量还少的时候,释放雄性不育蚊子是最理想的方法。通过提前使用常规的昆虫控制技术,即可以最小的代价,实现最佳的昆虫控制效果。

 误区解读

一、蚊香便宜,对人体无害,应经常使用,对吗

该认识片面,因为蚊香的成分比较复杂,燃烧时形成的烟雾对过敏体质者和

有哮喘病史的人比较危险,可能引起咳嗽、胸闷等反应,严重时可能诱发哮喘。

二、市面上卖的蚊虫驱避剂有用吗

合格的驱避剂首先要含有具有驱蚊作用的有效成分,如避蚊胺、驱蚊灵、羟哌酯等;其次,产品标签上要有农药登记证号、生产许可证号、企业标准号等;要具有 4 小时以上的保护效果。使用时要将驱避剂涂抹或喷于暴露的皮肤上,涂抹均匀,也可喷涂在衣物上。

三、蚊虫叮咬会传染艾滋病吗

艾滋病病毒的传播途径有血液传播、性接触传播、母婴传播。蚊虫叮咬时,虽然会吸取感染者的血液,但里面所携带的病毒到了蚊胃内不能存活,很快就会被胃液杀死;此外,蚊虫吸血时,也不会将吸取的上一人的血液再吐出到新个体的伤口中;即便是蚊喙上残存了感染者的血液,量也是极其微小的,其所含的病毒量远远不足以导致新个体的感染。

📋 小贴士

我国幅员辽阔,气候类型多样,且我国的公共卫生水准远低于欧洲,大部分南方地区气候炎热潮湿,非常利于蚊虫的繁殖。本文所涉及的蚊媒疾病在我国都有广泛流行,每年造成的死亡病例数以千计,生命财产损失巨大,但由于我国在蚊媒疾病和蚊虫控制的宣传严重滞后,普通群众并没有充分意识到蚊媒疾病的危害性。我们应当学习国外蚊虫控制的先进方法:做好蚊虫防治是关键,加强媒介伊蚊监测和预警,开展媒介伊蚊抗药性监测,科学合理用药,搞好日常的蚊虫防治工作,综合治理;及时发现和管理患者是重点;健康教育和疫苗接种是保障;力量建设需强化。通过各种宣传渠道让每一个普通群众意识到蚊虫的严重危害,学会自行清除蚊虫的繁殖地点,从而减少蚊媒疾病对广大群众的健康的危害。

(陈 红)

参考文献

[1] 张阳,邓晓东,费小雯.生物策略在控制伊蚊传播疾病的应用[J].基因组学与应用生物学,2019,38(4):1599-1607.

[2] 胡骑,王静林,孙强,等.欧洲蚊媒疾病流行态势与媒介蚊虫控制[J].动物医学进展,2018,39(5):116-120.

［3］　贾德胜,谭伟龙,王长军,等.伊蚊传播疾病及其防治[J].中华卫生杀虫药械,2017,23(1):1-7.

［4］　潘士贤.蚊虫与疾病[J].应用预防医学,2013,19(4):189-190,257.

［5］　邓天福,莫建初.全球变暖与蚊媒疾病[J].中国媒介生物学及控制杂志,2010,21(2):176-177.

［6］　WHO:Dengue-Guidelines for Diagnosis,Treatment,Prevention and Control.WHO/TDR,2009:146.

［7］　钱万红,王忠灿,吴光华.消毒杀虫灭鼠技术[M].北京:人民卫生出版社,2008:364-376.

［8］　唐家琪.自然疫源性疾病[M].北京:科学出版社,2004:198-229.

［9］　陆宝麟.蚊虫综合治理[M].2版.北京:科学出版社,1999:1-6.

第二十三节

鬼压床是怎么回事

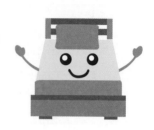

小案例

单同学距离高考还有一个月的时间,压力非常大,每天都是愁眉苦脸,心事重重,连续好多天都是失眠。好不容易一个周末,学校放假一天,她想回家睡个安稳觉。那天夜里她早早睡下了,睡得很沉,忽然发现自己在睡梦中完全丧失了行动能力,不仅四肢动弹不得,就连睁眼睛都做不到,她想呼喊却怎么也没办法张开嘴巴。她感到胸口很沉重,呼吸也很困难,感觉有一个不明动物压住了自己的胸口,而且脑海里还有很多的数学公式和没有背完的文言文。后来单同学听周围人说可能是"鬼压身"了。那世界上真的会有"鬼压身"吗?那"鬼"是个什么"鬼"?

全科医生:单同学的"鬼压床"经历,很多人都有过,这根本不是什么诡异事件,而是一种睡眠事件,医学上称作"睡眠麻痹"或者"睡眠瘫痪症"。接下来给大家介绍下"睡眠瘫痪症"。

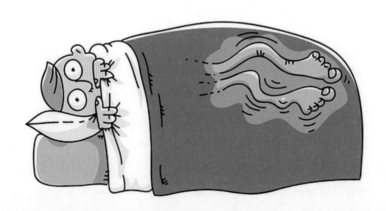

小课堂

一、什么是"睡眠瘫痪症"

睡眠瘫痪症是睡眠中发生的短暂性自主运动不能的恐怖性体验,民间俗称"鬼压床",也成为"哑虎",中医古书中称之为"梦魇"。睡眠瘫痪症属于睡眠障碍中的异常睡眠,青少年多见,通常于入睡或者觉醒过程中突然发生的,自觉肢体骨干及头部麻痹,还不能睁眼讲话或者呼救。虽然呼吸存在,但是常常有窒息感,发作期间意识清楚,常常维持 1~3 分钟,感到很恐怖,自行或在外界刺激下消失,醒后能够回忆。

二、睡眠瘫痪症的流行病学

睡眠瘫痪症大多出现在睡眠到觉醒的转换过程中,也可以发生在睡眠刚开始。20%~50% 的患者存在睡眠瘫痪症状。美国有研究报告显示,有40%~50% 的人在一生当中至少经历过一次睡眠瘫痪症,只有 3%~6% 的人会出现肢体麻木、不能讲话或呼救的状况。主要发生于青少年当中,午休或者晚间睡觉期间均有可能发生,女性更为常见。

 知识拓展

一、睡眠瘫痪症常见的临床症状

1. 症状持续数秒到数分钟　有科学研究发现,睡眠瘫痪症一般不超过几分钟,通常是刚入睡或者将醒来时发生,常见于睡眠周期的快速动眼期的睡眠状态下。

2. 意识清醒但全身肌肉松弛　患者一般表现为一过性肢体不能活动、不能言语或者不能睁眼,全身无力成瘫痪状态,可以自行结束,醒时能完全回忆起来。

3. 呼吸不顺、感到憋气　患者常有阵发性胸闷、压迫感,严重时候有濒死的感觉。

4. 伴有幻觉　患者常有超现实的感官体验,感觉有外人入侵或者被物体压迫胸口的窒息感,也有漂浮在床上的虚幻移动体验,也有可以听到周边的声音的感觉。

二、睡眠瘫痪症的常见诱因

1. 过度疲劳和心理压力　患者过度疲劳、紧张焦虑、心理压力过大、大脑兴奋抑制机制调节失控是引起睡眠瘫痪症的原因。

2. 仰卧睡姿和呼吸不畅　仰卧位时候口腔内软腭下垂，阻塞呼吸通气而产生。

3. 脑供血不足　枕头过高，脑供血减少，脑部缺氧，使人心烦意乱而产生。

4. 其他　患有发作性睡病或者焦虑障碍的患者，以及阻塞性呼吸暂停综合征的患者更容易继发睡眠瘫痪症；有些药物或者激素也容易导致睡眠瘫痪；还有遗传因素。

 误区解读

"鬼压床"就是遇见鬼了吗

人体控制睡眠和觉醒有三个系统：醒觉系统、非快速动眼睡眠（RNEM）和快速动眼睡眠（REM），前两者对 REM 有抑制作用，REM 可以直接进入觉醒状态，觉醒状态不能直接进入 REM 睡眠，从而保障了正常的觉醒——睡眠周期。其中非快速动眼睡眠是深睡阶段，基本在这个时期是睡得很沉重很难唤醒，快速动眼睡眠期间一般是在做梦，脑电波和清醒时类似，但是肌肉缺失去张力。

睡眠瘫痪症一般发生在 REM 到醒觉期的转换过程中，当觉醒时发生在REM 睡眠时期，存在意识开始有，而肌肉松弛，出现瘫痪。

小贴士

首先要让患者了解，睡眠瘫痪症发生也是普遍的，也有 5% 的患者时有发作，所以不用担心害怕，要预防发作，需要调整心态，舒缓压力，养成良好的睡眠习惯。

（劳雅琴　张星磊）

参考文献

[1]　张景行 . 睡眠障碍国际分类第 2 版内容简介 [J]. 中国新药与临床

杂志,2007,26(10):772-774.

［2］ 王冰,王飞峰,郑方园,等.朱砂安神丸加味治疗睡眠瘫痪症的临床观察［J］.中国中医药科技,2018,25(5):710-712.

［3］ 公茂峰,夏研博,张元胜,等.睡眠瘫痪症的临床诊治［J］.中国保健营养(中旬刊),2014,24(4):2089-2090.

［4］ 景珊,孙威.发作性睡病的最新研究进展［J］.卒中与神经疾病,2018,25(3):344-347.

［5］ 张蕊蕊,张红菊.发作性睡病研究进展［J］.中风与神经疾病杂志,2019,36(7):594-596.

［6］ 李薇.发作性睡病与睡眠瘫痪症［J］.医师进修杂志,2001,24(9):38-39.

手机比马桶还脏，是真的吗

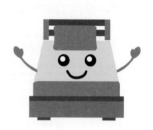

 小案例

牛同学：新闻说手机比马桶还脏，平均单位细菌量是马桶的几十倍。我一天玩手机时间有7、8个小时，吃饭、睡觉前、走路都会玩手机，时不时就想拿起手机划两下。手机这么脏，我还玩这么多，细菌会不会进入我的身体，会不会影响我的健康？

全科医生：现在"低头族"越来越多，手机已经成为我们日常生活中必不可少的工具，手机上的微生物会不会对我们的健康有影响？下面就介绍一下手机表面微生物的情况。

小课堂

一、手机到底脏不脏

很多人没有使用湿巾等类似清洁物品清洗手机的习惯，某调查发现约25%的手机所携带的细菌量超过可接受水平的10倍，是厕所冲水马桶所携带细菌的18倍。

二、手机上的细菌是什么

研究发现手机上主要存在的细菌是表皮葡萄球菌，其次是大肠杆菌和金黄色葡萄球菌。此外，在特定人群，如医护人员的手机上也发现有病毒的存在，如流感病毒、呼吸道合胞病毒等，这可能是由于特定场合工作的医护人员工作完未及时清理手机造成的。

三、手机上的细菌会不会影响健康

手机上表皮葡萄球菌数量最多，是正常存在的细菌，对人体基本没有危害。然而，金黄色葡萄球菌则属于条件致病菌，在人体免疫力下降时就会影响健康，如果身体不适或皮肤有破损时，金黄色葡萄球菌就会趁虚而入，影响健康。大肠杆菌是肠道细菌的典型代表，人体经常会受到大肠杆菌的侵害，大肠杆菌主要通过污染食物进入人体，大肠杆菌超标会引起腹泻、腹痛、发烧的症状，重者可致脓毒血症、败血症等。如果使用过了手机，不洗手而直接吃东西，将大肠杆菌和金黄色葡萄球菌一起吃下去，可能会引发食源性疾病；另外，在打电话时这些细菌会被擦抹到面部等部位，可能会引致暗疮、肺炎、脑膜炎。其他微生物，如流感病毒则更需要及时清理手机和洗手。

四、手机上的细菌在哪里

现在的手机几乎都是大屏触摸式手机，细菌菌落多在后壳、Home 键、锁屏键和触摸屏上。此外，如果使用缝隙较多的手机壳，手机壳的沟壑为细菌提供了更好的隐藏场所，也会有细菌大量存在。有调查显示，纹理粗糙的手机后壳比光滑的手机后壳能够检测出更多的细菌。

五、手机上的细菌来自哪里

手机上的细菌主要来自手接触，另外手机自身也会接触有细菌的东西，如将手机放置在裤兜里、沙发、被褥上等，都会被这些物品上的细菌"传染"。手机使用时散发的热量更为细菌生长繁殖提供了更加"舒适"的环境。

六、保持手机干净的方法

手机细菌主要来源就是手，手机细菌对健康产生影响也主要是通过手，因此最主要保持手机干净的方法就是勤洗手。勤洗手不仅能防止手机被手从其他地方带来的细菌污染，也可以预防手机上细菌通过手进入人体从而影响健康。另外，还要定期对手机进行清理。可以先用干净的湿棉布，轻轻擦一遍手机表面，把斑点、污渍先擦掉，再用消毒湿巾或酒精棉球轻轻擦拭手机表面，包括屏

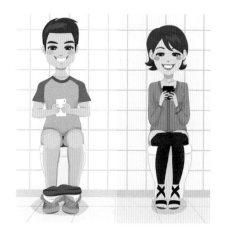

幕、按键等部位,擦完后保持 10 分钟以上,确保有充足的消毒时间。如果觉得有刺激性味道,可以再用干净棉布擦拭一遍。

 知识拓展

一、手机辐射对身体有影响吗

目前所有上市销售的手机,其辐射剂量都需要通过国家标准的检测,对人体健康的危害可以忽略。有研究者研究表明,在距离手机 15cm 的地方就几乎测不到辐射。虽然辐射对人体几乎没有影响,但是也需要注意使用距离,晚上睡觉时,将手机放置在离身体 15cm 以外的地方。

二、除细菌外,手机对健康还有哪些影响

1. 影响视力　现在的孩子从小接触电子产品,然而,小孩子并没有应有的用眼常识,用眼过度,经常使用手机玩游戏、看电视、看小说,最终导致近视。

2. 影响脊椎　"低头族"时时刻刻都在紧盯手机,低头玩手机,长时间保持同一个姿势,脊椎压力变大,脖子的血管血液不流畅导致脖子僵硬,严重会导致颈椎病。

3. 影响皮肤　熬夜玩手机,影响了正常的作息时间,睡眠不足会导致黑眼圈、皮肤蜡黄等皮肤问题;此外,长时间对着手机屏幕,手机光线和轻微辐射也会对皮肤产生影响。

4. 影响自身安全　驾驶过程玩手机会导致注意力分散,更容易产生交通事故。

 误区解读

一、可以用水洗手机去除细菌吗

虽然用水洗手机能够把手机表面细菌去除,但是冲水的过程会导致水进入手机听筒、充电孔等有缝隙的位置,导致手机损坏,不建议直接用水清洗手机。

二、医用酒精可以清洗手机吗

医用酒精是使用最广泛的杀菌消毒用品,可以去除绝大多数的细菌,然

而手机触摸屏上有特殊的涂层,使用医用酒精会破坏涂层导致屏幕显示不正常,不建议使用医用酒精擦拭屏幕,可以使用湿巾等擦拭屏幕。

 小贴士

不管是不是使用手机,都应该养成勤洗手的习惯,为自己的健康多一份保证。

(张艳凯)

参考文献

［1］ 黄艺文,闫星,王妍,等.大学生手机微生物污染状况调查[J].齐齐哈尔医学院学报,2018,39(12):1422-1424.

［2］ 刘妹,陈金凤,李丹,等.广西医科大学在校学生手机细菌污染状况[J].中国学校卫生,2019,40(6):944-946.

［3］ 张庆芳,乔慧,迟雪梅,等.基于微生物学对手机卫生安全的探讨[J].大连大学学报,2018,39(3):56-61,66.

［4］ 刘奔,陈俊伟,孙杰,等.手机触屏多重耐药菌的分离鉴定[J].中国微生态学杂志,2019,31(6):656-660.

［5］ 王娜,刘杨.手机污染:不仅仅是细菌[J].中国感染与化疗杂志,2017(5):491.

［6］ 赵扬.手机有多脏 超乎你想象[J].江苏卫生保健,2019(2):43.

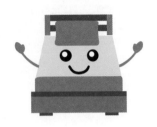

第二十五节

油炸食品有哪些危害

小案例

小朱:我刚刚毕业参加工作,但是体重直线增长。健身教练告诉我尽量不要吃油炸食品,我爱吃麦当劳、肯德基的炸鸡,早餐也爱吃炸油条,喜欢吃油炸食品。网上也有传言说油炸食品会致癌。请问油炸食品是不是对身体危害特别大,到底油炸食品还能不能吃,我这种情况是否需要完全戒掉油炸食品呢?

全科医生:目前,随着民众健康意识越来越高,对于食品低油少盐的要求也越来越高,下面我们就讲一下油炸食品到底可不可以吃。

小课堂

一、油炸食品有哪些

油炸食品并不是我们国家的特色,世界各地都有自己当地的特色油炸食品,如众所周知的美国麦当劳、肯德基炸鸡,日本天妇罗等等,油炸食品在世界各地都是极受欢迎食品。

二、食品经过油炸有哪些好处

油炸食品可以通过高温杀灭食品中的细菌,油炸过后还可以延长保质期,减少食品烹饪时间,改善食品风味。

三、油炸食品真的致癌吗

2005 年国家卫生部公布的《食品中丙烯酰胺的危险性评估》指出,连续长时间或高温加工的淀粉类食品,如油炸薯片和油炸薯条等食品中丙烯酰胺(目前已知的致癌物)含量较高,应尽量减少使用。

四、油炸食品有害成分有哪些

1. 丙烯酰胺　经过高温油炸的淀粉类食物中通常有较高含量的丙烯酰胺存在。丙烯酰胺聚合是无毒的,但是研究表明大剂量或长期低剂量接触丙烯酰胺单体会出现嗜睡、情绪和记忆改变、幻觉和震颤等神经症状,伴随末梢神经病(手麻木感觉、出汗和肌肉无力);其次,在大鼠中进行的实验证明,接触较大剂量的丙烯酰胺增加癌症及系统疾病的发病率。然而,目前没有证据表明丙烯酰胺的存在与肿瘤有直接关系,只是将丙烯酰胺定为可疑 2 类致癌物,即人类可能致癌物,基于上述原因,我们国家及世界卫生组织都未明确设定丙烯酰胺摄入量的安全限量,只是提醒需要尽量少摄入丙烯酰胺,且禁止食品中添加丙烯酰胺。

食品中丙烯酰胺主要是加工过程中产生的,含量较高的食品分别为油炸薯类食品、油炸谷物食品、烘烤谷类产品等。

2. 聚合物　对人体有害的聚合物是油在高温烹调时产生的分解或聚合产物,如环状单聚体、二聚体、三聚体和多聚体等。人体能够吸收的一般是环状单聚体,毒性较强;二聚体会导致动物生长缓慢、肝大、生理功能出现障碍,

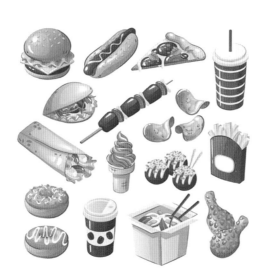

也具有一定的毒性;三聚体及更大的聚合物则因为分子太大,很难被人体吸收,因此认为是无毒的。此外,油煎腌制的鱼、肉类可形成致癌物亚硝基吡咯烷,长期食用会影响人体健康。

3. 环芳烃化合物　最初人们发现,接触煤焦油的工人较易得皮肤癌,后来研究发现核芳烃中多种化合物有致癌性。另外,动植物蛋白烹炸过程产生的多环芳烃化合物,以及油烟雾中多环芳烃化合物多以气态形式污染厨房大气,因此更易进入人体肺泡,这可能是导致呼吸道癌症发病率升高的主要原因。

4. 杂环胺　经高温加热后的油脂对机体有一定的毒性作用,在煎炸过程中若油温超过 200℃以上,便会分解出大量的杂环胺,随油炸食物进入人体,可损伤肝脏,使生长发育迟缓,生育功能减退,还有强烈的致癌作用。

五、油炸食品对身体健康的影响

1. 营养损失　油炸的烹饪方式会破坏食物中的营养素,如 B 族维生素、胡萝卜素、维生素 E 等;高温油炸也会导致蛋白质变质而降低营养价值。

2. 导致肥胖　油炸食品属于高脂肪含量食品,不仅经过油炸的食品脂肪含量较高,其热量也是成倍增加。高脂肪和高热量导致肥胖。

3. 难以消化　食物经油炸后,表面被大量的油脂包裹,而消化油脂的难度比较大,所以常吃油炸食物会引起消化不良,以及饱食后出现胸口饱胀,甚至恶心、呕吐、腹泻,食欲减退等。尤其是肝、胆、胰、腺、胃肠道功能较差的人,可能因此而诱发或加重某些疾病。一些平常较易消化的食物也可因高温的作用发生变性,变得难以消化,故过多食用油炸食物不仅加重消化道的负担,而且降低了食物的消化吸收率。因此,胃肠功能不佳的糖尿病患者最好不要选择油炸食物。常吃油炸食品的人,由于缺乏维生素和水分,容易上火、便秘。

4. 健康风险　长期食用油炸食品会增加患癌风险、加剧肠道疾病等。

六、如何健康地食用油炸食品

多食用植物油,尽量少或不食用动物油,如猪油、牛油等;减少油的重复使用次数;油壶要及时清洗,防止有害物质附着;减少油的摄入量。

 知识拓展

地沟油的风险包括:

1. 有害物质含量高　地沟油多是反复使用的油品,其中丙烯酰胺、聚合物、苯并芘等有害物质含量较高。

2. 重金属含量高　地沟油的生产及重复利用过程中会接触较多的重金属，导致重金属超标。

3. 卫生问题　地沟油的生产过程无可靠的监测及检测，其中细菌、污染等有害健康的风险大幅度增加，会导致由于卫生问题产生的各种危害。

 ## 误区解读

完全不能吃油炸食品吗

虽然食用油炸食品有各种健康风险，但也不必完全禁绝，避免长期频繁食用油炸食品即可。

 ## 小贴士

油炸食品虽然好吃，但不可多吃。注意营养均衡，膳食结构合理。

（张艳凯）

参考文献

［1］ 余恒意,徐秋萍,熊为旻,等.烟熏、油炸和腌制食品联合吸烟饮酒与原发性肺癌的关系［J］.卫生研究,2019,48（6）:925-931.

［2］ 王娟,徐桂花.油炸食品安全性分析及对策措施［J］.中国食物与营养,2006（4）:58-60.

［3］ 金华丽,谷克仁.油炸食品安全性分析及危害预防［J］.中国油脂,2010,35（9）:74-77.

［4］ 肖萍.油炸食品产生的化合物也许会损害心脏［J］.心血管病防治知识,2007（11）:45.

［5］ 廖春梅.油炸食品的六大危害［J］.绿化与生活,2015:51.

第二十六节

老是眼皮跳
是怎么回事

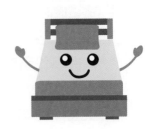

小案例

刘先生：我今年33岁，公司白领。最近工作压力大，2天前右眼皮出现不停跳动，老是担心有坏事发生。俗话说"左眼跳财，右眼跳灾"，真有这回事吗？

王女士：我今年50岁，家庭主妇。近2个月来一直眼皮跳，整个眼睑都在跳，同时伴有嘴角抽动。到底是什么情况呢？

全科医生：相信日常生活中许多人都遇到过这种情况，也是很多人都共有的疑问，下面我们就来介绍一下，遇到这种情况应该怎么办。

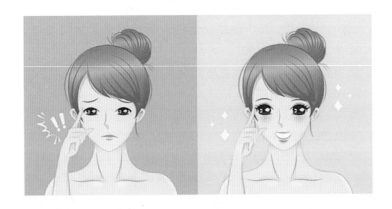

小课堂

一、眼皮的作用

眼皮医学名为眼睑，位于眼球前方，构成保护眼球的屏障，保护眼球及其最外面的易于受损的角膜。眼睑有两种掌控睁闭眼的肌肉，一种叫眼轮匝肌，就像一个扁圆的车轮，当它收缩时，眼睛就会关闭。另一种叫提上睑肌，当它收缩时眼睛就可睁开。

二、眼皮跳的分类

眼皮跳在医学上叫"眼睑震颤"，主要是因为构成眼睑的这两种肌肉同时兴奋，出现反复收缩甚至痉挛或颤动导致。眼皮跳分为生理性和病理性。

1. **生理性眼皮跳** 一般比较轻微，如果是劳累过度，休息后就会好。

2. **病理性眼皮跳** 由眼睛屈光不正（近视、远视、散光等）、眼内异物、倒睫、结膜炎、角膜炎等导致，发作较频繁、持续时间长、跳动幅度大，有人会连眉毛、额头、嘴角甚至半边脸都一起抽动。尤其面部肌肉痉挛后引起的眼皮跳动，多由于眼皮肌肉运动的面部神经被颅内异常血管压迫刺激，极少数是因为颅内肿瘤、蛛网膜粘连刺激面神经所致。

三、眼皮跳的原因

1. **生理性的刺激反应** 如睡眠不足、精神紧张、熬夜、用眼过度、劳累、较长时间在强光或暗光下工作、吃了刺激性食物（如咖啡、茶）和药物等，使眼皮乏力而不由自主地跳动起来，不过这样的眼皮跳动幅度很小，通常只有本人知道，只要脱离了这个刺激环境，适当休息就可恢复。

2. **心理上的一些问题** 如一些心理压力过大的考试者，某些神经性疾病患者等都有可能出现眼皮跳动的症状。

3. **缺钙** 由于钙是神经传导很重要的物质，因为缺钙而眼皮跳着，通常也会合并嘴角抽动以及手抖的症状。

4. **眼部一些疾病** 眼部疾病如角膜炎、结膜炎、屈光不正、近视或远视或散光，又没有带适合的眼镜，或眼内异物倒睫等都导致眼皮跳。

5. **局部肌肉张力不全** 眼皮跳在局部肌肉张力不全的患者也很常见，患者常在紧张时眼部自主地用力眨动。

6. **颜面神经麻痹** 颜面神经麻痹常有类似感冒或病毒感染症状，常合并眼皮异常如眼皮跳或眼睛无法正常闭合。中风引起的颜面部神经麻痹还伴发嘴角歪斜、半侧肢体无力等症状。

7. **面部主干神经受到压迫或刺激** 脑部肿瘤或动脉硬化会对面部神经带来压迫或刺激，引起眼部及面部肌肉的自主抽动。

知识拓展

长期的眼皮跳动还需要警惕眼睑痉挛和面肌痉挛：

一、眼睑痉挛

眼睑痉挛是一种比较常见的局灶性肌张力障碍性疾病，成年后起病，以50~70岁多见，女性多于男性。患者早期表现为眨眼次数增多，双眼睑发沉，常常在注视人、物时出现阵发性双眼睑睁开困难。晚期出现持续性眼睑闭合，使患者不能直视对话者，不能阅读或看电视，不能单独上街或过马路，甚至出现功能性视觉盲。

（一）发病特点

1. 常为双侧病变，起病缓慢。

2. 早期　单侧或双侧频繁眨眼或不断加重的睁眼困难。

3. 进展期　间歇性、不自主、进行性加重的眼睑痉挛。

4. 继发性改变　眼周皮肤松弛、眉下垂、内外眦韧带松弛，腱膜性上睑下垂等。

（二）常用治疗方法

1. 药物治疗　轻度眼睑痉挛选择镇静剂；中度眼睑痉挛选择抗胆碱能药物（苯海索）、神经传导抑制剂（安定等）；药物的局部治疗可注射A型肉毒毒素治疗。

2. 手术治疗　如眼轮匝肌切除＋皱眉肌、降眉肌切除＋额肌部分切除＋面神经眶支切除术。

二、面肌痉挛

面肌痉挛是多种原因导致一侧或双侧面部肌肉（眼轮匝肌、表情肌、口轮匝肌）反复发作的阵发性、不自主的抽搐，在情绪激动或紧张时加重，严重时可出现睁眼困难、口角歪斜以及耳内抽动样杂音。

（一）发病特点

1. 起病情况　常为一侧发病，疾病多从眼轮匝肌开始，然后涉及整个面部。

2. 特点　抽搐呈阵发性且不规则，程度不等，可因疲倦、精神紧张及自主运动等加重。

3. 好发年龄　中老年女性。

（二）诊断

主要依赖于特征性的临床表现,对于缺乏特征性临床表现的患者,需要借助辅助检查予以明确,包括电生理检查,影像性检查卡马西平治疗试验。

（三）治疗

1. 内科治疗　如口服卡马西平。

2. 肉毒毒素治疗　局部肌肉多点注射。

3. 应用链霉素茎乳孔封闭治疗。

4. 针灸理疗。

5. 手术治疗　面神经减压。

 误区解读

"左眼跳财,右眼跳灾"这个说法对吗

这是没有科学依据的说法。

 小贴士

一、眼皮跳动的自我检查

首先要注意观察眼皮跳是双侧还是单侧,是逐渐减少还是增加,有没有发展至面颈部,另外还要注意有没有眼部感染、眼睑内翻倒睫等情况。

二、如果出现下列情况之一就必须到正规医院专科就诊

眼皮跳动持续 1 周以上;有进行性加重的趋势;伴有单或双侧面肌抽搐;伴有颈部肌肉抽搐;曾有面瘫病史;伴有眼部感染或眼睑内翻等症状。

三、简单缓解眼皮跳动的方法

1. 暂停电脑作业,让眼睛休息。

2. 保证充足的睡眠,有效地排除压力。

3. 减少饮用咖啡、茶等刺激性食物。

4. 用温热的毛巾敷在眼睛上,让血液循环变顺畅。

5. 使用指腹像弹钢琴一样在上下眼睑温柔地按摩。

6. 如果是慢性结膜炎引发的眼皮跳,可以使用抗生素滴眼液治疗。

7. 如果是屈光不正导致的眼皮跳动,则应当进行视力矫正缓解症状。

(赵宗权)

参考文献

［1］ 琪琪.解读眼皮跳［J］.医药保健杂志,2007,（12S）:36-37.

［2］ 严君.眼皮跳是一种健康预警［J］.健康向导,2018.（2）:48-49.

［3］ 罗光荣.眼皮跳人体健康状况的报警器［J］.家庭医生,2016（8）:
35-36.

［4］ 黄光,汤晓美,王玉平.眼睑痉挛的诊断及治疗［J］.实用美容整形
外科杂志,2002,13（1）:8-10.

第二十七节
一觉醒来落枕了
怎么办

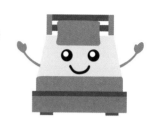

 小案例

王先生：我今年 45 岁，是一名初中的语文老师，也是班主任，这段时间初二学生要去参加语文知识竞赛，我近几天晚上加班准备资料，人感觉有些疲劳，今早上起床发现脖子不会动了，疼痛很难受，同事说这是"落枕"了。我要是下次再遇到这样的情况，可怎么处理呢？

全科医生：这个情况相信日常生活中许多人都有碰到过，下面我们就来介绍一下，遇到这种情况该怎么办。

小课堂

一、什么是"落枕"

落枕又称"失枕""失颈"，是颈椎病或不当睡眠姿势等所致肌肉拉伤，指患者入睡前并无异常症状，但睡起后会感到颈项背部出现明显酸痛。患者多以晨起后颈部无法左右转动，脖子(颈部)僵硬为主要表现，部分患者头部将强直为异常位置，向病侧偏移，并伴有剧烈疼痛感，严重影响患者正常生活及工作。

二、哪些人容易发生"落枕"

"落枕"大多发生于青壮年，男性多于女性。

三、引起"落枕"的因素有哪些

"落枕"多由于过度劳累、睡眠时枕头高低不适、躺卧姿势不良、夜眠时肩

129

颈部暴露、颈肩部受风等导致,少数因颈部突然扭转或肩扛重物引起。

四、"落枕"有哪些表现

颈项部一侧或两侧肌肉痉挛、僵硬、疼痛、头向患侧倾斜、下颌转向健侧、颈部活动明显受限,向患侧活动功能障碍尤为明显,重者疼痛牵及头部、上背部及上臂。疼痛处肌肉紧张,摸上去肌肉粗硬感同时有明显压痛。

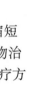

五、得了"落枕"后怎么办

"落枕"一周内大多能痊愈,及时就医可缩短病程,不治疗者也可自愈。治疗方法包括非药物治疗与药物治疗两大类。患者优先选择非药物治疗方法,部分患者可以选择结合药物治疗。

(一)非药物治疗

1. 物理疗法 可采用热水袋、电热手炉、热毛巾等敷于痛处,有条件者可用红外线灯照射均可起到止痛作用,但必须注意防止烫伤。

2. 中医治疗 如针灸、拔罐等。

(二)药物治疗

在非药物治疗的基础上可给予消炎镇痛药,疼痛处膏药敷贴或者口服舒筋活血的中成药类。

 ## 知识拓展

(一)"落枕"的按摩治疗

按摩时用一指轻按颈部,找出最痛点,然后用拇指从该侧颈上方开始,直到肩背部为止,依次按摩,对最痛点用力按摩,直至感明显酸胀即表示力量已够,如此反复按摩 2~3 遍,再以空心拳轻叩按摩过的部位,重复 2~3 遍。重复按摩与轻叩,可迅速使痉挛的颈肌松弛而止痛。注意不要用力过猛,避免二次伤害。

(二)"落枕"的点穴治疗

取穴:落枕穴(位于手背上食指和中指掌骨之间,指掌关节后约半寸的地方)。

手法:揉按。

操作:以大拇指揉按穴位,用力由轻到重,保持重按 10~15 分钟;按摩穴位的过程中,将头稍向前伸,由前下方缓缓缩下去,使下颌向胸骨上窝靠近,颈部肌肉保持松弛,然后将头轻轻缓慢地左右转动,幅度由小逐渐加大,并将颈部逐渐伸直到正常位置,转动时以基本不出现疼痛的最大幅度为限。

（三）"落枕"的针刺治疗

取穴:风池穴及大椎穴旁开 1 寸处。

手法:针刺。

操作:让患者坐在椅子上,并面向椅子背部,将双手在椅背上缘盘放,保持姿势的自然舒适。对患者的穴位皮肤进行常规的消毒处理,然后采用 2.5cm 长的消毒毫针进行治疗,共选针 2 支,将毫针以 45°角刺入皮下,捻转进针,风池穴的选取位置为鼻尖方向斜刺约 1 寸处,直至患者自述存在酸、麻、胀、痛的感觉后停止。然后通过对患者的体质情况、针感情况进行分析,并对患者进行强刺激或中等刺激捻转一次治疗,留针 7~15 分钟,在进行治疗期间告知患者需保持全身肌肉处于放松的状态,特别是颈部与肩胛肌肉需尽量放松。

（四）"落枕"治疗后的家庭护理

1. 颈部运动　取自然站位,双脚与肩同宽,直视前方,缓慢提起肩部,尽量下缩颈部,并将颈部自然伸出,逐步将头颈恢复正常生理状态,随后缓慢下沉放松双肩,将头部缓缓向两侧偏移,使耳部尽可能贴于肩部,向左后右循环训练,反复 5 次,以加强颈部肌肉群训练,加速颈部血液循环,降低肌群紧张度,以缓解颈部局部肌肉痉挛,提高颈部功能康复速度。

2. 起居干预　使用符合人体颈部曲线枕头;侧卧位时,枕头边缘呈弧形,仰卧位时,保持正常生理弧度;尽量仰卧位为主,适量取侧卧体位,减少腰背部受压程度,缓解腰背部疲乏。

3. 健康教育　忌用冷水冲浴,减少冷风直吹,以避免受外界刺激诱发落枕病症复发,加强颈部保暖防护;阅读关于颈椎保健等相关知识,提升自我防护、保健意识,积极纠正不良生活习惯;在日常饮食需以高维生素、高热量食物为主,同时增加黄瓜、牛奶、海带等富含钙及维生素 B 的食物摄入量,以提升肌肉神经生长代谢速率,全面预防落枕发生,保证健康。

4. 感染预防　针刺治疗后观察针刺点是否存在红肿、疼痛等异常情况,酌情对针刺点进行局部轻柔按摩,促进血液循环、缓解肌肉疼痛感;同时观察身体情况,若见异常及时就诊。

误区解读

一、侧睡或者趴睡容易导致"落枕"吗

不是，临床上因侧睡、趴睡引发落枕的比率不高，更多造成颈部不适的原因反而是因为垂头、歪头看书或电视看到睡着。人在入睡时都会保持着自己的一贯睡姿，所以若是本身没有仰睡的习惯即使在睡前保持仰睡，在入睡时也会改变睡眠姿势的。实际上没有强调哪一种睡姿才是最正确的，只要是自己觉得舒服，不违反人体工学状态下睡着，也就不会有什么大问题的。

二、睡枕睡得低不易引起"落枕"

不是。睡枕高低度挑选，应考量私人体型，不管大人或儿童，理想的睡枕高强度以1个拳头高为佳；材质杜绝过软或太硬。

三、满头大汗时颈背部对着空调、电风扇吹拂降温好吗

不好。满头大汗时颈背部对着空调、电风扇吹会造成颈背部受凉、受寒、受湿，使颈背气血凝滞，筋络痹阻致肌肉紧张痉挛，引起颈背部僵硬疼痛，也会引起"落枕"。

四、外伤引起的"落枕"马上进行热敷可以吗

不可以。这个属于急性损伤，表明受伤部位充血发炎。所以在48小时内应该给予冷敷，可用毛巾或塑料袋包裹细小冰粒敷患处，每次15~20分钟，每天2次，严重者可每小时敷1次。待到炎症疼痛轻时，再考虑热敷，以疏通经络，活血化瘀。可用热毛巾湿敷，亦可用红外线取暖器照射，还可用热水袋或盐水瓶灌热水干敷。

小贴士

减少易诱发"落枕"的因素，是预防"落枕"最好的方法。平时要注意劳逸结合，适当休息，避免长时间低头工作、看书、看电脑、打游戏、打麻将等。同时，要加强颈项部肌肉锻炼，增强颈项部肌肉力量。休息时枕头不宜过高，注意保暖避风寒。

（金 挺）

参考文献

［1］　贺赟.针刺配合活动治疗"落枕"的一点体会［J/OL］.中西医结合心血管病电子杂志,2019,7（26）:149.

［2］　赵智.快速缓解落枕两招［J］.农村新技术,2019（4）:66.

［3］　高瑜.针刺治疗落枕及护理观察分析［J］.世界最新医学信息文摘,2019,19（47）:274-276.

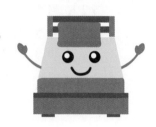

第二十八节
不吃饭多运动就能减肥吗

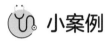 **小案例**

王女士:我今年32岁,身高160cm,体重62kg,我的BMI指数达到24.2kg/m²,属于超重,为了能减肥,我要多加运动,少吃饭或不吃饭,用最快的速度把体重降下来。

全科医生:短期体重确实可以快速下降,但是不吃饭光运动确实能够达到减肥的目的吗?下面我们就来介绍一下如何科学减肥。

 小课堂

一、肥胖的定义

肥胖病是指体内脂肪细胞数目增多或体积增大,脂肪堆积过多,使体重超过标准体重20%以上的病理状态。近年来的研究表明,肥胖是由特定的生化因子引起的一系列进食调控和能量代谢紊乱而导致的疾病,与遗传、环境、膳食结构等多种因素有关。

二、肥胖对健康的危害

1. 糖尿病　肥胖是糖尿病的危险因素,肥胖者并发糖尿病较为多见,40岁以上的糖尿病患者,70%~80%病前有肥胖史。所以控制体重是预防糖尿病的最有效措施。

2. 高血压病　30%~50%肥胖者合并高血压;20~30岁人群中高血压发病率是体重正常的2倍;40~60岁肥胖人群高血压发病率高达50%,为瘦者2

倍。肥胖者一旦减肥,高血压可能就会较前缓解。

3. 高脂血症及冠心病　中年男性肥胖者冠心病发病率是体重正常者 2 倍。

4. 胆石症　肥胖者体内胆固醇合成、胆汁和胆固醇排泄增高,超过胆酸磷脂的溶解能力,以致胆固醇过饱和而结晶析出。此外,肥胖者还易并发痛风症,癌症发病率也较正常人高 15% 左右。

5. 鼾症　因鼻腔纵隔周围大量脂肪堆积,妨碍正常呼吸时的气体交换。鼾症患者多见于肥胖者,5% 的鼾症患者兼有睡眠期间不同程度憋气现象,称阻塞性睡眠呼吸暂停综合征(OSAS)。还可伴心血管和呼吸系统继发症,30% 患者肺功能检查有不同程度慢性肺损伤,此外尚有情绪压抑及健忘等。

 知识拓展

一、运动的生理效应

运动是生命活动的标志,只要生命存在,运动就不会停止,运动时身体的各系统都产生适应性的变化,继而引起功能的改变。运动不仅能增强心肺功能,还可增强人的精神和情绪,锻炼人的意志,增强自信心。

二、科学运动

科学运动是指在科学理论(包括运动人体科学、生物学、医学、心理学和运动处方)的指导下,根据自身健康情况进行的能够提高自身生理功能和素质,增进健康的身体活动。科学运动可以更快地达到运动效果、提高机体免疫力、促进新陈代谢等。

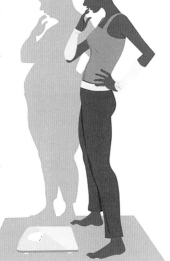

三、健康成年人如何合理运动

秉承中庸之道,合理运动,才能获益最多。2018 年美国体力活动指南建议,成人每周需要 150~300 分钟的中等强度的有氧运动(例如快走、打网球、休闲式游泳、骑车、瑜伽、跳舞、一般庭院工作或打扫院子),或 75~150 分钟的剧烈有氧运动(例如跑步、充满活力的舞蹈、徒步上楼或负重、挖掘、铲雪等重体力工作、健美操或跆拳道），另外每周要有 2 天进行肌肉强度锻炼（例如举重、俯卧撑）。

四、运动减肥的营养支持

提倡科学节食与运动相结合，这会使减肥取得更佳的效果。减肥是应当限制膳食的总能量，而不仅是限制脂肪的摄入，减肥期间应适当增加蛋白质、低糖和适量脂肪。正常情况下，碳水化合物比例为55%~60%，脂肪为20%~25%，蛋白质大约为15%~20%，在减肥期间也要保持营养素的摄入比例。减少食物的摄取使人会导致各种维生素和微量元素的摄入不足，因此还要食用一定量的水果来补充机体必需的维生素和微量元素。

五、肥胖患者饮食应注意的原则

1. 减少主食，不吃零食及一切正餐以外的食品。
2. 多吃蔬菜、豆制品及瓜果。
3. 按需适当进食瘦肉、鱼、蛋、奶等，少食肥肉及动物内脏。
4. 烹饪少放盐，不放糖，菜肴宜清淡。
5. 晚餐不宜多食，睡前不吃东西，饭后不宜立即入睡。
6. 每日应多喝水。

 ## 误区解读

不吃饭都有哪些危害

1. **易患消化道疾病**　长时间不吃饭，肠胃内没有食物进行消化，分泌的胃酸会直接伤害胃黏膜引起胃炎、胃溃疡等胃部疾病。另外长时间不吃饭的话还可能造成胃肠蠕动减慢，消化道正常的功能受损，一旦再进食就会造成胃肠负担而引起不适。

2. **易患胆结石**　长时间不吃饭的人更容易患胆结石。因为空腹状态下人体胆汁中的胆固醇浓度要比吃饭后高得多，长期空腹的话，会导致胆固醇无法随着胆囊收缩排出而容易形成胆结石。

3. **易营养不良**　长时间不吃饭很容易引起营养不良。没有吃饭，身体没有及时从食物中获取足量的营养维持日常生活需要，造成身体营养不良的同时还会降低身体的免疫力。

4. **加速身体衰老**　长时间不吃饭，身体中含有的碳水化合物不足的话，会影响到碳水化合物对于身体的解毒功能,体内大量的毒素包括血液中有毒的废物不能及时排出体外,而使人肤色暗淡,脸色难看,皮肤粗糙,加速皮肤的衰老速度。

 小贴士

饮食是人体获取营养和生命所需能量的主要来源,如果饮食上存在不合理,就较易引发疾病的产生。减肥期间应适当增加蛋白质、低糖和适量的脂肪。在运动减肥的实施过程中,要因人而异,区别对待,提倡科学节食与运动相结合,要加强营养支持。体育锻炼有助于人体健康,但在体育锻炼过程中也会消耗较多的营养物质和能量,此时需要具有针对性的补充,才能更好地保证人体健康。

(沈淑芳)

参考文献

[1]　中华人民共和国卫生部疾病控制司.中国成人超重和肥胖症预防控制指南(试行).

[2]　燕子.《现代养生(上半月版)》2019年11期.

[3]　黄晓琳,燕铁斌.康复医学[M].9版.北京:人民卫生出版社,2018.

[4]　田百川.科学运动减肥与营养搭配的研究文献综述[J].拳击与格斗,2019,(18):141.

第二十九节

熬夜了有什么危害

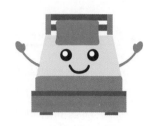

🩺 小案例

　　IT业工程师小王：我今年28岁，在一家公司从事软件编程，经常熬夜，任务急时经常需要熬夜到三四点甚至通宵达旦，有时一天只能休息两三个小时，放松下来才能连续睡上一天一夜，这样合适吗？对身体有害处吗？

　　全科医生：日常工作中从事这类行业工作的人员或是学校的大学生、高中生很多，许多人都会有这种疑问和现象，下面我们一起来探讨一下这种工作如何解决。

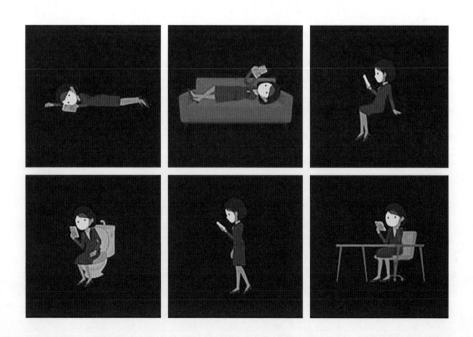

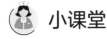 小课堂

一、熬夜是怎么回事

熬夜通俗讲就是到深夜还不睡或一夜不睡,或者说因事通宵或至深夜忍困不眠。

二、什么是科学的睡眠时间

睡眠时间是指人及动物的一种自然生理现象,可分为间断睡眠和连续睡眠。一般生活中所指的睡眠时间是指一天内总的睡眠时间,即所有处于睡眠状态的时间总和。

科学的睡眠时间是根据年龄相关的,成人的睡眠时间通常是 6~8 小时,儿童的睡眠时间是 10~12 小时,婴儿的睡眠时间是 12~16 小时,老年人通常是 8~10 小时。每天睡眠时间充分才能够给脑细胞和心血管以足够的供血和供氧,才能保证机体内分泌代谢正常,还有助于提高机体免疫力。

三、经常熬夜有什么危害

1. 影响青少年的生长发育　青少年的生长发育除了遗传、营养、锻炼等因素外,还与生长激素的分泌有一定关系。由于生长激素的分泌与睡眠密切相关,即在人熟睡后生长激素分泌会出现几个高峰,而在非睡眠状态,生长激素分泌会明显减少。因此青少年要发育好,必须保证睡眠充足。

2. 视力下降、视物模糊　熬夜时最劳累的器官是眼睛,眼肌长时间疲劳会导致暂时性的视力下降。长期熬夜,严重时可能会出现视野有阴影或视物颜色改变的症状。

3. 使人心情忧虑焦急、免疫力降低　经常熬夜,长期睡眠不足,会导致种种症状及疾病的发生,如神经衰弱、感冒、胃部不适甚至引发胃溃疡等胃肠疾病,还会增加患心脏疾病的机会;过度劳累熬夜使身体的神经系统功能紊乱,引起体内主要的器官和系统失衡,比如发生心律不齐、内分泌失调、感染疾病等,严重者可致全身应激状态,甚至猝死。

4. 记忆力下降、注意力不集中、反应迟钝　因为大脑在睡眠中能修复负责记忆的细胞,如果得不到充分的休息,最终导致记忆力下降、注意力不集中、反应迟钝,甚至头痛、睡眠障碍。如果长期熬夜,更会慢慢地出现失眠、健忘、易怒、焦虑不安等神经、精神症状。当大脑得不到充分的休息时,还会影响创造性思维和处理事物的能力。

5. 加速皮肤老化　不规律的睡眠及压力,特别是睡眠不足会引起皮肤毛细血管瘀滞,循环受阻,内分泌代谢失常,造成皮肤水分流失,容易导致皱纹出现、皮肤暗淡、黑眼圈等,加速皮肤的老化。

6. 可能诱发脑卒中　熬夜还可能诱发脑卒中。

 ## 知识拓展

一、熬夜频率与焦虑状况

有研究显示熬夜频率较多的学生更易有焦虑倾向,睡眠质量较差者常常伴有焦虑、抑郁情绪或其他精神症状,随着睡眠质量的下降,其焦虑情绪进一步加重,形成了恶性循环。焦虑有多种表现:失眠、急躁、莫名其妙的烦恼、怕环境吵闹、疲惫不堪、苦恼、情绪不稳,程度厉害的还会出现各种躯体症状,毋庸置疑,这些不利于大学生身心健康的发展,并会影响学习和工作状态,大学生们的睡眠习惯亟待调整。

二、熬夜与脑卒中

熬夜引起脑卒中可能与褪黑素分泌的减少以及交感神经兴奋有关。陈方略、谢仁明等关于脑卒中的独立危险因素之——熬夜的研究表明,熬夜是除高血压、糖尿病、血脂异常、吸烟、嗜酒等危险因素以外的脑卒中的又一独立危险因素。

有研究者采用匹兹堡睡眠质量指数(PSQI)量表进行评价,证实了睡眠障碍与青年脑卒中的相关性,并发现睡眠 6~7 小时是其保护因素。因此,纠正不良生活习惯,尽量减少熬夜,对减少脑卒中的发病率有一定帮助。

 ## 误区解读

一、平时睡眠严重不足,周末在家恶补睡眠,可以把平时的睡眠补回来吗

每天保证正常的睡眠时间是很重要的,一般成年人应该在 6~9 个小时。比如晚上 10~11 点睡觉,早上 6~7 点起床,这样可以使人维持一个较稳定的生物节律,对人体身心都是有益的,偶尔熬夜,补充睡眠是可以起到缓解的效果,但是如果经常缺觉,通过补觉的行为解决是不科学的,对身体是有

害的。

二、有些人活动后易兴奋导致睡不着，有必要拒绝参与任何运动量的活动吗

的确，临睡前的过量运动，会令大脑兴奋，不利于提高睡眠质量。但适量的体育运动，能够促进人的大脑分泌抑制兴奋的物质，促进深度睡眠，保证睡眠质量，有些人本来白天就在单位里坐了一天，特别是脑力工作者，回家后继续坐着，坐到睡觉前反而睡不着，长期形成一个恶性循环。

三、坐地铁、公交等打会瞌睡就是补觉了，不会影响工作，对吗

人的睡眠大致分为"非快速眼动睡眠"和"快速眼动睡眠"两个阶段，在前一个阶段中，又可以分为"浅睡眠"和"深睡眠"两个过程，这两个过程在睡眠中循环多次。人们只有在睡眠中经历了几个"深睡眠"过程后，才能使疲劳得到充分的消除。但是，在车上睡觉、打盹来补觉，车上各种因素的干扰都不容易使人进入"深睡眠"状态，浅睡眠使人得到不充分的恢复甚至反而觉得腰酸腿疼、疲乏无力，重者可能落枕和感冒。因此，不但起不到补觉的效果，甚至适得其反，更影响工作和生活。

四、睡眠不好，多吃些补品或营养品，不但能保证睡眠时间还有益于提高睡眠质量，对吗

熬夜时减少碳水化合物的摄入，多食用优质蛋白，提前补充维生素。因为熬夜时最劳累的器官是眼睛，所以适量补充维生素A可以提高眼睛对昏暗光线的适应力，防治夜盲症和视力减退，有助于多种眼部疾病的治疗；经常熬夜的人群，新陈代谢的速度会变慢，身体各部分的肌肉也会感觉非常疲劳。而维生素B是一种能有效缓解肌肉疲劳的营养元素，熬夜之前适量服用，能减轻熬夜过程中带来的不适。熬夜时还可以提前补充一些维生素C，防止缺乏维生素C，导致人体出现食欲差、疲劳乏力、情绪波动大等不适症状。多喝白开水能帮助加速新陈代谢，提高身体功能的运作。熬夜时可用绿茶替代咖啡，绿茶除了具有提神的咖啡因之外，还有茶碱和茶氨酸。茶碱是咖啡因的类似物，在结构上与咖啡因相差一个甲基，起效上略慢于咖啡因。茶氨酸可提升阿尔法脑波，具有安神的功效。因此，虽然喝茶提神的效果比咖啡更慢一些，但是提神的作用时间会更长，对大脑的刺激也更小。同时，桌面放少量的健康零食、水果，能及时补充一些营养，不仅可以减缓大脑运作迟缓，还能防止过于饥饿造成的注意力不集中。

小贴士

1. 不要太计较睡眠的时间量,注重睡眠质量。

2. 注意饮食习惯。

3. 学会放松自己,调节心态。

4. 不要养成赖床的习惯。

5. 创造一个良好的睡眠环境。

6. 找到合适的睡眠姿势。

总之,对于上了年纪的人,睡眠质量比不上年轻人是自然规律,只要不影响身体健康就好。关于每天应该睡多少小时,因个人体质存在差异,只要符合自己的睡眠习惯、能够保证白天精力充沛、醒后没有疲乏感即可。

（王莉珉）

参考文献

［1］ 周来,杨徐,侯坤鹏,等.大学生熬夜与焦虑状况相关性的调查［J］.安徽理工大学医学理论与实践,2017,30(17):2635.

［2］ 陈方略,谢仁明,李燕如,等.脑卒中的独立危险因素之——熬夜［J］.康复学报,2016,26(1):47.

［3］ 覃雅云.设计院校大学生熬夜学习现状调查及改善对策研究［J］.大众文艺,2018,22:228.

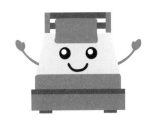

第三十节
夫妻生活越节制
越健康吗

小案例

杰克是外企的技术骨干,平时白加黑和五加二的工作是常态。他和太太结婚5年了,彼此也是很恩爱。开始他们夫妻生活很和谐,每周可以3~5次夫妻生活,后来家里有了宝宝,杰克也是在企业越来越忙,事业也是步步高升。他太太心疼他工作辛苦,也听说"一滴精十滴血",觉得性生活过多,会影响他的健康,也会影响他的事业。所以杰克每次表达想要的时候,他太太总是以各种理由来推辞,还告诉杰克说性生活要节制,这是为你好。

后来,杰克还是忍不住,多次向他太太表示要增多次数的期待,希望彼此更多的性福,但是太太一次次地拒绝,导致杰克很不满足,甚至觉得是不是因为自己不能满足太太的性生活满意度?

全科医生:夫妻性生活是根据不同身体状况和不同年龄,频率也有所不同。太过于频繁会导致身体的不适甚至造成疾病,但是太过于节制也会造成不同程度的损伤甚至破坏家庭和睦。

小课堂

一、什么是性行为依赖

当按照某种规律性模式进行了足够长时间的性行为之后,个体就会对此种性行为模式产生适应,如果这个时候要改变性行为方式或者频率等方面的特征,就会使个体在生理或者心理上产生一定程度的不适应证,如果没有其他激烈动机的驱使,个体就会倾向于继续按照改变前的模式进行性行为,这个现象就是性行为依赖。

比如个体已经习惯每周一次性行为,在上次性行为6天后,个体一般感觉不到身体的不适;但是如果到了第七天没有及时进行性行为,身体就会出现明显的不适感,个体就会创造条件来满足自己的性行为的渴望来维持这个习惯性的周期性行为频率;如果继续没有完成性行为,不适应的症状会逐渐减轻,到了第7天的时候,如果还得不到满足,不适应的症状将会周期性增强,甚至有些个体将无法控制自己对性行为的渴望,进行性行为将会成为个体的一种强迫性冲动,然后出现一系列不适感:焦虑不安,精神不振等。

二、性行为频率分类

根据骨骼肌的性质,可以将性行为频率划分为4种类型:损伤频率;依赖频率;自由频率;零频率。

1. 损伤频率　30天内性行为频率>10次,性行为间隔时间<3天;

2. 依赖频率　30天内性行为频率在>1次且≤10次,性行为间隔时间≥3天且<30天;

3. 自由频率　30天内性行为频率>0次且≤1次,性行为间隔时间≥30天;

4. 零频率　30天内性行为频率为0次,性行为间隔时间为无限大。

有研究显示,3天一次性生活不会对人体造成危害。

三、和谐夫妻性生活的作用

和谐美满的夫妻性生活是家庭生活的必需品,当然有其特殊的身心促进作用。

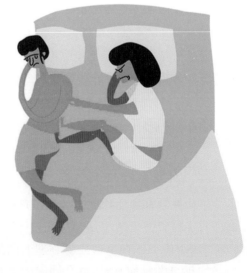

1. 缓解疼痛帮助睡眠

性生活时候人体下丘脑垂体会分泌大量的催产素,缓解身体的疼痛;人体高潮后还帮助缓解压力,促进睡眠,让机体状态更轻松。

2. 增强免疫保护乳房

当进入性兴奋状态,乳房也会大量充血,当性高潮消退之后,充血的乳房也会自然消退,这周期性的变化,促进乳房血液循环,预防乳腺疾病；每周和谐的夫妻性生活，还能抵抗病毒的侵入。

3. 健康美容改善记忆

加拿大心理学教授研究发现，性生活能促使雄激素和雌激素水平的提高，其中雌激素能够增加皮肤的弹性，延缓衰老；日本专家研究发现，适当的性生活有助于防止大脑老化和促进新陈代谢，推迟记忆力减退的速度。

4. 保护前列腺预防心血管意外

适当的性生活可以预防前列腺炎症，甚至有国外专家研究发现，可能还会降低发生前列腺癌症的可能性；在英国的一个学术杂志上发表的研究显示，性生活频率与心脏病发作没有直接关系，让人欣喜的是，健康青壮年每周两次以上会让男性致命性心脏病发病率减少一半。

 知识拓展

一、性生活太频繁，伤害很大

1. **伤害前列腺**　长期性生活太频繁，可能会引起前列腺炎。前列腺长期充血，会导致前列腺炎症反应；而反复射精容易导致射精时候出现小腹部疼痛，主要表现为排尿异常，如尿频尿急尿不净，有时候会有尿道刺痛等；还有会出现阴囊、睾丸和腰骶部疼痛等。

2. **伤害盆底肌**　过多的性生活，会导致频繁的盆底肌肌肉反复充血产生炎症反应，典型的表现就是盆腔疼痛。当个体进行性行为获得性高潮之后，盆腔疼痛明显。由于尿道和肛门的相关功能需要盆底肌来一起完成，所以盆底肌损伤后可能会出现大小便不正常：比如小便次数增多，尿不净和尿道烧灼感，大便次数增多或者便秘。

3. **导致阴道炎**　阴道菌群包括多种细菌生活在一个共同的环境中，形成微环境，如果微环境一旦失调将会导致致病菌繁殖，产生阴道炎症。性生活后阴道 pH 值升高，打破正常的阴道酸性环境，如果性生活频率过高，阴道酸性环境来不及缓解，导致致病菌繁殖和生长，引起炎症，如果过早性生活，加上性生活频率过高，还可能是女性宫颈癌的危险因素。

二、性生活太少也可影响前列腺

性生活太少会导致性张力过大，一有刺激就会产生敏感和性兴奋，导致阴茎反复充血，特别在夜间睡觉时候，阴茎不自主地频繁勃起，对前列腺反复充血刺激，引起前列腺炎症。

❓ 误区解读

一、没有性生活就不会出现阴道炎,对吗

女性阴道炎的发生受很多因素影响,不是没有性生活就没有阴道炎。当女性不清洗外阴、不注意经期卫生或者更年期后激素的改变等,都能够引起阴道炎;不过过多频繁的性生活可能会提高发生阴道炎的概率。

二、老年人不应该有夫妻性生活,对吗

老年人过性生活,也是晚年幸福的一项重要内容。但是要注意时间和频率。

三、夫妻性生活频率越高,妻子满意度就越高,对吗

很多研究显示,妇女并非因为性生活频率高就对性生活满意度高,如果夫妻感情与亲密关系不佳,夫妻生活满意度也大打折扣。

四、性生活过多会导致前列腺癌,对吗

性生活频率是否会导致前列腺癌,国内外有不同的意见。但是更多的研究还是认为性生活是前列腺癌症的保护因素。有研究显示,50 岁以后每月 8 次性生活者,可以减少前列腺癌的发生率;20~40 岁之内的被调查者中,性生活频率与前列腺癌没有明确的关系。但是 40 岁以后没有增加性生活可以减少前列腺癌的发生。循环内睾酮水平的高低影响人的性欲和性生活的活跃程度,而睾酮浓度对前列腺癌发生发展具有一定的影响,所以可以说明,高频性生活是前列腺癌的保护因素。

📋 小贴士

性生活如同吃饭,如果你能多吃点就可以多吃点,如果你只能少吃点那就少吃点,但是你不能完全不吃,只要你吃饱吃好吃得舒服就好,没有一个严格的规定。但是每周超过 3 次性生活,可能会导致盆底肌的损伤。从来不需要担心精子的库存不足,更不用担心导致营养不良或精尽而亡,只要夫妻性生活双方愉悦为主,第二天不会因为这导致精神不振,肌肉酸疼,就是和谐的。

(马庆华　代俊安)

参考文献

[1] 赵凤兰,龚宇,易红,等.重庆地区有性生活老年男性的血清睾酮水平与年龄、疾病和性交频率关系的研究[J].重庆医学,2019,48(4):660-664.

[2] 李玉艳,韩颖,姜楠,等.北京市东城区已婚流动人口性生活现状及危险性行为分析[J].中国健康教育,2019,35(8):744-748.

[3] 陈醒,白文佩,霍禹良,等.基于网络应用程序的中国育龄女性性生活情况调查[J].中国性科学,2018,27(5):152-156.

[4] 陈超,韩冬,宋涛.北京市人群前列腺癌与性生活频率关系的病例对照研究[J].现代泌尿外科杂志,2018,23(2):106-109.

[5] 付郁.早期性生活过多与宫颈癌发病的相关性[J].临床医学,2016,36(7):80-82.

[6] 何安仁,马鑫,史涛坪.性生活、前列腺疾病及HPV感染情况与前列腺癌的关系研究[J].中国性科学,2018,27(3):14-16.

[7] 田聚群.运动依赖与性行为依赖[J].中国性科学,2012,21(1):52-56.

[8] 田聚群.自慰、阴道-阴茎性行为、无性生活与快乐模型[J].中国性科学,2014,(6):95-102.

[9] 何盛昱,马小红,左定祥,等.性生活频率对阴道微生态的影响[J].宁夏医学杂志,2014,36(10):937-938.

[10] 田聚群.性心理障碍、性心理治疗与快乐模型[J].中国性科学,2014,23(3):100–107.

第三十一节
少吃食盐就是低盐饮食吗

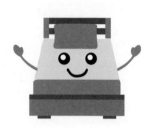

 小案例

梁师傅:医生,我今年58岁,前段时间查出高血压,医生嘱咐我饮食要清淡,控制盐的摄取量。从此,我吃菜就很少放盐。但最近我时常感觉浑身没力。一天午后,我突然晕倒了,被送进医院救治。医生诊断为低钠导致昏迷,立即采取救治措施,并补充了适量的盐。现在早已脱离了生命危险,请问医生,我这么做对吗?

全科医生:你好! "低盐饮食"也并不是说吃盐越少越好。若过度限盐同样也会有一定不良反应,钠盐摄入不足,会出现嗜睡、乏力、神志恍惚,严重者可发生昏迷,医学上称为"低钠综合征"。现在由全科医生来全面科普一下低盐饮食与日常生活。

小课堂

一、什么是低盐饮食

低盐饮食指每日可用食盐不超过 2g 或酱油 10ml/d,但不包括食物内自然存在的氯化钠。一般推荐每日不超过 6g 的食盐摄入量才有利于健康(具体推荐量上不同时间或不同国家略有差异),但都在 6g 左右。

二、为什么要低盐饮食

食盐的主要成分是氯化钠,此外还含碘、钾、钙等元素。

氯化钠是体内一类非常重要的电解质,具有保持体液平衡、介导神经传导和参与肌肉收缩等重要作用。临床常用的生理盐水对维持渗透压和保持电解质水平具有重要意义。食盐在生活中也很常见,是家庭必需品之一,历史特定时期还上升到战略物资地位,凸显它的重要性。大多数食物都含有一定量的食盐,这对于增加食物的风味具有不可或缺的作用。此外高浓度食盐还有防腐作用,这也是腌制食品的由来。

如此重要的东西为何贴上"坏人"标签呢?一切来源于食盐与血压的关系。盐可影响肾脏水代谢,钠离子可抑制水排泄,从而具有保水作用,血容量的增加自然升高了血压。此外,钠离子还可影响血管内皮细胞的功能,通过引发血管狭窄而导致血压升高。

最为关键的是钠离子升高血压的效应,对于正常人而言影响较小,而对于高血压患者危害则较为明显。一项研究表明,相同高盐饮食对高血压患者收缩压影响可达 5.4mmHg,对舒张压影响达 2.8mmHg;而对血压正常人群则分别只有 2.4mmHg 和 1.0mmHg。钠离子危害还在于可加重高血压引发的心脏病和中风等并发症的严重程度,因此提倡盐限制也有一定合理性。

三、哪些人需要低盐饮食

心脏病,肾脏病,肝硬化合并有腹水,重度高血压及水肿患者,以上这些是低盐饮食的主要人群。

四、低盐饮食中盐真的越少越好吗

低盐饮食并不是说吃盐越少越好,更不是不吃盐。若过度限盐会有一定的不良反应,钠盐摄入不足,会使机体细胞内外渗透压失去平衡,促使水分进入细胞内,产生程度不等的脑水肿,轻者出现意识障碍,包括嗜睡、乏力、神志恍惚,严重者可发生昏迷。医学上称为"低钠综合征"。

五、低盐饮食有什么好处

如果正常人减少盐的摄入量,就可以预防高血压的发生,减少脑卒中、心脏病和慢性肾脏病的发病和死亡。而高血压患者减少盐的摄入量,可改善治疗高血压的效果,降低高血压危害的概率。有研究指出,收缩压每下降 2、3、5mmHg,就相当于心血管病死亡率分别降低3.2%、4.8%、7.8%。如果我们每天摄入食盐的量减

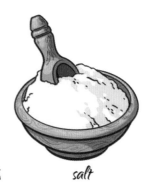

少一半，也就不会轻易患上脑卒中、心脏病和慢性肾脏病等疾病。低盐饮食无疑是控制血压和预防心脑血管病的有效措施。

高血压患者的饮食要减少盐的摄入，患者每天盐的摄入量应少于 6g，而盐敏感性高血压这一特殊类型的患者食盐摄入量更低些为好，可以采取分步逐渐减量的方法来达到一个低水平的食盐摄入量。

在减盐的同时，如果增加膳食中钾（新鲜蔬菜、水果）的摄入量，降低钠／钾比值，对心脑血管疾病，尤其是治疗高血压会有更好的效果。

六、我们每天吃多少食盐合适呢

《中国居民膳食指南》推荐成人每日食盐量不超过 6g，约相当于一啤酒瓶盖的量，实际在每天食物的基础上，摄入 3g 食盐就基本上满足了人体对钠的需求量。由于人们的膳食习惯和口味偏好，盐的摄入远远超过每日 3g 水平，不过，要想养成每人每天 6g 盐的饮食习惯，就需要有个循序渐进的过程。由此，中国高血压联盟提出分步限盐法，对摄盐量高的人群可以先减少 1/3 的摄盐量，逐步过渡到理想的摄盐水平。

七、"低盐饮食"家庭处理方法

1. 用食醋和白糖代替盐，以甜味、酸味掩盖咸味，如糖醋排骨、糖醋鱼、醋溜白菜，就可少用盐。也可学学西餐，用柚子、柠檬、橘汁、番茄汁、苹果汁等有酸甜味的水果或果汁作调味料，用以增加菜肴的酸味与甜味。

2. 利用强味蔬菜的自然风味，青椒、洋葱、韭菜、西红柿、芹菜、香菜、苦瓜的味道强而特殊，烹调这类菜时就可以少放盐。如将这类菜作辅料，与味淡的菜一起烹调，也可增加适口性，减少用盐量。

3. 加大辛辣调味料的用量，如辣椒粉、咖喱粉、胡椒粉、花椒、姜、葱、芥末、豆豉等。

4. 如果使用酱油、大酱调味，就应相应减少食盐的投放量。20g 酱油或大酱的含盐量约为 3g。

5. 改变用盐习惯，烹炒和煮熬时不加盐，出锅后将盐直接撒在菜肴的表面和汤内。

知识拓展

什么是"低钠综合征"，其病因是什么

"低钠综合征"又称"低盐综合征"，是一种较严重的水电解质代谢平衡紊乱，主要是因体内钠不足或体内水分过多，造成缺钠性或稀释性低钠。同时与抗利尿激素（ADH）分泌异常，产生稀释性低钠血症有关，重则惊厥、昏迷，严重时出现中枢性呼吸衰竭。"低钠综合征"由多种病因引起，在小儿时期多发。"低钠综合征"是指体内总钠量降低所致的病理状态，人体总的可交换钠为 40~45mmol/kg。"低钠综合征"多伴有低钠血症，但也有血清钠不低者。反之，"低钠综合征"虽多数伴有体内总钠量减少，但亦有正常或增加者。临床上测定的是血清钠而不是体内总钠量。"低钠综合征"是指体内总钠量减少，严格来说并不等同于"低盐综合征"。

胃肠道疾患引起为最常见且容易识别，其他由于脑、肾、肺疾患引起者则辨认较难。胃肠道疾患常由输液不当引起，呼吸道疾患如肺炎及支气管哮喘均可产生 ADH 分泌异常，颅脑疾患如脑炎、肿瘤等可以引起脑性低钠血症。肾疾患常由于长期忌盐，钠入量偏少，一旦发生感染、吐泻、进食量少等，很容易发生本病征。

❓ 误区解读

一、低"盐"饮食限的仅仅是盐，对吗

食盐的主要成分是氯化钠，其中钠是细胞外的主要阳离子，参与调节机体水及电解质平衡、酸碱平衡、渗透压和神经肌肉的兴奋性。肝、肾、心等病变会导致机体水、钠平衡失调，出现水、钠潴留或丢失过多。限钠摄入是纠正水、钠潴留的一项重要治疗措施。由于食盐是钠的主要来源，故限钠实际上是限食盐为主。

由此可见，我们通常说的"低盐饮食"其实是属于限钠饮食的一种。所以"低盐饮食"限的不仅仅是盐，还包括其他含钠高的调料如酱油、味精、鸡精等。很多患者认为，只要菜里少放盐不咸就可以，味精、鸡精可以用来弥补味道的不足。殊不知，味精的主要成分是谷氨酸钠，而鸡精是味精的一种，都是"隐性盐"，不可任意过多食用，多食可造成钠的摄取量过多。

二、吃"盐"越少越好吗

随着人们保健意识的增强,高盐饮食的危害已经受到人们的重视。然而一些患者甚至一些健康人又走向了另一个极端,认为"盐"吃得越少越好。其实,钠离子在人体内发挥着重要的生理作用,若长期过度限制盐的摄入,会导致血清钠含量过低,从而引起神经、精神症状,出现食欲减退、四肢无力、眩晕等现象,严重时还会出现厌食、恶心、呕吐、心率加速、肌肉痉挛、视力模糊、反射减弱等症状,医学上称为"低钠综合征"。

因此,低盐饮食并不是说吃盐越少越好,更不是不吃盐。而健康人更是没有必要严格限盐,按照世界卫生组织推荐量每天吃盐(包括酱油和其他食物中的食盐量)不超过 5g 即可。

三、低钠盐可以完全替代食盐,对吗

很多患者都知道,如果觉得菜无味,可以选用低钠盐或无盐酱油代替食盐和酱油,这类调味剂中钠含量少,口味不淡,因而很受患者欢迎。需要提醒患者注意的是,这类调味剂是以氯化钾代替氯化钠的,故不适宜高血钾患者,少尿的肾功能不全患者也应谨慎食用。因此说,低钠盐或无盐酱油虽好,但不是人人都适用。

📋 小贴士

尽量少购买和少吃市售的腌制食品和熟食,比如,火腿肠、酱菜、腊肉、烤肉串、豆腐干、烧鸡,其中含有的"隐性盐",不可不防。

某些地区很多居民有吃咸菜、咸鱼、腐乳、虾酱的习惯,其中的含盐量相当高,也应尽量少吃或不吃。

尽量避免在外就餐,因为饭店里的菜肴用盐量普遍偏大,聚餐时吃八菜一汤,一餐饭下来,摄盐量很容易超过 10g。

(孙　丹)

参考文献
[1]　刘慧敏,李明龙.低钠血症诊疗研究进展[J].中华老年多器官疾病杂志,2018,17(3):233-236.
[2]　陈适.低钠血症的诊断思路.浙江省医学会内分泌学分会."聚焦内分泌疾病的诊断与治疗"国家级继续教育学习班论文汇编[C].

浙江省医学会内分泌学分会:浙江省科学技术协会,2013:53-60.

［3］ 葛俊波,徐永健,王辰.内科学［M］.9版.北京:人民卫生出版社, 2018.6

［4］ 中国营养学会.中国居民膳食指南［M］.1版.北京:人民卫生出版 社,2016.5

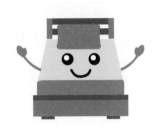

第三十二节

心静可以延长寿命吗

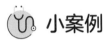 **小案例**

李阿姨：我今年60岁，现在退休在家，儿子事业有成工作顺利，孙子孙女也都乖巧懂事，什么事也不用我操心，没事就去跟姐妹们逛逛公园，唱唱歌，跳跳舞，每天过着"没心没肺"的生活，但是我一直有个疑问，这么"心静"会长寿吗？

全科医生：相信很多中老年人都会有这个疑惑，下面我们就来解答一下，"心静"是不是可以延长寿命。

 小课堂

一、什么是"心静"

所谓心静就是要心绪宁静，心静如水，不为名利所困扰，不为金钱地位勾心斗角，更不能因为它们而寝食不安，心静就是为人处世、待人接物、幽居独处时的一种自然、平和的心态。其实所谓真正的心静，仁者见仁，智者见智，儒家中庸，道家说无为，佛家说开悟，其实心静就是专心致志，心无旁骛，两耳不闻窗外事。

二、"心静"可以延长寿命吗

答案是肯定的，心静是可以延长寿命的。明朝万全《养生四要》中云"心常清净则神安，神安则精神皆安，以此养生则寿，没世不殆"。当人心平气和时，精神处于安静放松状态，血压、呼吸、心率均正常。而最新的研究表明神经系统的信号可以影响生命体的衰老速度。哈佛大学 Bruce Yankner 教授等发现，神经元的兴奋程度是决定寿命长短的主要因素，兴奋程度高的人寿命较短，而长寿的人神经兴奋程度较低。可以想见，保持"心静"，宠荣不惊，人的兴奋性低是可以对寿命产生积极的影响。

三、如何做到"心静"

心静的最好方式是什么？各人有各人的做法，真正心静之后我们会发现时间是静止的世界，原来在我们的心中无欲品自高，不仅能拿得起更要放得下，想要心静大脑先清空，好好修炼自己，做个万事皆空的人。方法有很多：①我们可以端坐或平卧，闭目养神，忘掉一切烦恼，只听见自己的呼吸声；②我们可以将身体的活动与心情安静结合起来，加强体育锻炼，如爬山、跑步、游泳，走进大自然，就会心旷神怡；③遇事不要恼怒，中医认为怒伤肝，发怒容易加重高血压，引发心脑血管急性事件，世事难得糊涂，不要那么较真；④睡前不要思想，睡前精神要放松，情绪要安宁，不可思绪过多，保持心神安宁，就能很自然入睡，让大脑得到好的休息，身体才能更健康，自然就能长寿。

 知识拓展

如何抗衰老,延年益寿

有学者认为，人的自然寿命应超过百岁。民间有戏言称"九十不稀奇，八十正当时，七十小弟弟，六十算老几"。那么，如何才能有效地延长自己的寿命呢？首先就是心态，自古长寿的人都不操闲心，不管闲事，不以物喜，不以己悲，保持心如止水，不争强好胜，努力使心理保持平衡；再者就是运动，生

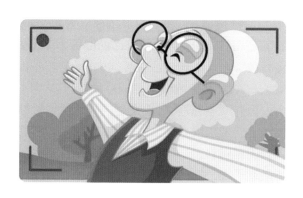

命在于运动,运动不仅使我们的身体保持一个稳定的健康状态,促进身体的新陈代谢,更能提高我们反应能力及抵抗力,而且运动在心血管疾病、卒中和其他非传染性疾病的预防中发挥着非常重要的作用;还有是饮食,以清淡为主,多吃蔬菜、水果,粮食以杂粮、粗粮为好,适量吃豆制品、奶制品、野菜,不偏食,每餐不可过饱,脂肪以及食糖、食盐则应尽量少吃。有研究显示长期低卡路里饮食及限制热量饮食都可以延缓衰老。最后就是良好的生活习惯,早睡早起,戒烟限酒,劳逸结合。

误区解读

"心静"就是不运动吗

"心静"并非什么都不做,整天坐在那里养神,良好的心态对身心非常重要,有氧运动更有利于保持这种良好的心态。所谓有氧健身运动,是指开展一些运动强度不算大、运动量适中、运动中心率不过快、运动后感微汗和舒适的运动项目,最常见的项目如快步走、慢跑、骑自行车、游泳,以及打羽毛球、门球、练健身操、广播操、太极拳、跳舞等运动。对于有高血压、糖尿病的患者尤为重要。冠脉支架术后患者更加担心运动造成的不良后果。心脏康复医学可以行心肺运动试验,客观评价患者的运动情况,制定适合自己的运动方案,在医生和康复师指导下进行有氧运动,恢复正常生活学习,回归社会,增强自信心,建立良性循环,使精神上得以放松,情绪上得以稳定,心理上得以慰藉。积极参加集体性的有氧健身运动,融入集体,互相交流,产生轻松和愉快的氛围,自信心增强,利于疾病恢复。

📋 小贴士

古人云"自静其心延寿命,无求于物长精神",大意是说,心平气和就能长寿,不贪求外物就会精神健旺,自己把自己的心静下来,做到心平气和,说说容易,做起来实际很难。人不是生活在真空中,每个人都有其自己的经历,有些经历还在延续;每个人都生活在一定的环境里,这个环境也在无时无刻地影响着他;每个人都有欲望和追求,无论是物质的还是精神的,无论是事业还是家庭,这些枷锁必然带来的是烦恼,真正做到心平气和,那是一种最高境界,任何事情往往只能相对而言。人何苦为难自己,我们本来就可以很幸福,只要心静就好,所以老子说,"躁胜寒,静胜怒,清净为天下正",一旦静下来,则天下无敌。人如能心静如水,则万物不侵。无论是贫贱富贵、快乐哀愁,无论是悲欢离合,不过是内心的幻影而已。

（刘洁云）

参考文献

［1］ 车骧.“心静”与长寿［J］.家庭医学,2005(6):49.

［2］ 彭忠富.郑板桥:心静体动得长寿［J］.家庭保健,2011(10):20.

［3］ 刘婷.探析抗衰老、延长寿命在相关领域的研究［J］.饮食保健,2019,6(13):35.

［4］ 王荣华.数好十个数长寿并不难［J］.食品与健康,2019(4):14.

［5］ Zullo JM,Drake D,Aron L,et al. Regulation of lifespan by neural excitation and REST ［J］. Nature,2019,574(7778):359-364.

第三十三节

小龙虾吃出横纹肌溶解综合征怎么办

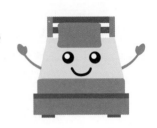

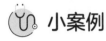 **小案例**

小李 30 岁出头,社交广泛,经常和朋友到美食街聚餐,每次必点小龙虾,麻辣的香辣的口味就着啤酒能吃好几斤,最近应酬多,连着吃了一个星期的小龙虾,突然出现腰痛伴双腿肌肉酸痛,甚至无法行走,被朋友送到医院急诊,进行相关检查后初步考虑发生了横纹肌溶解综合征。

全科医生:对于一个挑剔的吃货来说,没有小龙虾的夏天,是不完整的夏天,小龙虾是夏天夜宵餐桌上的永恒 C 位!但是近几年来不时有新闻报道,因食小龙虾而导致横纹肌溶解症,那么两者之间真的有关系吗?

 小课堂

一、什么是横纹肌溶解综合征

横纹肌溶解综合征是指由各种原因导致的横纹肌细胞受损后细胞内容物崩解,释放大量的肌红蛋白、肌酸激酶和乳酸脱氢酶进入外周血,从而引起组织器官损伤的一组临床综合征,临床表现为不同程度的肌肉疼痛、肌无力、尿色改变如酱油,少部分患者出现关节疼痛、发热、腹痛、恶心、头痛、呼吸困难等症状。实验室检查有不同程度的血浆肌酸激酶和肌红蛋白增高。肌红蛋白可通过肾脏排出体外,而在排出过程中容易阻塞肾小管而影响肾功能,最常见的并发症如急性肾衰竭,严重时危及生命。

二、小龙虾和横纹肌溶解综合征的关系

小龙虾是克氏原螯虾俗称,具有杂食性、生长速度快、繁殖能力强且味道鲜美、蛋白质含量高的特点,是我国重要的淡水经济养殖品种之一,因此广受国人喜爱。近年来,国内陆续报道食用小龙虾引起小龙虾相关横纹肌溶解综合征,主要是指发病前 24 小时进食过小龙虾且排除其他原因(遗传因素、过量运动、肌肉挤压伤、缺血、代谢紊乱、高热、药物、毒物、自身免疫、感染等)引起的横纹肌溶解综合征病例,分为以下 3 种情况:

1. 疑似病例　出现全身或局部肌肉酸痛、肌无力等横纹肌溶解症状,排除过量运动、创伤、饮酒、自身免疫性疾病、遗传性疾病、药物、感染、代谢异常等已知原因所致,且怀疑与进食小龙虾有关。

2. 可能病例　疑似病例中肌酸激酶最高值高于正常值上限,但不高于 5 倍者。

3. 确诊病例　疑似病例中肌酸激酶最高值高于正常值上限 5 倍及以上,或 24 小时内血清肌红蛋白高于正常值上限者。

三、横纹肌溶解综合征的治疗

如果吃完小龙虾后出现上述类似横纹肌溶解的症状,怀疑自己得了横纹肌溶解症,就应该及时去正规医院就诊。

治疗原则是尽快去除病因、及早给予大量补液和利尿、碱化尿液、防治危重并发症。

患者确诊后,给予静脉输液、改善循环、碱化尿液、护肝护胃、抗感染、改善能量代谢及营养支持等治疗。绝大多数患者经对症处理后症状缓解,实验室检查指标逐渐恢复,预后较好,但是在临床上仍需对患者进行密切观察,防止出现高血钾、肾衰竭、严重感染等情况。

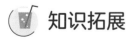 知识拓展

一、横纹肌溶解综合征的病因极其广泛和复杂

1. 药物 / 毒物　可引起横纹肌溶解症的药物和毒物主要有两性霉素 B、乙醇、安非他明、抗组胺剂、巴比妥酸盐、阿莫沙平、苯、一氧化碳、硫酸铜、苯丙醇胺、苯扎贝特、甘珀酸、羟哌氟丙嗪、安妥明、氯醛糖、氯丙嗪、毒芹碱、地西泮、后叶加压素、乙二醇、海洛因、氟苯丙胺、对乙酰氨基酚、二氢可待因酮、利尿剂、

氟非那嗪、美沙酮、氯化汞、苯乙哌啶酮、氟哌丁苯、异烟肼、异丙醇、锂、苯乙双胍、戊双脒、甘草、水杨酸盐、洛沙平、氯化汞、林丹、氯硝西泮、吗啡、磷化锌、对苯基二胺、苯环己哌啶、三氟拉嗪、摇头丸、甲苯、茶碱、氯化琥珀胆碱、番木鳖碱。

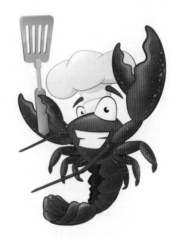

2. **外伤** 外伤性横纹肌溶解症多发生于非常时期(战争、地震等),也见于塌方、车祸、暴力殴打、严重烧伤等灾害性事故及蛇咬伤、褐色蜘蛛或黄蜂蜇伤。常见病因有直接肌损伤、挤压伤、电雷击伤、大面积烧伤、长时间肌肉受压等。

3. **感染** 当病原体直接侵袭肌肉引起组织缺氧时,糖氧化和酵解酶活性降低激活溶酶体酶、释放内毒素等机制损伤肌肉。常见的感染因素有:①病毒,如乙型流感病毒、副流感病毒、腺病毒、柯萨奇病毒、ECHO 病毒、单纯疱疹病毒、巨细胞病毒、EB 病毒、HIV 病毒等;②细菌,如链球菌、沙门菌、军团菌、葡萄球菌、李斯特菌属等。

4. **结缔组织病** 横纹肌溶解症可由多发性肌炎、皮肌炎、干燥综合征等引起。

5. **过量运动** 人体肌肉疲劳性应激后出现的肌肉痛、肿胀、无力状态,也会产生横纹肌溶解症。经证实,体育和军事训练、癫痫持续状态、哮喘持续状态、惊厥都是诱发横纹肌溶解症的危险因素。

6. **热相关综合征** 有研究证实,人体的极限体温为 42℃,当这个体温持续 45 分钟以上,就可引起细胞损伤,引起横纹肌溶解症。因而中暑、恶性高热均可引起横纹肌溶解症。

7. **遗传因素** 糖(基因型)溶解酶缺乏,如缺乏磷酸化激酶、肌磷酸化酶(麦卡德尔病)、磷酸甘油酸盐(脂)激酶、磷酸甘油酸盐(脂)变位酶、磷酸果糖激酶(塔里病)、乳酸脱氢酶。类脂(化合)物异常代谢,如肉(毒)碱缺乏病、肉(毒)碱棕榈酰转移酶(Ⅰ和Ⅱ)缺乏。其他遗传紊乱,如神经阻滞剂恶性综合征、恶性高热、肌腺(嘌呤核)苷酸脱氨酶缺乏症、先天横纹肌溶解等。

8. **其他因素** 据报道,血液系统相关疾病(血管闭塞、镰刀细胞特征)、代谢病(如糖尿病酮症酸中毒、非酮性高、血磷酸盐过少、低钠血症、甲状腺功能减退、低钾血症)可引起横纹肌溶解症。

二、哈夫病

哈夫病是不明原因的横纹肌溶解症,多发生于患者食用淡水水产品24

小时内。1924 年夏秋季节,在波罗的海哈夫港湾附近出现了一种急性肌肉中毒性疾病,发病前均有进食淡水或海水鱼,被命名为"哈夫病",患者出现的主要症状为严重的肌肉僵硬疼痛,部分伴有咖啡色尿。在此后 9 年的每年夏秋季,一些地区先后发现了约 1 000 例"哈夫病"患者。流行病学调查显示,这些患者均食用了鳕鱼、鳝鱼和梭子鱼之类的淡水鱼。2000 年 8 月在北京出现进食蝲蛄后发生急性骨骼肌疼痛无力的患者,首次证实"哈夫病"可以出现在亚洲,文中的蝲蛄就是南方的小龙虾。目前欧洲疾病预防控制中心定义哈夫病的条件是:24 小时内摄食熟水产品;血清肌酸激酶水平明显升高(正常水平以上 5 倍或更高);肌 / 脑(MB)分数 <5%。与小龙虾所致横纹肌溶解综合征比较均有以下流行病学特点:夏秋季节发病较常见,在某些特定地区有流行;病例在发病前均有过淡水水产品的进食史;进食后 24 小时内出现横纹肌溶解症状,表现为躯干和肌肉的疼痛和无力,无发热、恶心呕吐和腹泻,预后较好;肌酸激酶升高、肌红蛋白尿。根据目前国内外文献对现有"哈夫病"病例的流行病学调查结果来看,水产品中可能含有导致"哈夫病"的"未知毒素"。这种毒素可能是一种溶于非极性脂类的毒素,具有热稳定性,烹调过程无法使之消除。该毒素作用靶向性强,且小龙虾对该毒物具有自体免疫性。目前,研究人员认为这种毒素与海葵毒素类似,因为测定方法不完善,目前很难精确的测定及提纯。

三、治疗及预后

横纹肌溶解的治疗主要采用去除病因、大量静脉补液、碱化尿液及防治各种并发症等措施。其中尽早大量静脉补液是横纹肌溶解综合征毫无争议的治疗措施,液体复苏遵循"早期、持续、适量、晶体液为主"的原则,但因横纹肌溶解患者早期可能存在应激性高血糖,因此并不推荐输注葡萄糖液。早期的液体复苏,可以维持有效循环血量,改善肾脏缺血,增加肾小球滤过率,防止肌红蛋白管型形成。碱化尿液也是有效治疗措施之一,碱化可抑制脂质过氧化反应,减轻肾小管损伤。采取这些措施能大大降低急性肾损伤的发病率。本病的预后较好,国内仅 2014 年报道 1 例进食小龙虾后出现多器官功能障碍导致死亡,可能与不及时的诊断及治疗有关。

 误区解读

一、吃小龙虾一定会导致横纹肌溶解吗

总的来说,目前并没有足够的证据显示吃小龙虾会导致横纹肌溶解症,

有关小龙虾相关横纹肌溶解综合征的病因也尚不明确。根据美国的诊断认定标准,如果食用水产品24小时后发生四肢乏力、不明原因的腹泻、腹痛,以及酱油尿等横纹肌溶解综合征的常见症状,而根据诊断调查找不出具体的致病物质,就诊断为"哈夫病"。

二、野生小龙虾比人工养殖小龙虾更健康对吗

目前,我国水体被重金属污染形势严峻,部分水体底泥重金属锌、铅、镉和汞等超标达150倍以上。国内外研究表明,小龙虾喜欢在浅滩淤泥地生活,对铜、镉、锌、铅、铬等重金属具有很强的富集能力,体内多种重金属含量超标严重,故对健康有害。除了重金属,小龙虾是否对抗生素、调脂类药物、农药以及其他易引起横纹肌溶解综合征的物质有富集作用尚需进一步研究。

三、洗虾粉会导致横纹肌溶解症吗

媒体报道称,小龙虾之所以会导致横纹肌溶解症,是因为现在吃的小龙虾都会用洗虾粉清洗。而洗虾粉是由工业强酸"草酸"组成的,草酸的酸性为醋酸的10 000倍,会导致横纹肌溶解症。草酸的代谢物还可在肾小管内形成结晶,堵塞肾小管,导致出现急性肾小管堵塞等症状,甚至引发急性肾衰竭。洗虾粉(草酸)真的会导致横纹肌溶解吗? 其实,草酸并不是导致横纹肌溶解的元凶。首先,从机制上来看,草酸不具备导致横纹肌溶解症的可能。尽管它的确酸性较强,但是由于是水溶性,洗完之后又经过很多加工程序,不可能在虾身上有很高的浓度,也不足以导致危害。而且,我们平常吃的很多蔬菜里也富含草酸,比如菠菜。其次,草酸具有腐蚀性,要是含量多,吃下去首先就会侵蚀消化道,引起恶心、呕吐、烧灼感等不适,而不是先有肌肉酸痛这些临床症状。

📋 小贴士

如果自己购买小龙虾在家做着吃,在选购小龙虾时尽量去正规的市场购买,保证小龙虾来路正规,鲜活清洁;买来活小龙虾后,最好放在清水里充分洗净。如果在外吃小龙虾,最好选择正规、卫生的餐厅餐馆,不要去卫生条件差的街头摊点,这些地方极有可能存在较大的安全隐患。鱼虾等水产品特别容易被致病菌污染,如副溶血性弧菌,建议消费者在食用时一定要充分烹调煮透。此外,尽量不要吃不新鲜、来历不明和不认识的水产品。相关部门应该加强对小龙虾养殖、运输、储藏、销售、食物加工等环节的督查,从而减少小

龙虾相关横纹肌溶解综合征发生的风险。掌握小龙虾相关横纹肌溶解综合征的流行病学及临床特点,早期及时诊断,可以减少公共性群体疾病的发生。

(陈　红)

参考文献

［1］　季学丽,李玫,张丽,等.103 例小龙虾致横纹肌溶解综合征急救护理[J].实用临床医药杂志,2018,22(20):48-50.

［2］　刘伟,李文刚,喻才正.76 例小龙虾相关横纹肌溶解综合征临床分析[J].华中科技大学学报(医学版),2018,47(6):729-732.

［3］　胡盼盼,任晓虎,何玲,等.中国小龙虾相关哈夫病的研究进展[J].中国食品卫生杂志,2018,30(1):113-119.

［4］　刘聚矩,黄永,邱申伟,等.铜陵市 2016—2017 年小龙虾相关横纹肌溶解综合征流行病学调查[J].中国热带医学,2018,18(9):899-902+949.

［5］　黄琼,赵敏,王凤岩,等.小龙虾相关横纹肌溶解综合征的人群流行病学调查和小鼠体内触发试验研究[J].中国食品卫生杂志,2017,29(3):269-276.

［6］　Thomas YK. The emergence and epidemiology of Haff Disease in China [J]. Toxins,2016,8(12):359.

［7］　楚能武,陈诚.107 例小龙虾致横纹肌溶解综合征病例分析[J].内科急危重症杂志,2017,23(5):429-430.

［8］　李绕明,李欣,厉曙光.食用小龙虾与横纹肌溶解症相关性的研究进展[J].上海预防医学,2016,28(11):818-821.

［9］　科信食品与营养信息交流中心.小龙虾会导致横纹肌溶解症吗?[N].中国食品安全报,2016-08-30(A02).

第三十四节

发芽的土豆可以吃吗

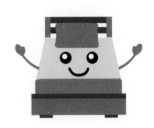

小案例

　　某县一乡镇小学共有231名学生和教职工15名在学校食堂吃完饭,晚餐时间是傍晚17:00,老师吃的是炒慈姑、青蒜苗炒肉丝、炖排骨;学生吃的是食堂提供的水煮土豆片和自带的饭菜。17:20分学生出现首例恶心呕吐患者,症状包括咽喉发麻、上腹部疼痛和头晕,之后陆续有症状类似的患者出现,截止到22:00共有119名学生有类似症状送往就近医院救治,老师无一例出现类似症状。

　　全科医生:通过流行病学调查、临床资料和实验室检查结果,依据《食物中毒诊断标准及技术处理总则》(GB 14938—1994)判定是一起实用土豆引起的龙葵素中毒事故。怎么吃土豆也会中毒? 那么如何来预防?

小课堂

一、什么是龙葵素

　　龙葵素又称马铃薯毒素、龙葵甙、龙葵碱等,主要重度成分是茄碱,人一次进食200mg龙葵素即可于30分钟~3小时发病。马铃薯龙葵素是一种弱碱性的生物碱,可溶于水,遇醋酸容易分解,高热和煮透也能破坏其毒性。

　　质量好的成熟的土豆每100g含有龙葵素5~10mg;出现绿色或者已经发芽腐烂的土豆,其牙胚及皮处每100g含有百倍以上龙葵素。

二、土豆龙葵素的毒性

　　土豆龙葵素进入消化道后,首先对胃肠道的黏膜产生强烈的刺激,破坏黏膜屏障,促使黏膜发炎出血等,引起消化功能紊乱如恶心呕吐腹痛腹泻等;当消化道黏膜破坏之后可以促进龙葵素吸收入血,影响中枢神经系统,尤其是呼吸系统和运动系统,促使感觉神经末梢麻痹,呼吸困难,步态不稳定,口唇黏膜肿胀,还有运动乏力等。

当然,龙葵素还具有腐蚀性、溶血性、生殖毒性和神经毒性等。

三、龙葵素中毒的临床症状是哪些

龙葵素毒性较强,目前无特效解毒药物,根据中毒程度分为两类:第一是轻度中毒,以消化道症状为主,首发症状主要是咽喉部瘙痒或者烧灼感,伴有上腹部疼痛和恶心呕吐及腹泻,不及时纠正脱水可以引起电解质紊乱和血压下降等表现;第二种是严重中毒,主要是以神经系统症状为主,常见的有麻痹的临床症状,如眩晕头痛、不能行走、呼吸困难、口唇发绀和瞳孔散大等,如不及时救治甚至会出现昏迷抽搐、呼吸肌麻痹甚至死亡。

四、什么样的土豆不应该食用

发芽的土豆、腐烂的土豆、不成熟的土豆、发青变紫的土豆、土豆皮和没有煮熟的土豆。

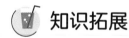

知识拓展

一、还有哪些食物容易中毒

1. **白果** 白果又称银杏,核内有黄白色果肉,富有滋养质,味道香甜,可以煮或者炒着吃。不论成人或者小儿,都可以食用过量而中毒,特别是年幼、体质虚弱的,更容易发生中毒。婴儿如果连续吃 10 枚就可以致死;儿童吃 30~40 枚就会发生严重的重度甚至死亡;成人过量食用也会引起抽搐等中毒症状。因为白果中含有能够溶于水的有机毒素。

虽然白果的有机毒素毒性很强,但是如果遇热就会减小毒性,所以生吃容易中毒。建议食用前用清水浸泡一小时以上,然后加热后食用,并且适量,更为安全。

2. **荔枝** 荔枝为荔枝树的果实,味道鲜美,富含维生素 C。如果过量食用新鲜荔枝可

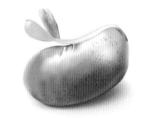

SPROUT

以发生急性中毒,称为荔枝病,小儿多见。荔枝种子中含有一种甘氨酸,具有降低血糖的作用,如果连续大量食用,会影响人体能量代谢,出现低血糖,严重者出现肝脏脂肪变性。

所以,荔枝虽然好吃,但是要节制,不能过量,尤其是小儿。

3. **扁豆**　扁豆又名四季豆、刀豆、豆角和菜豆,大量食用储存过久或者没有煮透煮熟的扁豆,也会引起中毒,尤其是在秋季。扁豆含有皂素,是一种强烈的消化道刺激物质,可以引起消化道出血炎症,甚至溶解红细胞。不过该毒素在100℃水温下30分钟可以破坏。放置过久的扁豆,可以产生大量的亚硝酸盐,会引起高铁红蛋白血症。

所以食用扁豆,要吃新鲜的,不宜存放时间太久;而且要煮熟熟透。

4. **黄豆**　黄豆营养丰富,可以加工成很多制品。但是如果加热不充分不完善的话,食用后可以引起中毒。生的黄豆中含有一种胰蛋白酶抑制剂,可以抑制体内蛋白酶的活性,引起消化道症状。这种毒物比较耐热,需要高热一段时间方可破坏。

所以,干炒黄豆或者黄豆粉不能多食,豆浆也需要沸腾加热到泡沫消失方能食用。

5. **蚕豆**　蚕豆中毒又称蚕豆病,是由于进食蚕豆或者其制品,甚至吸入蚕豆花粉引起的进行急性溶血性贫血,多见地中海沿岸,我国也有发生。蚕豆病一般发生在3~5月份期间,儿童多见,男性多于女性。无论生吃还是熟吃,都会致病,少量也会致病,病情的严重状况与进食的数量没有关系。轻者出现发烧头痛、呕吐腹泻、黄疸贫血等,重者可出现酸中毒昏迷,甚至危及生命。

凡是本人或者具有家族史的,均不能使用蚕豆及其制品。

 误区解读

吃不发牙的土豆是不是就不会龙葵素中毒了

土豆保存不好就会发芽,发芽后的土豆含有更多的龙葵素,处理不当而食用后会出现中毒症状;但是,如果土豆发绿,或者有腐烂,那么这种土豆也是含有很高的龙葵素,处理不当而食用也会中毒;还有,土豆皮中也含有大量龙葵素,如果吃土豆没有把皮处理干净,食用过量的话,也会出现中毒症状;再有,如果土豆没有煮熟,没有经过清水浸泡半小时,大量食用的话,也会出现食物中毒。

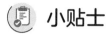 **小贴士**

　　土豆在春季和夏季时候,如果保存不善的话,最容易发芽。所以需要少量购买,科学保存,不食用发芽的、发绿的、腐烂的土豆;切好的土豆尽量浸泡在清水中半小时之后在烹饪;而且一定要煮熟煮透后食用。

（劳雅琴　齐娜娜）

参考文献

［1］　李天星,蔡婷婷,薛秋平.龙葵素中毒误诊误治分析[J].临床误诊误治,2019,32(9):8-10.

［2］　鲍德国.常见植物性食物中毒及急救措施[J].全科医学临床与教育,2006,4(3):181-184.

［3］　赵丹青,张锋锋,吴燕,等.宁夏不同地区不同品种马铃薯中龙葵素在不同生长期的积累含量测定[J].中国野生植物资源,2017,36(6):29-31,44.

［4］　李天星,蔡婷婷,薛秋平.龙葵素中毒误诊误治分析[J].临床误诊误治,2019,32(9):8-10.

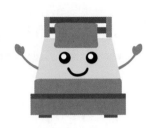

第三十五节

如何科学饮茶

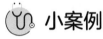 **小案例**

居民:医生,最近楼下开了一家茶馆,老同学们现在每天有空就去那边饮茶聊天,挺开心的。不过这几天我的胃好像有点不太舒服,有点反酸,是不是我喝太多茶了?

全科医生:饮茶也必须讲究,您原来有慢性胃炎的病史,现在还在吃药,就不要喝太多的茶水,特别是乌龙茶,记住茶水不适合送服药物。

居民:好的,我下次会注意的。

全科医生:您假如胃有不舒服要及时就诊。

居民:好的,谢谢。

 小课堂

一、中国人饮茶的传统

茶叶,作为世界三大传统饮料之一,中国自古有关于神农尝百草的传说,《本草纲目》中对茶的记载:"茶苦而寒,最能降火,又兼解酒食之毒,使人神思疅爽,不昏不睡。"茶叶不但是传统饮食文化,由于茶中含有多种抗氧化物质与抗氧化营养素,对于消除自由基有一定的效果,饮茶也成为居民养生保健的一部分。

二、茶叶的成分

茶叶中的无机矿质元素约有27种,包括磷、钾、硫、镁、锰、氟、铝、钙、钠、铁、铜、锌、硒等多种。茶叶的有机化合物主要有蛋白质、氨基酸、脂质、碳水化合物、生物碱、有机酸、茶多酚、色素、香气成分、维生素、皂苷、甾醇等。茶叶中含有 20%~30% 的叶蛋白、1.5%~4% 的游离氨基酸,多种人体必需的氨基酸。茶叶中含有 25%~30% 的碳水化合物,但能溶于茶汤的只有 3%~4%。茶叶中含有 4%~5% 的脂质,也是人体必需的。

三、科学饮茶

1. **正常人一天宜饮茶的量**　饮茶量的多少决定于饮茶习惯、年龄、健康状况、生活环境、风俗等因素。健康的成年人的饮茶习惯,一日饮茶 12g 左右,分 3~4 次冲泡是适宜的。对于体力劳动、体力消耗多,高温环境工作的,一日饮茶可以到 20g 左右。部分油腻食物较多、烟酒量大的人也可适当增加茶叶用量。孕妇和儿童、神经衰弱者、心动过速者,饮茶量应减少,有些胃肠疾病居民饮用茶叶可以引起疾病加重,应谨慎饮用。

2. **泡茶的水温**　泡茶的水温,各种茶的泡制水温有一定的差别。比如绿茶,特别是各种芽叶细嫩的茶叶(绿茶类),不能用 100℃ 的沸水冲泡,一般以无菌生水 80℃ 左右为宜。茶叶愈嫩、愈绿,冲泡水温愈低,这样泡出的茶汤一定嫩绿明亮,滋味鲜爽,茶叶维生素 C 也较少破坏。泡饮各种花茶、红茶要用 100℃ 的沸水冲泡。如水温低,则渗透性差,茶中有效成分浸出较少,茶味淡薄。泡饮乌龙茶、普洱茶和花茶,每次用茶量较多,必须用 100℃ 的沸滚开水冲泡。

3. **正确的饮茶时间**　饮茶最好是在饭后一小时饮茶,空腹饮茶可稀释胃液,降低消化功能,加水吸收率高,致使茶叶中不良成分大量入血,引发头晕、心慌、手脚无力等症状。而饭后马上饮茶,茶叶中含有大量鞣酸,鞣酸可以与食物中的铁元素发生反应,生成难以溶解的新物质,时间一长引起人体缺铁,甚至诱发贫血症。

4. **孕妇、儿童、糖尿病患者等人群能否饮茶**　孕妇、儿童一般都不宜喝浓茶,因过浓的茶水中咖啡因会使孕妇心动过速,对胎儿以及儿童也会带来过分的刺激。因此一般建议孕妇、儿童宜饮用淡茶。通过饮用淡茶,可以补充维生素以及钾、锌等矿物质营养成分。糖尿病又称消渴症,患者的病征是"三高一低"。糖尿病患者饮茶可以有效地止渴作用。糖尿病患者一般宜饮绿茶,饮茶

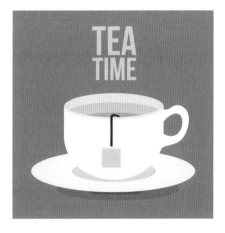

量可稍增多一些,可数次泡饮,作为日常饮料。

知识拓展

一、茶醉现象

茶醉,是指饮茶过量所引起的包括心悸、头晕、四肢乏力、恶心、大汗淋漓等一个临床现象。茶碱是一种中枢神经的兴奋剂,过浓和过量都出现血液循环加速、呼吸急促、引起一系列不良反应。其致醉物质是其中的咖啡碱和氟化物。茶醉常出现感觉过敏、失眠、头痛、恶心、手足颤抖、精细工作能力下降等现象;严重者可发生肌肉颤抖,心律失常,甚至惊厥、抽搐。

二、茶醉原因

1.饮茶过多 普通一杯茶汤(150ml),约有 80mg 左右的咖啡碱,每天喝 5~6 杯茶等于服下 0.4g 左右的咖啡碱,一个人服用咖啡碱的最高限量是 0.65g,若超过此一限量即有危害身体的可能性,就可能过量而出现醉茶现象。

2.饮茶种类改变 如平日喝的茶为高发酵的熟茶,突然改喝不发酵的绿茶或生茶时,因为这些茶所含的茶碱较高,又喝得过量,也会出现醉茶现象。

3.空腹饮茶 空腹时,茶多喝了也容易茶醉。

误区解读

一、饮茶时可以搭配高钙食物吗

在饮茶的过程中,部分人在饮茶的时候喜欢搭配其他的食物。然而,并非所有的食物都适合在饮茶的时候一同进食,含钙质比较丰富的食物应避免在饮茶时同时进食。因为本身茶水中含有一定量的草酸物质,饮茶的过程中如进食含钙量较高的食物,可能会导致结石形成,诱发肾结石疾病的发生。

二、喝隔夜茶对吗

茶水放在水杯中太长时间,容易出现变质的情况。而且长时间放置的茶水可能生成的有害物质更多,平时饮茶时应该将茶叶冲泡之后等到温度适宜就饮用,最好不要放置隔夜后饮用。

三、饮热茶对吗

有些居民喜欢饮热茶,正确的饮用方式应该待茶水温度降到60℃以下时再喝。一定不要超过70℃,茶水太烫会对咽喉、食管和胃造成强刺激,引起黏膜病变。

四、茶凉了后可以加热水继续喝吗

有人习惯茶凉了后加热水继续喝,中途再加热水,不易使茶中营养成分溶解,也不易沏出香味。另外,反复冲泡或冲泡时间太长,茶叶中的茶多酚、维生素、蛋白质氧化变性,有害微生物也会增多。

五、一把茶叶一个大杯子,可以喝一天对吗

有些居民会准备一个大茶杯。从早喝到晚,这应该是好多上班族喝茶的方法,但这样做很不利于健康。茶叶不能长时间的泡在水里,时间太长了,茶中的有害物质就会进入水中,这样喝茶有害无利。

 ## 小贴士

科学饮茶,必须要有正确的选择茶叶的方法,还必须有正确的冲泡方式,以及正确的品饮方式,对于特殊体质,要咨询医生,做到科学饮茶。

(江家欣)

参考文献
[1]　李生梅,常群安.喝茶对不吸烟饮酒人群口腔恶性肿瘤发病的影响[J].中国现代医学杂志,2016,26(8):95-98.
[2]　陈可,谢丽华,赖玉链,等.喝茶与汉族绝经后妇女骨密度关系的临床研究[J].中国骨质疏松杂志,2011,17(7):609-612.

第三十六节

每个人都会做梦吗

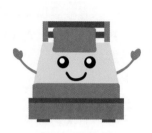

小案例

前两天,小美喜欢上了一部电视剧,成了一个追剧族。电视剧里的主人公个个都是传奇,每个都会上天遁地,有事没事都是飞来飞去,自由自在又很帅气,小美羡慕得很。

一天晚上,小美在梦中发现自己也会飞,而且想飞就飞,飞得很高很高,甚至感觉跟天宫很近了,飞机小鸟等都在她的下面,第一次感觉到高空中飞翔的自由和愉悦,而且可以饱览很多风景,甚至感觉到每一根汗毛都可以跟高空中清新的空气接触,长发随风飘扬。但是尴尬的事情突然发生了,正当她飞得很高的时候,很享受的时候,一不小心一个咳嗽,把自己从天上摔了下来,正好摔在自己的屋檐上。后来,小美起身想再次飞翔的时候,怎么跳上去,怎么使劲,都无济于事,也只能在屋檐上瞎蹦跶。蹦跶了许久,小美忽然意识到是不是自己在做梦,然后就没有后续的事情了。

全科医生:每一个人都会有梦,有的梦是有趣浪漫的,有的梦是恐怖怪异的,还有的甚至会在梦境的影响下做出梦境中的事情,可能会在睡梦中走动,在睡梦中手舞足蹈和呼喊。那么为什么有些人感觉不到自己在做梦,有些人醒来清楚地记得自己的梦?

小课堂

一、什么是梦

梦就是我们在睡觉时候大脑所创造出来的故事和图像,是在某种意识状态下的一种自发性的心理活动,包括思维与情绪的活动。有专家认为,梦是愿望的达成,但为了麻痹大脑的例行检查行为,梦就是必须以委婉的方式表达自己的一些愿望。

梦是人们觉醒状态时候的经历想法或者顾虑的清晰反映,和人们生活中主要关注的事情直接相关。每个人都有三分之一的时间是在睡眠中度过的,而且无论是婴幼儿还是成年人,每天晚上只要是睡着的状态下,都会做梦,而且做梦时间 2 个小时左右。所以按照寿命 80 岁来计算,人们躺在床上睡觉的时间大约 27 年多,做梦时间加起来也要 6 年多。

二、人们为什么会做梦

有一位奥地利神经学家、精神分析创始人弗洛伊德,曾经对梦进行系统的研究,他提出梦是人们被压抑的欲望。也就是说现实生活中人们不能做的,不能说的,甚至没有实现的,梦里都可以做或者实现。比如你想飞,只有在梦中你才可以实现你的欲望。那人们为什么会做梦?俄国著名生理学家和心理学家巴普洛夫认为,人类的脑细胞活动受到了抑制就产生了睡眠,其中一些脑细胞未被抑制,还是处于活跃状态,所以产生了梦。

人的睡眠是一个有着固定秩序的规律性过程,简单地认为就是两个阶段:慢波睡眠阶段和快速动眼睡眠阶段,这两个阶段是交替出现的。当人们在慢波睡眠阶段时候,心率变慢,新陈代谢也降低,人体的意识状态基本处于完全消失,所以不会产生梦境;当人们睡眠进入快速动眼阶段,眼球开始快速运动,呼吸和心跳也开始增快,新陈代谢速率增加明显,人们的潜意识开始活动,然后梦就开始产生。

 ## 知识拓展

一、梦境中的事物(元素)来源

梦的组成元素都是从现实事件记忆中提取出来的,梦境中的人或者物体、场景、事件的过程,还有情绪等,都不是凭空想象出来的。

二、梦境中可能出现的三种变化

梦境可能出现三种变化,第一种是梦境的中断,也就是说正好在做梦的时候被强烈的情绪或者声响惊醒;第二种就是在新的情绪控制下演绎新的梦境,可能与原来的梦境没有关系,所以有些人会说乱梦,就是不同的梦组织在一个梦境过程中;第三种就是原来主题情绪的回归,就是按照原来梦境的事件继续演绎下去。

三、焦虑是触发梦境的主要因素

很多研究认为,梦境的产生,与做梦当日尤其是睡前的焦虑情绪有关。什么样的睡前焦虑更容易触发梦境呢？有学者认为,那种隐隐约约的、不被人们充分意识到,但是又没有被人们充分压抑下去的焦虑感觉最容易触发人们的梦境。那些已经被压抑下去的焦虑,或者是已经充分意识到的焦虑,很难在梦境中出现。

四、梦的主要理论

1. 梦的精神分析理论　梦是一种有意义的心理活动,它是对过去特别是儿童时期被压抑和排斥的潜意识欲望伪装后的满足。

2. 梦的认知理论　做梦是一个认知的过程,梦境中的情景是对自我思想的具体化,做梦只是促进认知等转化成可以察觉的形式的过程。

3. 梦的生物学观点　梦反映的是快速动眼睡眠中的一个生物学过程,仅仅是一个生物学现象,是大脑皮层对随机神经冲动信号的解释。

 ## 误区解读

一、做梦都是正常的对吗

有些人在睡梦中会说梦话,大喊大叫甚至拳打脚踢,更甚至会从床上跳下来走动,经常拥有这样梦境的人,可能患有一种疾病,临床上叫"快速动眼睡眠行为障碍",主要是在快速动眼睡眠周期,肌肉松弛消失时出现与梦境相关的暴力行为为特征的睡眠障碍,这个不仅会影响到床伴的睡眠质量,甚至还会造成自我的伤害或者意外死亡。

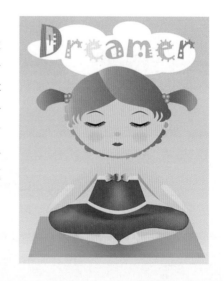

二、梦可以预测未来吗

所有的梦,都是特殊意识状态下的思

维与情绪活动,本身不具有预测未来的作用,而是来源于现实本源,梦的形成也是遵循一定的规律。

 ## 小贴士

人都是会做梦的,梦也是人正常的生理过程。如果长期做一些梦,伴随一些诡异动作和言语,那需要去寻求医生咨询;如果一些正常梦境,哪怕有恐怖场景或者梦见一些早已过世的亲人,也没有必要担心,也不要去过分追求迷信的说法,正确的心态看待梦境,并且让自己舒缓的心情入睡,将减少噩梦的产生。

(马庆华　劳雅琴)

参考文献

［1］ 江茜茜,朱云程,季卫东.精神分析疗法治疗儿童睡行症1例报告［J］.南方医科大学学报,2019,39(5):505-507.

［2］ 朱莉莉,付洋洋,陈苏红.快速动眼睡眠行为障碍的研究进展［J］.护士进修杂志,2019,34(13):1191-1195.

［3］ 乔迪,伊新艳,张璇.快动眼睡眠行为障碍的研究进展［J］.中国神经精神疾病杂志,2017,43(1):57-60.

［4］ 姜海洋,黄金莎,王涛.快速眼动睡眠期行为障碍与神经变性病发病机制研究进展［J］.中国现代神经疾病杂志,2017,17(10):717-722.

［5］ 王升辉,郭好战,张红菊,等.多梦患者多导睡眠监测的特点分析［J］.中华神经科杂志,2018,51(8):576-579.

［6］ 韩中胜,史均翰.睡眠、梦境的机制及其与学习记忆的关系［J］.生理科学进展,2013,44(6):409-414.

［7］ 余淑君.心理学家解噩梦［J］.解放军健康,2015,(3):28.

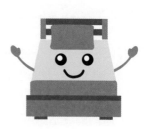

第三十七节

点痣有哪些注意事项

 小案例

王小姐:我脸上和身上都有痣,脸上这颗比较大,黑黑的,身上有一颗在胸前,还有一颗在背上,胸前的痣没有突出表面,背上的痣有突出表面,可以摸到。医生,这三颗痣我都想点了,不过之前有人说痣与命运相连,脸上的痣我纠结了一下,不过想想挺影响美观的,最终还是决定都点了算了。医生,我这三颗痣都点没事吧。

全科医生:首先你这三颗痣有一点差别,不是所有痣都适合点除,要判断良性还是恶性,要选择正确的点痣方法。相信很多年轻女性为了美丽都想点痣,下面我们就来介绍一下。

小课堂

一、什么是痣

痣又称为痣细胞痣、色素痣、黑素细胞痣或普通获得性黑色素细胞痣,为最常见的良性皮肤肿瘤,是表皮、真皮内黑素细胞增多引起的皮肤表现。

痣有哪些分类? 根据痣细胞在皮肤内的位置不同,可将其分为交界痣、混合痣、皮内痣。扁平皮损提示为交界痣,略高起皮损多为混合痣,而乳头瘤样皮损和几乎所有半球状和带蒂皮损均为皮内痣。

哪些人容易长痣呢? 跟个人体质有关,目前认为痣是多种原因造成,常见的原因考虑与遗传因素和紫外线为主的环境因素有关。

二、什么样的痣易癌变

其实大部分的痣都是良性的,但如果有出现以下症状,需警惕恶变的可能,及时去正规的医院皮肤科就诊。

1. 形态不规则,两边明显不对称。

2. 边缘参差不齐,呈锯齿样改变。

3. 色调、颜色不均匀,常在棕黄色或棕褐色的基础上,掺杂粉红色、白色和蓝黑色等多种色彩。

4. 直径较大,常超过 6mm。

5. 发生多种变化,如外形增大,流血结痂,发痒等。

有些特殊部位的痣也需引起注意,比如长在脸部、手掌、足底、腰部等容易受到摩擦刺激的部位,或长在如口腔黏膜、会阴黏膜、肛门周围等生长代谢活跃的部位,时间长了就有恶变的可能。

所有的痣都能"点"吗？当爱美人士去点痣的时候,大多希望脸上所有的痣能一次性点掉。其实点痣要看个人体质,如果求美者是疤痕体质的话,一般不建议做治疗。有些很深的痣需要多次使用激光、药水等处理,这样容易把痣细胞带到深层的真皮内,残留的痣细胞很有可能会向恶性方向转化,这种痣也不建议点掉。痣不是想点就能点,点痣不当不仅影响外貌,严重的甚至会导致皮肤癌,因此建议到正规医院进行祛痣治疗。

三、"点"痣后会留疤或复发吗

"点"痣后是否会有瘢痕,与痣的大小、深浅还有是否是疤痕体质有关。点痣一般都会留下疤痕,号称无痕"点"痣一般都是美容店为了吸引客户的噱头。

"点"痣后是否会复发与痣的深浅、大小密切相关,一般第一次治疗后约有 40% 复发的可能,二次治疗后约有 30% 复发的可能,如果点完 3 次还复发建议直接切掉。

 # 知识拓展

一、痣的临床处理

一般痣的处理方法分为四种:观察随访、药水去痣、激光去痣、手术切除。根据痣的大小、形态、深度、颜色、部位等选择不同的处理方法。

1. 观察随访　对于长时间无明显变化,边界清楚,颜色均匀,小于 3cm 等情况的痣一般属于良性,可以不需要特殊处理,随访观察即可。自己在家可做随访观察,观察痣有无大小变化,有无颜色变化,如有变化及时到医院就诊。

2. 药水去痣　一般选择强酸性或者强碱性的药物(比如50%浓度的三氯碳酸溶液或氢氧化钠溶液等)对局部皮肤进行化学腐蚀。一般正规医疗机构无药水去痣这种方法,在美容院中较常见。一般不推荐该方法,原因有两个:一是药水会在面部造成很大的刺激性反应,局部红肿渗液;另一个原因是在这个痣点上,很难确定药物的作用是否能清除掉一个深度色素痣,或者是点击得过深造成了不可逆的疤痕,这是很难确定的。

3. 激光去痣　激光去痣是比较常见的一种方法,适用于比较扁平且较小的痣,另外痣数量较多也较适合选择该方法。激光去痣最主要的特点就是安全、无痛、有效,激光也不会损伤周围的健康皮肤组织。因为专业医生对激光控制的光亮点大小和深度能够把握,对周围皮肤组织伤害非常小。

4. 手术切除　通常来讲面部去除痣,尤其是黑痣的整个直径已经超过了0.5cm且呈凸形,最好的方法就是手术切除,第一是手术的时候,可以把痣完全切除。第二个可以把切除的痣,送到病理科进行化验,以便确定这个痣的类型及是否发生恶变。

二、去痣处理后注意事项

手术或激光去痣后,刚开始不要沾水,不要沾脏的东西,手术切除后尽量用纱布保护,1周内请不要食用太过辛辣刺激的食物。此外,还要做好防晒措施,防晒是非常关键的,一般去痣后3个月内都要做好防晒措施,以减少或避免色素沉着的发生。手术去痣后可以用含有硅胶的瘢痕贴贴伤口,这对瘢痕的恢复有一定的作用。根据各个患者病情的不同,可能需要次数不同的复诊,请遵医嘱及时的复诊治疗以便确保疗效。

误区解读

一、无痕"点"痣好吗

一般无痕"点"痣都是美容院吸引顾客的噱头,点痣是否存在疤痕与痣本身大小、个人是否为疤痕体质、点痣技术等多个因素有关,一般建议去正规医院进行点痣。

二、点痣一次可以成功吗

看情况。有些痣比较大颗,需要多次点痣,若超过 3 次未点干净,建议手术切除,避免痣细胞带到深层的真皮内,残留的痣细胞很有可能会向恶性方向转化;有些痣比较小颗,一次可以点干净;同时还需要看痣的深度,表浅的痣一般一次可以成功;深部的痣需要多次点痣。

三、点痣后不可以吃酱油吗

可以。民间上说的不吃酱油、不吃醋、不吃有颜色的食物是没有科学依据的,饮食上一周内避免太过辛辣刺激的食物即可,其他没有特别禁忌的。

 ## 小贴士

"痣"是人们皮肤上最常见的良性肿瘤,大多处于稳定状态,恶变的概率很小,所以并不需要治疗。不过爱美之心人皆有之,当其影响到我们美观的时候,我们可以去正规的医院在皮肤科医生的指导下选择正确的"点"痣方法,这样既可以减少痣的复发概率,也可以及早发现可能恶变的痣。望各位爱美人士有"痣"莫轻点。

（杨凯超）

参考文献

［1］ 张学军,郑捷.皮肤性病学［M］.9 版.北京:人民卫生出版社,2015.

［2］ CSCO 黑色素瘤专家委员会.中国黑色素瘤诊治指南(2015 版)［M］.北京:人民卫生出版社,2015.

［3］ 鲁功荣,许爱娥.皮肤镜对常见色素减退性疾病的临床图像特征分析技术的建立［J］.临床皮肤科杂志,2017,46(6):401-405.

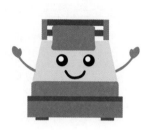

第三十八节

长期漱口水漱口是否安全

 小案例

王先生：我是一名医药销售，平时总是向很多人推销我们公司的产品。为了给他人营造良好的印象，我总是非常注重自己的仪表，当然也包括清新的口气，所以养成了长期使用漱口水的习惯。但最近在微信公众号上看到推文，长期使用漱口水可能会引发口腔癌症，请问长期使用漱口水真的安全吗？

全科医生：目前市面上有非常多品牌主打不同功效的漱口水，也有非常多包装类型的漱口水，比如瓶装的，罐装的，小袋装的，甚至是便携式果冻装的。面对如此品牌繁多的漱口水，我们该如何选择呢？漱口水真的可以长期使用吗？让我们一同来寻找答案吧。

小课堂

一、长期漱口水漱口是否安全

日前在网络上流传一种说法，漱口水中的酒精是我们身边常见的有毒物质之一，且研究表明，一天使用漱口水超过三次可能会大大增加人们患口腔癌的风险。这是因为漱口水中含有大量酒精，使用漱口水时它在口腔中停留许久，其中的酒精很容易变为乙醛，导致口腔肿瘤。虽然此种说法在朋友圈里疯传，但一直缺乏确实的证据支持。所以大家不必过度恐慌。

二、漱口水的种类有哪些

漱口水分药用漱口水（处方漱口水）和保健型漱口水（非处方漱口水）。

药用漱口水主要有消炎、抗菌、防腐以及具有辅助治疗的作用,含氟化物的药用漱口水可预防龋齿。这类漱口水多为各个医院按照患者需求自行配制,包括比较常见的术后防止感染的洗必泰漱口水(氯己定),另外还有一些含氟漱口水,可用于特殊人群(如正在使用正畸托槽清洁受限的人群)的龋齿预防,再者就是含有麻药成分的用于舒缓口腔溃疡疼痛的漱口水等。但长期使用此类漱口水会引起口腔内正常菌群的失调且产生抗药性,甚至可能引起过敏反应,使味蕾的味觉降低并抑制唾液的分泌。因此,药用必须在专业医生的指导下选择性使用。

另一种是大家在超市便利店里可以随时买到的保健型漱口水。所有大家在电视上看得见广告的都属于这种。保健型漱口水的主要成分是口腔清新剂,用于去除口臭,防止牙菌斑的生成。这类漱口水无需特殊指导,使用人群也无限制。我们这里讨论的"漱口水"主要是指保健型漱口水。

三、漱口水有什么作用呢

1. 清洁　漱口水由于液体流动的冲击力可以冲洗口腔内食物残渣和部分软垢,起到清洁口腔的作用,如果漱口水中含有洁净剂(即表面活性剂),如肥皂等,其洁净效果更好。需要说明的是这种清洁作用可以减少牙菌斑的形成但不能清除牙菌斑。

2. 清爽　一般漱口水都含有芳香剂和薄荷等物质,使用后口腔感觉清爽舒服。

3. 防龋　当漱口水含有氟化物时,使用漱口水便有了预防龋病的作用。

4. 防治牙龈炎症　当漱口水含有药物,如酚类、季胺化合物、洗必泰等,使用漱口水便有了对抗牙菌斑的作用,也有了防治牙龈炎症的作用。其实这种漱口水已介于医生处方的治疗疾病的药物和市场销售供大众选购的保健品之间。

 误区解读

漱口水能替代日常刷牙吗

有不少使用者为了节省时间,他们干脆常用漱口水取代刷牙习惯。口腔专家对此表示,这种做法不可取,漱口水可以冲洗口腔内食物残渣和部分软垢,饭后不愿刷牙,临时代替是可

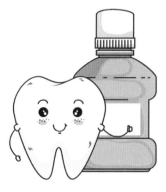

以的,但远没有刷牙彻底洁净口腔。

牙刷和牙齿的物理摩擦作用能够祛除附在牙齿表面的牙菌斑,而漱口水无法进行摩擦,因此很难祛除牙菌斑。尽管某些广告声称,新型漱口水含有抑制牙菌斑形成物质,能长时间在口腔内发挥效用。但人的口腔会不停地分泌唾液,口水中抑制牙菌斑的成分也在不断被稀释,相对而言,漱口水的效用就不是很大了,因此漱口水绝不能代替日常刷牙。同时,大多数牙膏中的表面活性剂可以降低洗必泰的有效成分,消费者要注意刷牙前后不要立即使用洗必泰漱口水,以免降低效用。

📋 小贴士

一、漱口水不必买,自制更安全

生活中,如果身边没有及时购置漱口水,也可以尝试自制漱口水来清洁牙齿。自制漱口水可包含以下几种:

1. 清水　清水漱口,方便舒适,一般用自来水即可。但牙齿过敏者宜用温水漱口。

2. 淡盐水　盐水对口腔牙齿、黏膜有很好的杀菌作用,而且这种方法简单易行,人人适用。盐水以略咸、温水适宜。

3. 茶水　茶水是天然抗菌漱口液,使用安全,效果可靠。口腔中的细菌和食物残渣,使口腔环境呈弱酸性,会腐蚀牙齿,导致龋齿等疾病的发生。而茶叶属于碱性,可中和酸性环境,抑制某些细菌。茶中还含有氟化物,能增强牙齿的坚韧性和抗酸能力,尤其是有口腔异味的人,饭后用茶水漱口,既可解油去腻,又可以清除牙缝中的食物,有利于坚固牙齿,清新口气。

二、Bass 刷牙法

科学研究表明 Bass 刷牙法能很好地控制菌斑的形成和清除牙菌斑,对牙周维护起着重要的作用。要注意,日常生活中我们的刷牙顺序应为先上后下,先左后右,先外后里,最后刷上、下前牙舌侧。认真刷满三分钟哦!

民以食为天,而一副好牙口正是老百姓能够享用美食的保证。相信只要大家重视口腔健康、普及口腔保健知识、采用合理的口腔保健行为,一定可以吃嘛嘛香,牙口倍棒!

（蒋　骏）

参考文献

［1］　赵强,郑新颖.买漱口水不如用茶水［J］.决策探索(上半月),2015
　　　(2):89.

［2］　郑飞翔.漱口水洁齿护牙新主张［J］.福建质量信息,2006(1):17-
　　　18.

［3］　章锦才,叶克刚,李成章,等.漱口水日常应用对口腔保健的意义
　　　［J］.广东牙病防治,2005(4):4-8.

［4］　林喜兰,梁海燕,方丽旋,等.Bass刷牙法在牙周治疗后对于牙周维
　　　护的应用效果［J］.现代医院,2013,13(1):151-152.

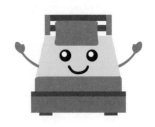

第三十九节

青春痘该不该挤

小案例

　　李同学：我脸上长了好多青春痘，已经持续半年多了，一直没有消退，我经常忍不住用手挤它，现在反而严重了，我其实在饮食方面已经很注意了，也用过一些药，不过效果不是很好，而且现在脸上有不少痘印和痘坑，很影响美观。医生，我现在很苦恼，青春痘到底该不该挤，还有没有其他好的办法？

　　全科医生：相信这是很多长青春痘的人的共同烦恼，青春痘最好不要挤，挤青春痘是有风险的，里边有脓液或者有分泌物不一定能挤得出来，导致把脓液或者分泌物挤到皮下容易落疤，下面我们就来详细介绍一下。

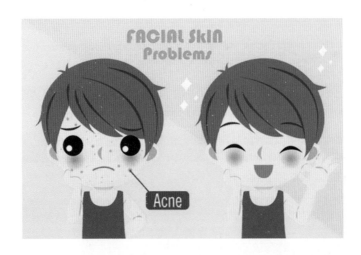

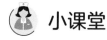 小课堂

一、什么是青春痘

青春痘一般指痤疮,痤疮是一种好发于青春期并主要累及面部的毛囊皮脂腺单位的慢性炎症性皮肤病,中国人群截面统计痤疮发病率为 8.1%。但研究发现超过 95% 的人会有不同程度痤疮发生,3%~7% 痤疮患者会遗留瘢痕,给患者身心健康带来较大影响,尤其对青少年的心理和社交影响很大,但痤疮在青春期后往往能自然减轻或痊愈。临床表现以好发于面部的粉刺、丘疹、脓疱、结节等多形性皮损为特点。

二、长青春痘的原因有哪些呢

青春痘的发生主要与皮脂分泌过多、毛囊皮脂腺导管堵塞、细菌感染和炎症反应等因素密切相关。进入青春期后人体内雄激素特别是睾酮的水平迅速升高,促进皮脂腺发育并产生大量皮脂。同时毛囊皮脂腺导管的角化异常造成导管堵塞,皮脂排出障碍,形成角质栓即微粉刺。毛囊中多种微生物尤其是痤疮丙酸杆菌大量繁殖,痤疮丙酸杆菌产生的脂酶分解皮脂生成游离脂肪酸,同时趋化炎症细胞和介质,最终诱导并加重炎症反应。

三、青春痘有哪些特点呢

青春痘好发于面部及上胸背部。青春痘的非炎症性皮损表现为开放性和闭合性粉刺。闭合性粉刺(又称白头)的典型皮损是约 1mm 大小的肤色丘疹,无明显毛囊开口。开放性粉刺(又称黑头)表现为圆顶状丘疹伴显著扩张的毛囊开口。粉刺进一步发展会演变成各种炎症性皮损,表现为炎性丘疹、脓疱、结节和囊肿。炎症性皮损消退后常常遗留色素沉着、持久性红斑、凹陷性或肥厚性瘢痕。

四、青春痘怎么分级

青春痘,即痤疮分级是痤疮治疗方案选择及疗效评价的重要依据。目前主要依据皮损性质将痤疮分为 3 度、4 级,即:轻度(Ⅰ级),仅有粉刺;中度(Ⅱ级),有炎性丘疹;中度(Ⅲ级),出现脓疱;重度(Ⅳ级),有结节、囊肿。

五、为什么不该挤青春痘

一颗青春痘就像皮下含有油脂、细菌和炎症的小袋子。挤青春痘会导致

这些内容物被挤进周边的皮肤,让问题恶化。它还可能导致感染和该区域皮肤暂时性暗沉。除此以外,如果炎症很严重,在青春痘沉淀下来后,还会留下疤痕。而这种疤痕和青春痘不同,疤痕是永久性的。如果你忍住不挤青春痘,青春痘通常会在一周左右的时间内消退,而且不会留下疤痕。"白色的"内容物在成熟的时候会沉淀下来或自动爆出。如果有大的青春痘需要紧急处理,可以找皮肤科医生去除青春痘的内容物。如果每个月都要和青春痘作斗争,建议你去看皮肤科医生,制定控痘方案。

六、如何预防青春痘

1. 健康饮食　限制高糖和油腻饮食及奶制品尤其是全脂牛奶的摄入,适当控制体重、规律作息、避免熬夜及过度日晒等。此外,痤疮尤其是重度痤疮患者易出现焦虑和抑郁,需配合心理疏导。可以坚持记日记,看自己摄入的食物是否直接加剧痤疮问题,如果是的话就避免吃这些食物。

2. 科学护肤　痤疮患者皮肤常伴有皮脂溢出,皮肤清洁可选用控油保湿清洁剂洁面,去除皮肤表面多余油脂、皮屑和微生物的混合物,但不能过度清洗,忌挤压和搔抓。清洁后,要根据患者皮肤类型选择相应护肤品配合使用。油性皮肤宜选择控油保湿类护肤品;混合性皮肤 T 区选择控油保湿类,两颊选择舒敏保湿类护肤品;在使用维 A 酸类、过氧化苯甲酰等药物或物理、化学剥脱治疗时易出现皮肤屏障受损,宜选择舒敏保湿类护肤品。此外,应谨慎使用或选择粉底、隔离霜、防晒剂及彩妆等化妆品,尽量避免化妆品性痤疮发生。

3. 保持干净的环境卫生　保持居家尤其床单被褥干净也是非常关键,这是因为痤疮患者皮肤屏障受损,容易合并螨虫感染而导致皮炎。

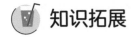 知识拓展

青春痘的治疗

一、外用药物治疗

外用药物治疗是痤疮的基础治疗,轻度及轻中度痤疮可以以外用药物治疗为主,中重度及重度痤疮在系统治疗的同时辅以外用药物治疗。

1. 维 A 酸类药物　外用维 A 酸类药物可作为轻度痤疮的首选用药,中度痤疮的联合用药以及痤疮维持治疗的首选。

2. **抗菌药物** 过氧化苯甲酰具有杀灭痤疮丙酸杆菌、抗炎及轻度溶解粉刺作用。药物有 2.5%~10% 不同浓度及洗剂、乳剂或凝胶等不同剂型可供选择。抗生素：具有抗痤疮丙酸杆菌和抗炎作用的抗生素可用于痤疮的治疗。常用外用抗生素包括红霉素、林可霉素及其衍生物克林霉素、氯霉素、氯洁霉素及夫西地酸等。

3. **其他药物** 不同浓度与剂型的壬二酸、氨苯砜、二硫化硒、硫磺和水杨酸等药物也具有抑制痤疮丙酸杆菌、抗炎作用。

二、痤疮的系统药物治疗

1. **抗菌药物** 是中重度痤疮患者首选用药，也是中度痤疮外用治疗效果不佳的备选治疗方法。规范抗菌药物治疗痤疮十分重要，使用抗生素治疗痤疮应规范用药的剂量和疗程。一般使用口服抗生素：首选四环素类药物如多西环素、米诺环素等。四环素类药不能耐受或有禁忌证时，可考虑用大环内酯类如红霉素、罗红霉素、阿奇霉素等代替。

2. **维 A 酸类** 口服维 A 酸类药物具有显著抑制皮脂腺脂质分泌、调节毛囊皮脂腺导管异常角化、改善毛囊厌氧环境从而减少痤疮丙酸杆菌繁殖以及抗炎和预防瘢痕形成等作用。常用口服维 A 酸类药物有口服异维 A 酸和维胺酯。

3. **激素治疗** 抗雄激素治疗较为常见，适合女性痤疮患者，常用抗雄激素药物主要包括雌激素、孕激素、螺内酯及胰岛素增敏剂等。另外，对于暴发性痤疮、聚合性痤疮等重度痤疮患者可选择糖皮质激素，如泼尼松或地塞米松。

三、物理与化学治疗

物理与化学治疗主要包括光动力、红蓝光、激光与光子治疗、化学剥脱治疗等，作为痤疮辅助或替代治疗以及痤疮后遗症处理的选择。

四、外治及其他疗法

除了上述治疗方法，还有一些其他方法对痤疮治疗也有一定的效果，比如中药湿敷、中药面膜、耳穴贴压、针灸、火针等。

五、痤疮后遗症处理

痤疮过后不少人会留下红斑、色素沉着，甚至瘢痕等后遗症，会影响美观，对于痤疮后遗症，可以选择激光治疗（包括二氧化碳点阵激光治疗、离子束或铒激光治疗)、外用改善色素类药物等治疗改善上述情况,对于一些较大的凹陷性瘢痕还可以选择钝针分离、填充或者手术切除。

 ## 误区解读

一、青春痘只发生在青春期吗

不是的。青春痘因多发于青春期而得名,但这并不意味着在其他时期就能"幸免"。一些中年人也会因生活节奏快、工作压力大导致内分泌失调而患上痤疮。而一些儿童由于常常食用富含生长激素的肉类和蜂王浆等补品,导致发育期提前,很早开始冒痘。

二、祛痘心切有用吗

没有用。有些患者看到其他患者用了某某青春痘产品治疗好了青春痘,于是自己马上也希望用这个产品治好自己的痘痘,祛痘心切能理解,但是青春痘的成因非常复杂,每个人个体差异非常大,也就是说他用这个产品能治好痘痘,但也许你用了根本就没效果,这并不是说此产品效果不好,而是没对症下药。祛痘心切往往不能产生好的效果,我们应该到医院接受正规治疗而不乱听别人介绍,避免耽误最佳治疗时间。

三、青春痘可以用白醋和食盐洗脸吗

不可以。白醋和食盐均对皮肤刺激非常大,用其洗脸会破坏皮肤表面的保护膜,使皮肤变得敏感,更容易长痘痘。我们的皮肤表面都有一层天然的保护膜,那是酸性保护膜,它最怕的就是盐和碱,如果保护膜被破坏的话,皮肤就会很容易敏感,出现红血丝,这也是平常说的不能用香皂洗脸的科学,盐虽然可以杀菌和控油,但它对表皮的伤害是很大的。而白醋洗脸,如果没有科学的比例调配,没有做过相关测试,醋本身对皮肤刺激也是相当大,你用得越久皮肤就会越敏感。所以长青春痘千万不要用白醋和食盐洗脸。

四、青春痘和螨虫有必然的联系吗

没有。有不少人把去螨产品将"除螨"与"祛痘"联系起来,很多人就相信青春痘是皮肤上有螨虫所致。实际上,人体内分泌、饮食习惯、遗传因素、情绪变化以及地理、气候的改变都有可能成为青春痘的诱因,青春痘和螨虫却没有必然联系。通过检查可以发现,不是所有青春痘患者皮肤上都能检测

到有螨虫,有些人皮肤上没有螨虫,但照样长痘痘。

 ## 小贴士

　　很多人都会长青春痘,只要我们正确面对,积极做到合理饮食、科学护肤、保持环境卫生干净,不要轻易将青春痘里的脓汁或白色油脂颗粒挤出来,选择正规的医院找皮肤科医生就诊,选择科学合理的祛痘方案,就可以最大程度减少青春痘对我们的影响及遗留后遗症。

(杨凯超)

参考文献

［1］　鞠强.中国痤疮治疗指南(2019修订版)［J］.临床皮肤科杂志,2019,48(9):583-588.

［2］　李晓宁,夏文华,陈翠云,等.复合果酸预防 CO_2 点阵激光治疗痤疮后凹陷性瘢痕术后色素沉着的观察［J］.中国卫生标准管理,2018,9(4):47-49.

［3］　王卫兰.痤疮的预防和治疗［J］.中国农村卫生事业理,2013,33(1):101-102.

［4］　张虎生.健康教育结合药物治疗痤疮疗效观察［J］.皮肤病与性病,2017,39(4):313-315.

第四十节

耳屎需要经常挖吗

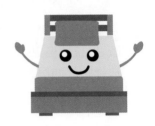

小案例

　　王先生:今年 25 岁,是位杂货店店主,没事的时候最喜欢挖耳朵了。他说耳朵很脏,要经常挖,而且挖的过程很舒服,所以,他经常会去挖耳朵,有时候,还专门跑到采耳的地方,让别人帮忙挖。但是最近,王先生挖耳朵后,不但没有舒服,还经常出现痒,有时还会疼痛,这是怎么回事啊?

　　刘女士:今年 30 岁,是位家庭主妇,也是非常喜欢掏耳屎,有次去洗头店掏耳朵后,耳朵出现流血,而且耳朵出现了听力下降和嗡嗡响,这是怎么回事啊?

　　全科医生:相信日常生活中许多人都遇到过这种情况,也是很多人都共有的疑问,下面我们就来介绍一下,遇到这种情况应该怎么办。

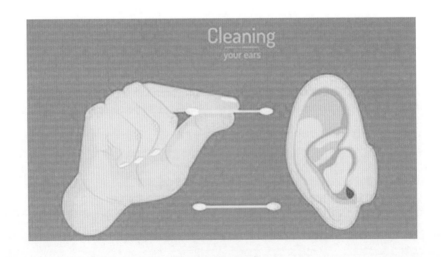

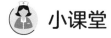 **小课堂**

一、耳屎从哪来

耳屎即耵聍,耵聍是医学术语。我们正常人外耳道软骨部皮肤具有耵聍腺,腺体分泌的淡黄色黏稠的分泌物称耵聍(cerumen),俗称耳屎。正常人外耳道都具备耵聍腺,功能正常的腺体可分泌耳屎,中国大部分人是干性耳屎,多数是片状,亦有团块状,坚硬如石,部分耳屎状如油脂,俗称"油耳"。白人油耳居多,亚洲人以干性耳屎为主。

二、既然人人都有耳屎,那它有什么用处

很多人会问,耳屎这么脏,它到底有没有用处。答案是,耳屎有一定功能,并非人们认为的 ·无是处。它可以保护外耳道皮肤,保护鼓膜,黏附外物,防止尘埃、昆虫进入外耳道。门诊经常会接诊外耳道昆虫异物的患者,这些患者外耳道往往非常干净,没有一点耳屎。所以,外耳道有些许耳屎,是有其益处的。耳屎并发一无是处。

三、那耳屎需要人为清理吗

外耳道本身具备一定的自洁功能。干性耳屎,在平时咀嚼、张口时,多可自行排出。自行排出的耳屎,自然不需要人为干预清理。而油性耳屎本身黏性强,较难排出。不论干性耳屎,还是油性耳屎,若耳屎逐渐凝聚成团,阻塞于外耳道内,医学术语称耵聍栓塞(impacted cerumen),则需要人为干预清理。

四、耵聍栓塞了,都需要医学处理吗

若耵聍硬结成团块,完全堵塞外耳道或者浸泡水后,膨胀导致闷堵、疼痛时,应该及时就医。就诊科室为耳鼻咽喉科。需要专业的耳鼻咽喉科医师通过专业工具和操作进行医学处理,才能最大程度在解决问题的基础上,避免次生损伤。很多时候,耵聍栓塞本身对身体危害很小,往往不规范地取耵聍,会导致较为严重的后果,比如外耳道皮肤损伤,鼓膜穿孔,甚至听骨链的损害。

五、耵聍栓塞有什么家庭处理方法

少量的浅部耵聍,可以在照明充足的前提下,采取微型镊子夹取。深部

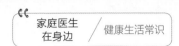
的耵聍,不建议在家里处理,因为太容易并发耳部损伤。

 知识拓展

一、耵聍栓塞的临床处理方法

根据耵聍栓塞程度和硬度的不同,其处置方式有所不同。

耳屎自行排出困难,或已经形成闷堵的时候,不要自行挖耳,应当去医院,请专业耳鼻喉科医生处理。

多数干性片状耵聍,以部分栓塞形式存在,这种形式耵聍可采取耵聍镊夹取,可以在完全不损伤外耳道皮肤的情况下完成。少量的,没有完全堵塞的耳屎,多数可以当场取出。

油性耵聍,如果是部分栓塞形式,耵聍镊夹取不易,可采取负压吸引的方法,同样不存在外耳道皮肤损伤的顾虑。

取出困难的,医生会建议使用 5% 碳酸氢钠溶液滴耳,日均 3~4 次,每次 15 分钟浸泡,3 日后医生会依据浸泡后软化程度采取冲洗或抽吸处理。

二、预后

耵聍栓塞清除后,不影响外耳道的功能,耵聍会随时间继续分泌,继续其生理功能。

 误区解读

一、耳屎挖得越勤越好吗

有人会问,耳屎是不是有点点就需要挖掉,越勤越好? 很显然,耳屎对于外耳道是存在微妙作用的,如果频繁挖耳屎,会出现耳朵皮肤损伤,轻者容易继发外耳道炎,最常见的便是真菌性外耳道炎。如果损伤到鼓膜或中耳其他结构,严重者可出现听力下降、耳鸣等。所以,不是越勤越好,而是栓塞了,才需要采取治疗措施。而且应该去专业医疗机构进行,不能随意处理。

二、耳屎不挖行不行呢

又有人会问,那我不挖行不行。答案是可以的,大部分干性耳屎是可以自行脱落排出的,这部分人就不需要挖耳屎。但部分干性耳屎或大多数的油性耳屎,由于各种原因,导致栓塞,就必须就医处理,因为栓塞会导致明显的耳闷胀感、闷堵不适,时间久了容易诱发其他疾病。

三、耳屎可以用油泡一泡吗

很多人会问,耳屎这么硬,我用菜油泡上一泡是不是就掉出来了呢? 我们建议,最好采取医院提供的碳酸氢钠滴耳液软化处理。

 小贴士

对于婴幼儿喂奶时应该注意姿势,防止溢奶,导致奶水倒灌入耳,容易诱发耳屎膨胀或急性感染,常见有外耳道炎、中耳炎,若并发炎症,需要尽快就医。对于学龄儿童,应告诫孩子,不要挖耳。现在游泳已经成为学校常规科目,孩子经常需要游泳,家长应示范孩子游泳后踮脚侧耳跳动将入耳的积水排出,避免积水浸泡。若浸泡后耳闷堵明显,且不能自行缓解的,同样需要尽快就医。高年级学生和成人,需要注意不可随意挖耳,避免力度和深度不当导致耳部急性损伤,甚至鼓膜穿孔可能。若不慎出现耳部损伤,鼓膜穿孔等严重并发展,应该尽快就医,同时尽可能保持耳部干燥,减少预后不佳情况出现。

(林　策)

参考文献

[1] 黄选兆,汪吉宝.实用耳鼻咽喉头颈外科学[M].2 版.北京:人民卫生出版社,2007.

[2] 陈新谦,金有豫.新编药物学[M].17 版.北京:人民卫生出版社,2011.

[3] 田勇泉,韩东一.耳鼻咽喉头颈外科学[M].8 版.北京:人民卫生出版社,2013.

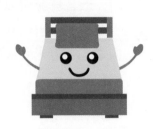

第四十一节

睡梦中忽然感觉坠落深渊是怎么回事

 小案例

中午时候,麦克先生在食堂匆匆吃了一点饭,然后趴在办公室的桌子上小憩了一会儿,他双手垫在自己的头下,身心疲惫,很快就入睡了。不一会儿,他梦到自己走险峻的悬崖上,一不小心居然踩空了,紧接着感到整个身子突然坠落,把自己惊醒了。

据麦克介绍,出现这样的情况已经有几次了,也问了周边的朋友,听说也有过这样的情况出现,但是他很担心自己的身体,是不是工作劳累,透支了身体,或者是不是即将会有一种疾病降临在他身上,于是他去咨询了全科医生。

全科医生:为什么在睡觉的时候会有一种坠落感而惊醒,其实那是一种临睡肌抽跃症。下面介绍一下相关内容。

 小课堂

一、什么是临睡肌抽跃症

偶尔在刚睡下时候突然出现梦境中坠入深渊或者踏空,然后自身肌肉或者腿部一抖动,担心自己掉下去了,把自己惊醒,属于一种正常的生理现象。这个突然抖动的现象基本上 70% 的人都会出现,儿童青少年居多。

二、为什么会出现这种高空坠落的感觉呢

人体刚刚入睡的时候,处于较浅的睡眠状态,大脑皮质的神经细胞还有一部分尚未抑制,如果这个时候机体内外存在一些兴奋信息干扰了大脑皮质

的抑制,产生不能自制的神经反射,而且这种神经反射正好主导肌肉神经,那么这个时候就会产生自己不能克制的肌肉跳动,或者是腿部的抖动等,身体就会不受控制地震颤抖动一下,有一种坠落的感觉。

也有研究认为,通常情况下人体在睡觉的时候肌肉神经陷入昏睡,很久没有运动,所以会抖动一下来确认自身是否还活着,当然也有认为是身体疲劳或者精神过度紧张引起的。

 ## 知识拓展

一、周期性肢动症

周期性肢动症在 1953 年开始有报道,也称为夜间肌阵挛,一般随着年龄增长而增加,30~50 岁的人群出现率有 5%,60 岁以上可能有 40% 左右,主要表现为睡眠时候腿部异常运动,基本是发生三个有顺序的连续动作:拇指伸展,足踝背曲,膝关节髋关节弯曲,运动很刻板单一,呈周期性出现,一般每次持续几秒钟,容易使患者频繁地惊醒甚至伤害到自己和其他人。患者一般意识不到肢体的运动,只是感觉自己容易惊醒,或者很难入睡,睡不踏实。如果反复出现,需要就诊。

二、不宁腿综合征

不宁腿综合征最早在 1672 年就有描述,可发生在任何年龄段,3%~15% 的发病率,随着年龄增加发病率也增加。不宁腿综合征指下肢反复突发难以表达难以忍受的不舒服感觉,促使患者频繁地活动受累的肢体,一般短时间内得到缓解,常常在入睡前出现或者加重,入睡后就会消失。往往这样的患者,会表现出入睡困难,白天疲乏无力容易犯困。专家建议这样的患者不能饮用咖啡等刺激性食品,保持规律的锻炼。

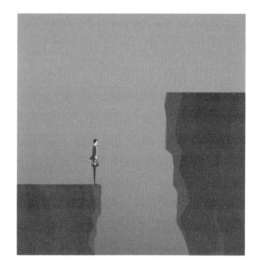

三、节律性运动障碍

节律性运动障碍以儿童多见,一般不会出现在大于 7 岁的儿童。

3%~15% 的正常儿童会出现节律性运动障碍,尤其以 9 月龄的幼儿多见,表现为睡眠期间反复的有节奏的头部或者身体撞击摇摆和翻滚为特征。撞头型最为常见,患儿一般仰卧位,用额部撞击床头,也有摇头型,患儿仰卧位的时候头会向两侧摇晃,还有身体摇摆型和身体滚动型。有时候患儿撞击的力量相当大,有可能会引起头皮裂伤和头颅内出血等,所以需要及时就诊。

 ## 误区解读

睡梦中蹬腿是儿童青少年在长身体吗

很多老人认为小孩在睡梦中忽然一蹬腿或者一抖动,是在长身体,就目前的科学研究没有证实这个说法是正确的,但是刚睡下时候感觉坠入深渊或者踏空等感觉而发生抖动抽动或者蹬腿,一般属于正常的生理现象,也有研究认为可能白天过于兴奋,或者过于疲惫焦虑等;但是如果反复出现影响睡眠质量,需要就医,因为也有可能是大脑神经元异常放电引起的。

小贴士

虽然很多研究认为睡梦中坠落感而抖动或者抽动,属于正常的生理现象,但是如果反复发作还是要及时就医。专家建议白天不要极度兴奋,最好保持良好的午休习惯和睡姿,减缓压力,调整心态,减少咖啡等刺激性食品的摄入,睡前不要剧烈运动,睡眠姿势要保障呼吸通畅。

（劳雅琴　卞　丽）

参考文献

［1］ 王传蕾,刘春梅,朱建楠,等.异态睡眠的诊治［J］.中国临床医生杂志,2018,46(8):890-891.

［2］ 王晓玲,李晓驷,季益富,等.大一新生梦境主题的质的研究［J］.中国健康心理学杂志,2012,20(1):100-102.

［3］ 孙燕红,陈天玉,梁建民.儿童及青少年常见睡眠障碍性疾病［J］.中风与神经疾病杂志,2019,36(2):184-186.

［4］ 赵鑫,陈玉燕.儿童睡眠障碍研究进展［J］.浙江中西医结合杂志,2017,27(10):906-909.

［5］ 陈国艳,宿长军.发作性睡病伴快速眼动睡眠期行为异常研究现况

［J］.临床神经病学杂志,2012,25(6):477-478.

［6］　张蕊蕊,张红菊.发作性睡病研究进展［J］.中风与神经疾病杂志, 2019,36(7):594-596.

［7］　李群彦,周正宏,刘伟,等.慢波睡眠的基础与临床［J］.神经疾病 与精神卫生,2019,19(1):84-87.

［8］　中华医学会神经病学分会睡眠障碍学组.中国快速眼球运动睡眠 期行为障碍诊断与治疗专家共识［J］.中华神经科杂志,2017,50 (8):567-571.

［9］　王晓玲,李晓驷,季益富,等.有无焦虑抑郁情绪的大一新生梦境主 题的比较［J］.安徽医科大学学报,2012,47(9):1145-1147.

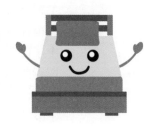

第四十二节
老花眼街边买副眼镜就行吗

小案例

老李今年54周岁,近期感觉在阅读文件的时候有点看不清字,一定要把文件放得远远的才能看得稍微清楚一点,而且阅读了一会儿文件,就觉得眼睛疲劳。一个休息天的下午,他和邻居老张一起在院子里下象棋,老张今年有68周岁了,带着一副老花镜,他们两个边下棋边聊天,"不能不服老啊,眼睛看不清楚了,需要带老花镜了",老张说,老李一听,感觉自己的眼睛也是看不清楚了,就顺便让老张的老花镜摘下来,往自己的鼻梁上一架,他顿时感觉视物非常清晰,就问老张这个眼睛从哪里购买的,老张说就在附近的一个街上,有几个摊位上经常有卖这个老花镜。

全科医生:老花眼在医学上称为老视,是人类正常的生理现象。老视不是在老年期才能发生,40岁之后都有可能会老视。老花眼如果没有科学佩戴老花镜,会影响视力和生活质量。那么下面就给大家介绍一下老花眼和老花镜。

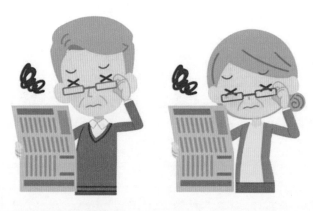

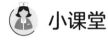 ## 小课堂

一、什么是"老花眼"

老花眼在医学上称为老视，是人体的一种自然老化现象。正常人一般在40岁之后出现近距离阅读困难，或者在暗光下和早晨时候更加明显，并且随着年龄的增加，症状可能会加重，发生老视的概率也是增加的。

有关老视的发生机制，目前尚没有完全清楚。但是至今大部分专家教授和学者认可的机制是，随着年纪的增长，眼睛晶状体逐步硬化，晶状体囊的弹性也开始下降，当眼球看近物时候，睫状肌收缩，晶状体悬韧带松弛，晶状体弹性面由于弹性下降而变凸不利，导致阅读或者近距离工作生活困难。

二、老视的流行病学

很多研究认为，50周岁之后几乎所有的人都存在老视，这是一种正常的生理的自然现象。老视可能与年龄、紫外线照射、环境平均气温，还有性别等有关。紫外线照射过多、环境温度过高，女性等因素，都是加速老视发展的主要原因。

三、老视的干预方法

老视可以用框架眼镜、隐形眼镜、角膜手术或者人工晶体等治疗。前面两种是主要的传统治疗方法，也是目前很多老年人采用的最安全、有效、操作简单及经济的方法。

1. 非手术治疗　非手术治疗是目前传统的老视矫正方法，经济便捷，主要是框架眼镜和角膜接触镜两种。①单光框架眼镜：当前很多老年人群中最普及的矫正方法，一般都是用于看近物，如果要看远处就不是很清晰；②双光眼镜：它解决了看近物的问题，也解决了看远物的问题，但是看中间距离物体的时候会模糊；③渐变多焦眼镜：使用这种眼镜，看上方的时候就是看远物，看下方的时候就是看近物，看中间的时候就是看中间距离的物体，弥补了前两种眼镜的缺陷，但是由于放大率的问题，使用者常常有不适感或者眩晕；④角膜接触镜：分为单眼视、双眼视、双焦和多焦镜，价格稍微昂贵且佩戴和维护有点麻烦，有时候会损伤角膜，所以没有在老年人群中得到广泛的应用。

2. 手术治疗　老视的手术方法，是基于晶状体调节功能的机制和老视成因的病例假说理论，主要分为巩膜方式、角膜方式和晶状体方式。巩膜方式

如巩膜扩张术和射频巩膜手术；角膜方式如角膜成形术、激光切削术及角膜层间植入术；晶状体方式如屈光性晶状体摘除联合焦点人工晶状体植入术、晶状体摘除联合新型可调节后房型人工晶状体植入术、激光透明晶状体修饰术及注入式人工晶状体植入术。

四、选择合适的老花眼镜很重要

1. 出现眼花不可忽视　一般正常人到了 40 周岁之后，会开始视力模糊，不自主把物体拉远了看，很多人感觉自己还没有老，没有必要去检查。如果长时间撑着不去佩戴，可能会影响生活工作，出现更多的眼部症状。其实，如果自己发现看近距离的东西需要拉远了才能清晰，或者近距离看近物半小时之后就开始眼睛疲劳，或者喜欢更亮的灯光下才能看清东西，那么需要去医院检查，一方面可以发现自己眼睛的相关问题，也可以发现眼花是否真正是眼睛老化的问题，因为也有其他疾病会引起眼睛的老花。

2. 选择合适自己的度数　很多老年人为了方便，试着别人的老花镜感觉清楚了，就按照他人的度数随便在路摊上购买一个；也有的老年人，甚至就使用家里老伴的老花镜。其实，每个人的老花镜都是不一样的，需要科学佩戴：每个人眼睛的瞳距，老化的程度以及自身的疾病状况和生活习性不一样，需要区别对待老花镜。首先要去正规医院验光，验光不仅可以发现视力的其他疾病，还可以根据自己不同的问题佩戴适合自己的老花镜；有些老年人患有近视或者散光等情况，在医院验光和检查之后可以把相关的情况综合考虑后，医师会给出更加科学的配镜建议。

3. 配好老花镜之后还需要定期复查　40 周岁之后，眼睛逐步老化。随着年龄的增长，眼球的晶状体逐步硬化，睫状肌的调节能力逐步衰退，看近物的调节能力越来越差，一般老花眼的度数也随之增加，加之老年人也容易患白内障等其他眼部疾病，所以需要定期去医院检查眼睛，一方面可以做好眼睛的保健，排查眼睛的其他疾病，另外可以根据自身的眼睛老化的度数，调整好舒适的老花镜，提高生活质量。

 ## 误区解读

一、只有老年人才有老花眼

老视是人群中机体老化的正常生理现象，但是不是只有到了老年期才会有老花眼。根据流行病学资料显示，人体到了 40 周岁之后，眼睛的晶状体开始逐渐变硬,睫状肌收缩功能减退,导致眼睛老化而老视。一般在40周岁之后的20年,随着年龄的增加,老视的程度随之显著。所以有些人群在40~45周岁就开始出现老视了。但是目前尚没有完全一致的发生机制。

二、近视的人不会得老视

在日常生活中,在老年人群的茶话中,会有这种声音,认为你是老花眼是因为你之前不是近视眼,而我是近视眼,今后就不会老花眼。这种说法是不正确的。因为随着年纪的增长,每个人的眼睛都会老化,睫状肌调节功能都会衰退,近视的人也不会例外。近视和老视的成因决定了两者不能相互抵消。近视是由于用眼过度等因素,导致眼轴拉长,角膜曲率增大,平行光线不能准确聚焦于视网膜而导致视力模糊;老视则是随着年纪增长,睫状肌调节能力下降,使得眼睛看近物时候不能很好地对焦,导致视力模糊。所以只要上了年纪,近视眼的人群也会得老视。

🗒 小贴士

老视是人群的正常老化生理现象,不是疾病。但是要预防老化进程,还是需要定期做好眼部保健,定期到正规医院检查眼睛,避免过强的紫外线照射和过高温度的刺激。如果出现看近物模糊,不管在中年期还是老年期,一定要正视问题,及时到正规医院检查,排除其他的眼部疾病和相关其他系统的疾病,然后经过验光后,选择适合自己生活特点和符合自己经济状况的老花干预方法,定期复查,并保持眼睛的清洁,才能享受健康的视觉幸福。

（马庆华　劳雅琴）

参考文献

[1]　林启,袁晴,邵毅 . 老视的巩膜手术研究进展[J]. 中国老年学杂志,2019, 39 (20):5124-5128.

[2]　陈咏冲,朱文珲,周建华,等 . 老年视残患者的屈光状况分析[J]. 中国康复,2010, 25 (5):396-397.

[3]　罗兴中,罗红强 . 老视的治疗研究现状[J]. 中国实用眼科杂志,2013, 31 (9):1081-1083.

[4]　孙葆忱 . 未加矫正的老视与视力损害[J]. 眼科,2011, 20 (2):81-84.

[5]　唐静,邓应平 . 老视矫正的研究进展[J]. 实用医院临床杂志,2014, 11 (6):7-11.

［6］ 祁媛媛,王岳秀.老视治疗的研究进展[J].中国实用眼科杂志,
     2011,29(7):649-655.

［7］ 张丽云,卢炜.调节机制和老视的研究[J].国外医学(眼科学分册),
     2001,25(5):303-307.

［8］ 杨晓萍,赵汝兰.中年人老视配镜情况调查分析[J].西部医学,
     2008,20(2):425-426.

第二章

外出旅行
生活常识

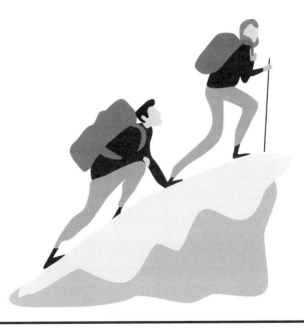

第一节
外出旅行如何预防传染病

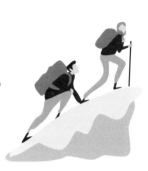

小案例

妈妈：我家宝宝 7 岁了，今年五一出国旅游时，宝宝被蚊子叮了好几个包，当时只简单涂了风油精和花露水，并没有很重视。回国后大约一周，宝宝出现发热、腹泻、呕吐，甚至有出血点等状况，急忙去医院检查，说是得了登革热，幸好及时就医，很快就痊愈出院了。那我们外出旅行时该怎么做才能避免感染传染病呢？

全科医生：相信这是很多旅客共有的烦恼，不仅是幼儿，成人同样有很大可能在旅途中感染传染病，下面我们就来介绍一下，外出旅行时该怎么做才能避免感染传染病。

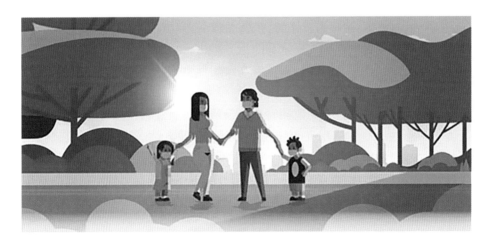

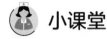
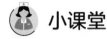 **小课堂**

一、什么是传染病

传染病（infectious disease）：是由病原体引起的，能在人与人、动物与动物以及人与动物之间相互传播的疾病。病原体（细菌、病毒、立克次体、螺旋体、寄生虫等）通过感染的人、动物或储存宿主直接或间接地引起传播，感染易感者。

二、我国的法定传染病是什么？是如何管理的

在参照国际上统一分类标准的基础上，结合中国的实际情况，将全国发病率较高、流行面较大、危害严重的 39 种急性和慢性传染病列为法定管理的传染病，并根据其传播方式、速度及其对人类危害程度的不同，分为甲、乙、丙三类，实行分类管理。

1. **甲类传染病**　也称为强制管理传染病，包括：鼠疫、霍乱。对此类传染病发生后报告疫情的时限，对患者、病原携带者的隔离、治疗方式以及对疫点、疫区的处理等，均强制执行。

2. **乙类传染病**　也称为严格管理传染病，包括：传染性非典型肺炎、艾滋病、病毒性肝炎、脊髓灰质炎、人感染高致病性禽流感、麻疹、流行性出血热、狂犬病、流行性乙型脑炎、登革热、炭疽、细菌性和阿米巴性痢疾、肺结核、伤寒和副伤寒、流行性脑脊髓膜炎、百日咳、白喉、新生儿破伤风、猩红热、布鲁氏菌病、淋病、梅毒、钩端螺旋体病、血吸虫病、疟疾、人感染 H7N9 禽流感。对此类传染病要严格按照有关规定和防治方案进行预防和控制。其中，传染性非典型肺炎、炭疽中的肺炭疽、人感染高致病性禽流感虽被纳入乙类，但直接采取甲类传染病的预防、控制措施。

3. **丙类传染病**　也称为监测管理传染病，包括：流行性感冒、流行性腮腺炎、风疹、急性出血性结膜炎、麻风病、流行性和地方性斑疹伤寒、黑热病、包虫病、丝虫病，除霍乱、细菌性和阿米巴性痢疾、伤寒和副伤寒以外的感染性腹泻病、手足口病。对此类传染病要按国务院卫生行政部门规定的监测管理方法进行管理。

三、外出旅行易患上的传染病

外出旅行易患传染病主要包括：肠道传染病、呼吸道传染病（上呼吸道感

染、白喉、流脑等)、皮肤传染病(钩端螺旋体病、钩虫病、血吸虫病等)、病毒性肝炎(甲肝、乙肝等)、性传播传染病、食源性和水源性传染病(腹泻、霍乱、痢疾等)、人兽共患传染病、虫媒传染病(疟疾、登革热、恙虫病、钩虫病、血吸虫病等寄生虫病等)等。

四、旅游疾病的感染途径

1. **食源性传染病的传播**　被污染的食品和饮料是传播食源性疾病的重要媒介。某些旅游地方的风俗习惯不同,会有生食海产品,或者喝生水等习惯,都可以引起细菌性痢疾、甲肝的感染;有些动物肉类加工加热不够,可以引起出血性肠炎和沙门氏菌感染等;有些餐具消毒不严格,同样也会引起食源性传染病的发生。

2. **性行为疾病的传播**　人口流动是性传播疾病传播的一个重要因素。有些旅游地区会有一些淫乱活动场所,况且在东南亚和南亚地区,性病也有增加的趋势,如果没有控制住自己的欲望,将可能感染某些性病。

3. **虫媒传播的疾病**　蚊子、苍蝇可以传播多种疾病。蚊虫叮咬会传播疟疾、登革热和乙脑,而苍蝇可以污染食物,传播痢疾和霍乱等肠道腹泻性疾病。

4. **呼吸道疾病的传播**　旅游途中,难免会在一个交通工具上拥挤,也会到人群聚集的地方去购物等,如果没有很好的防护措施,可能会传播流行性感冒、肺结核等疾病。

五、外出旅行途中注意事项

1. **准备充分**　不论是在国内还是出国旅游,出发前都应做一次身体检查,并征求医生的意见。出行前应对旅游目的地的地理环境、风土人情、卫生状况有一定的了解。征求医生建议,是否需接种相关疫苗。

2. **带齐各种药品**　如防止晕车的药、创可贴、止痛膏、感冒药以及抗生素类、抗过敏药物等。若有心脑血管病、糖尿病等,应带足常备药品及急救药品。

3. **旅游中谨防传染病**　火车车厢和公交车厢是公共场所,患有流感的乘客讲话、咳嗽时,会通过空气将细菌传染给他人,车厢内的拉手、椅背、扶手、车窗等部位都可能带有病菌,因此应尽量少接触这些地方。如可能,可将车厢窗户适度打开,通风换气,保持车厢内空气新鲜,以保证身体健康。

4. **旅游的日程安排最好与平时的作息时间一致**　按时起床、休息,定时定量进餐。注意饮食卫生,多吃清淡食物,如蔬菜、瓜果等。注意劳逸结合,安排各种活动需适时而有节制,保证充足睡眠,避免过度疲劳导致身体抵抗力下降。衣服应宽松,并根据气候变化适度增减。

5. 做好预防蚊虫准备 蚊虫叮咬容易传播传染病,所以出发前应该了解旅行目的地的环境情况,准备好防蚊设施设备,必要时购买一些驱蚊药物等。

 知识拓展

一、传染病是通过什么途径来传播的

病原体从传染源排出后,侵入新的易感宿主前,在外环境中所经历的全过程即传播途径。外界病原体需借助媒介物或者传播媒介才能进入易感宿主体内。

传染病的传播方式分为:

（一）水平传播

病原体在外环境中借助传播因素实现人与人之间的传播。包括:

1. 经空气传播 经飞沫传播、经飞沫核传播、经尘埃传播。

2. 经水传播 饮用水传播和疫水接触传播。

3. 经食物传播 作为媒介物的食物可分为本身含有病原体的食物及被病原体污染的食物。

4. 经接触传播

（1）直接接触传播:没有外界因素参与,易感者与传染源直接接触而导致的疾病传播。

（2）间接接触传播:易感者接触了被病原体污染的物品所造成的传播,又称为日常生活接触传播。

5. 经节肢动物传播 又称虫媒传播,指经节肢动物机械携带和吸血叮咬来传播疾病。

6. 经土壤传播 易感者通过接触被病原体污染的土壤所致的传播。经土壤传播传染病的流行病学意义取决于病原体在土壤中的存活时间、人与土壤的接触机会、个人卫生习惯和劳动条件等。

7. 医源性传播 易感者在接受治疗或检查时由污染的医疗器械导致的疾病传播。

8. 输血、药品或生物制剂被污染而导致的传播 如患者由于输血而感染乙型肝炎、艾滋病等。

（二）垂直传播

在怀孕期间和分娩过程中,病原体通过母体直接传给子代。

二、不同传播途径传染病的流行特征分别是什么

（一）经空气传播的传染病流行特征

传播广泛,发病率高;有明显的季节性,冬春季高发;在没有免疫预防人群中,发病呈周期性;居住拥挤和人口密度大的地区高发。

（二）经饮用水传播所致传染病的流行特征

病例分布与供水范围一致,有饮用同一水源史;除哺乳婴儿外,发病无年龄、性别、职业差别;如果水源经常受到污染,则病例终年不断;停用污染水源或采取消毒、净化措施后,流行即可平息。

（三）经食物传播的传染病的流行病学特征

患者有进食相同食物史,不食者不发病;患者的潜伏期短,一次大量污染可引起暴发;停止供应污染食物后,暴发或流行即可平息;如果食物被多次污染,暴发或流行可持续较长的时间。

（四）间接接触传播传染病的流行特征

病例多呈散发,但可在家庭成员之间传播而呈现家庭中病例聚集的现象;卫生条件差、卫生习惯不良的人群中病例较多。

（五）经节肢动物传播的传染病的流行特征

有一定的地区性,病例与传播媒介的分布一致;有明显的季节性,病例消长与传播媒介的活动季节一致;某些传染病有职业分布特征;有一定的年龄差异,老疫区儿童病例较多;新疫区病例年龄差异不明显。

三、我们该怎么做来预防传染病发生

关键在早发现、早治疗。针对传染源污染的环境采取有效措施消除或杀灭病原体,如消毒、杀虫等,另外还需进行预防接种、药物预防、做好个人防护等。从卫生机构的角度来讲,应改善饮用水条件,实行饮水消毒;结合城乡建设,搞好粪便无害化、污水排放和垃圾处理工作;建立健全医院及致病性微生物实验室的规章制度,防止致病性微生物扩散和院内感染。

 误区解读

一、传染源只有携带病原体的患者吗

不是,传染源包括患者,还包括病原携带者和受感染的动物。

1. 患者是重要的传染源　患者体内存在大量病原体,又具有某些有利于

病原体排出的临床症状。患者排出病原体的整个时期称为传染期,传染期的长短可影响疾病的流行,传染期是决定传染病患者隔离期限的重要依据。

2. **病原携带者**　包括带菌者、带毒者和带虫者。

3. **受感染的动物**　脊椎动物与人类之间可以自然传播的疾病和感染称为人兽共患疾病。动物作为传染源的流行病学意义,取决于人与受感染动物的接触机会和密切程度、受感染动物的种类和密度,以及环境中是否有适宜该疾病传播的条件等。

二、患过传染病就永远不会再患该种传染病吗

不是。部分传染病存在感染后免疫,即传染病痊愈后,人体对同一种传染病病原体产生不感受性。不同的传染病、病后免疫状态有所不同,有的传染病患病一次后可终身免疫,有的还可再感染。

📋 小贴士

居民外出旅行,尤其是到境外旅行时,应提前上网查询或向有关部门咨询了解旅行目的地近期传染病流行和公共卫生状况,有针对性地做好疫苗接种、常用药物、防蚊灭蚊等准备。在热带地区注意着长衣长裤,涂抹蚊虫趋避剂,避免蚊虫叮咬。旅途中尽量避免接触野生禽(畜)或进入野禽栖息地,特别是病死禽(畜)。如旅行出发前感到身体不适,例如出现发热、咳嗽、咽痛、肌肉疼痛、腹泻等,建议改变计划,尽早就医,痊愈后再外出旅行。

(马庆华　徐　亮)

参考文献

[1]　刘绪泉.中华人民共和国传染病防治法[J].社区医学杂志,2003,1(1):1-3.

[2]　汪建荣.《传染病防治法》的修订与主要变化[J].上海预防医学,2004,16(12):569-574.

[3]　万红莲.旅游与传染病的关系及防治对策研究[D].西安:陕西师范大学,2004.

[4]　邓瑞姣,方辉,熊国强,等.旅游热潮与传染病的传播[J].实用预防医学,2002,9(4):430-431.

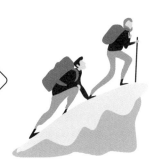

第二节
突遇自然灾害，
你会现场急救吗

🩺 小案例

小东:有一次我们到四川去旅游,晚上吃饭时突发地震,当时很慌乱。如果下次再遇到这种情况,尤其是受伤时应该怎么办呢?

全科医生:在旅游期间一定要做好多方面的防护,尤其是到野外或地震等自然灾害高发区时,一定要注意及时的回避自然灾害带来的伤害,保证自身的安全。下面我们就来介绍下,旅游期间突遇自然灾害应该怎么处理。

👩 小课堂

一、什么是自然灾害

自然灾害是指在旅途过程当中出现的火灾、泥石流、地震、暴风和台风等原因所引起的一些对人体产生伤亡和伤害的紧急事件,可能会引起疾病、伤害、死亡等各种不良的后果。

二、遇到自然灾害的处理方法

（一）遇到泥石流、滑坡等灾害时

遭遇泥石流时,不能沿沟向下或向上跑,应向两侧山坡上跑,离开沟道、河谷地带,但注意不要在土质松软、土体不稳定的斜坡停留,以免斜坡失稳下滑。另外,不要上树躲避,因泥石流不同于一般洪水,其流动中可沿途切除一切障碍,泥石流所到之处,大树极有可能被连根拔起,所以上树逃生不可取。应避开河（沟）道弯曲的凹岸或地方狭小高度又低的凸岸,因泥石流有很强的

211

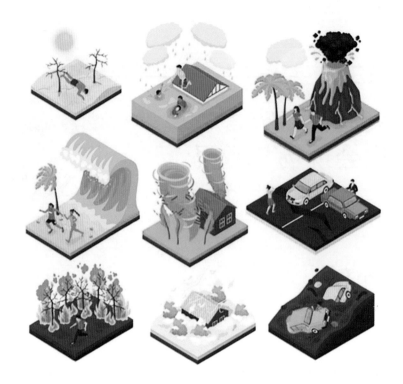

掏刷能力及直进性,这些地方很危险。

滑坡灾害即将发生时,首先应保持冷静,不要慌乱。应迅速环顾四周,向较为安全的地方撤离。一般情况下只要行动迅速,都有可能脱离危险地段。撤离时,以向两侧跑为最佳方向。尽可能不到泥石流经常发生地区旅游。旅行必须经过可能发生泥石流的地段时,要听当地有关预报,进入这些地区要听从指挥。

（二）遇到山洪灾害时

山洪是指由于暴雨、冰雪融化或拦洪设施溃决等原因,在山区(包括山地、丘陵、岗地)沿河流及溪沟形成的暴涨暴落的洪水及伴随发生的滑坡、崩塌、泥石流的总称。在容易出现山洪的景区,每遇连降大暴雨时,必须保持高度警惕。如有异常情况,应立即组织人员迅速脱离现场,就近选择安全地方落脚,并设法与外界联系,做好下一步救援工作。切不可心存侥幸或救捞财物而耽误避灾时机,造成不应有的人员伤亡。山洪来临时,要保持冷静,迅速判断周边环境,尽快向山上或较高地方转移,不要沿着行洪道方向跑,要向两侧快速躲避,千万不要轻易涉水过河。

（三）遇到台风灾害时

台风期间,尽量不要外出行走。必须外出时,应穿上轻便防水的鞋子和颜色鲜艳、紧身合体的衣裤,把衣服扣扣好或用带子扎紧,以减少受风面积,并穿好雨衣,戴好雨帽,系紧帽带。顺风时不能跑,否则会停不下来,甚至有被刮走的危险。要尽可能抓住墙角、栅栏、柱子或其他稳固的固定物行走。在建筑物密集的街道行走时,要特别注意落下物或飞来物,以免砸伤。走到拐弯处,要停下来观察一下再走,贸然行走很可能被刮起的飞来物击伤。经过狭窄的桥或高处时,最好伏下身爬行,否则极易被刮倒或落水。另外,强台风过后不久,一定要在房子里或原先的藏身处待着不动。

(四)遇到暴风雨灾害时

雷雨天气时,不要停留在屋顶平台上,在户外空旷处不宜进入孤立的棚屋、岗亭。要远离建筑物外露的水管、液化气管等金属物体及电气设备。不宜在大树下躲避雷雨,如万不得已,则须与树干保持 3 米距离,下蹲并双腿靠拢。在候车亭等金属棚屋下避雷雨应双腿并拢,不接触柱子。如果户外遭遇雷雨,来不及离开高大物体时,应马上找些干燥的绝缘体放在地上,并将双腿合拢坐在上面,切勿将腿放在绝缘体以外的地面上。

另外,雷雨天气不宜在旷野中打伞,或高举羽毛球拍和其他较长物体。雷雨天要关好门窗,防止球形雷侵入。雷电时不要接听电话,停止操作计算机及各类家用电器,马上摘下耳机。头顶或附近已开始打雷时,马上停止洗澡、洗手等事项,与自来水管、其他从室外和屋顶引进的金属管件线(包括电话线)、电话机、通电的灯泡和家电等至少保持一米的距离,不与金属门窗、防盗窗、阳台金属晾衣架接触。

 ## 知识拓展

一、雷击自然灾害的院外急救

当你站在一个空旷的地方,如果感觉到身上的毛发突然立起来,皮肤感到轻微的刺痛,甚至听到轻微的爆裂声,这就是雷电快要击中你的征兆。遇到这种情况,你应马上蹲下来,身体前倾,把手放在膝盖上,曲成一个球状,千万不要平躺在地上。不要用手撑地,应同时双手抱膝,胸口紧贴膝盖,尽量低下头。

被闪电击中后,强大的电压使人的心脏停止跳动,出现失去知觉和发生假死现象,这时千万不要以为已经没救了。在未完全证实患者已经死亡之前,如果能在 4 分钟内以心肺复苏法进行抢救,可能会让心脏恢复跳动。

发生雷电伤人事件后,市民在打"120"求助的同时,对于轻伤者,应立即转移到附近避雨避雷处休息；对于重伤者，要立即就地进行抢救，迅速让伤者仰卧，并不断地做人工呼吸和心肺复苏术，直至呼吸、心跳恢复正常为止。

二、地震泥石流等自然灾害的现场急救

灾区医疗站或灾区医院对现场送来的伤员进行早期处理，包括重新检伤分类、纠正包扎、固定、卫生整顿、清创、手术止血、抗休克、抗感染以及对有生命危险的伤员实施紧急手术处理，填写简要病历或伤情卡片，然后迅速送到后方医院或中转医疗所。

三、水灾等自然灾害的现场急救和处理

1. 转移至高处

2. 室内临时阻挡洪水　为防止洪水涌入屋内，首先要堵住大门下面所有空隙。最好在门槛外侧放上沙袋，沙袋可用麻袋、草袋或布袋、塑料袋，里面塞满沙子、泥土、碎石。如果预料洪水还会上涨，那么底层窗槛外也要堆上沙袋；如果洪水不断上涨，应在楼上储备一些食物、饮用水、保暖衣物以及烧开水的用具

3. 自救　如果水灾严重，水位不断上涨，又等不到救援时，可自制木筏逃生。任何入水能浮的东西，如床板、箱子及柜子、门板等，都可用来制作木筏。如果一时找不到绳子，可用床单、被单等撕开来代替；在爬上木筏之前，一定要试试木筏能否漂浮，收集食品、发信号用具（如哨子、手电筒、旗帜、鲜艳的床单）、划桨等是必不可少的。在离开房屋漂浮之前，要吃些含较多热量的食物，如巧克力、糖、甜糕点等，并喝些热饮料，以增强体力。

 ## 误区解读

一、地震发生时，一定要跑出去吗

不是。大多数的人都是在跑出楼房的过程中被砸死的。地震发生后，慌慌张张地向外跑，碎玻璃、屋顶上的砖瓦、广告牌等掉下来砸在身上是很危险的。尤其是在地震发生时，应注意保护好头部。

二、被闪电击中的人体内还有电吗

错。被雷电击中倒地后，一般体内不会再有电，目击者可评估周围环境安全后，及时对被雷电击中者实施抢救如心肺复苏等。

小贴士

自然灾害后需要注意的问题：做好环境清理和消毒工作,科学处理粪便、垃圾和污水,消灭苍蝇、蟑螂和老鼠;注意饮水卫生,做到不喝生水,同时保护水源,做好饮用水的消毒;一旦发生呕吐、腹泻等症状,要及时到医院就诊。

(张艳凯)

参考文献

［1］ Murray Kristy O,Castillo-Carandang Nina T,Mandalakas Anna M, et al. Prevalence of Tuberculosis in Children After Natural Disasters, Bohol,Philippines［J］. Emerging infectious diseases,2019,25(10): 70-74.

［2］ 张昕.坚持夯基垒台防控风险隐患 全面提高自然灾害防控救援能力——关于应急管理体系建设的若干思考［J］.中国应急管理, 2019(6):45-47.

［3］ 李娜.自然灾害发生时急诊护理分工是急救成功的有力保障.浙江省医学会创伤医学分会、上海市医学会创伤专科分会、江苏省医学会创伤医学分会.第四届长三角地区创伤学术大会暨2014年浙江省创伤学术年会论文汇编［C］.浙江省医学会创伤医学分会、上海市医学会创伤专科分会、江苏省医学会创伤医学分会:浙江省科学技术协会,2014:2.

［4］ 许婷.地震后,该如何进行心理急救［N］.健康报,2014-08-13(007).

宾馆安全卫生知多少

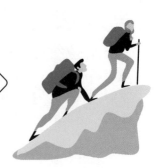

小案例

某市卫生监督部门集中开展专项整治行动,共有59家单位在卫生信誉等级评定复审工作中,被予以"降级",其中不乏一些知名连锁酒店。"衣架发霉、床单被褥有污渍、抹布使用不规范、防毒面罩过期……"近日,记者走访某市多家连锁酒店暗访调查后发现,不少酒店在清洁用具、桌面墙壁等方面存在卫生问题。与此同时,记者发现部分酒店所存在的消防隐患、卫生标识不清晰等问题也成为消费者所诟病的老大难问题。实际上,在本次所抽样检查的酒店前,有些连锁酒店就曾被多次曝出卫生问题。

小课堂

一、宾馆杯子、毛巾等物品卫生

某些宾馆的杯子、毛巾等看起来很干净,其实不然,一般情况下,某些宾馆的保洁人员只是简单地擦洗杯子,甚至会用抹布擦洗;部分毛巾由于清洗不到位,消毒不严格,造成真菌和肠道菌群的滋生,使用后会染上一些皮肤疾病。杯子不干净,尤其部分酒店抽查发现杯子大肠杆菌检测超标,会导致某些肠道疾病的感染,如果非要使用的话,尽量用热水烫过之后再使用。

二、宾馆的化妆品卫生

大部分酒店在卫生间免费提供洗浴用品和护肤品,有洗发水、沐浴露和润肤露等。部分酒店的化妆品是没有生产厂家和生产日期保质期的,化妆品卫生标识合格率低下。在很多次宾馆用化妆品抽查中发现,细菌总数严重超出《化妆品卫生标准》规定,使用会影响身体健康。

三、宾馆内微环境空气卫生

大部分宾馆采用了集中空调通风系统,但是很多宾馆空调系统在改善室内微环境的同时由于本身设计、长期运行、清洁不当及缺乏有效管理等原因,已经成为建筑物室内空气污染的主要来源之一,导致部分空调系统送风中可吸入颗粒物(PM10)、细菌总数及真菌总数超标。近年来研究发现可吸入颗粒物表面附着大量有害物质,由于颗粒直径大,容易被人体吸入,并且颗粒物会造成呼吸系统、免疫系统及生殖系统的损伤。

四、马桶一定要清洁

酒店的马桶在使用之前一定要垫上马桶专用纸,或者用消毒用具进行彻底的消毒,否则,容易损害到我们的身体健康。

 知识拓展

一、室内甲醛对人体健康的影响

眼睛对甲醛感受最敏感,嗅觉和呼吸道次之。空气中甲醛 <1.2mg/m³ 时,对嗅觉的刺激作用轻微,但是超过 3.6mg/m³ 时刺激增强,接触 30 秒就会引起流泪和咽喉干燥不适。如果长期吸入的话,会造成慢性呼吸道疾病和致癌作用。所以入住宾馆要尽量开窗通风半小时以上。

二、空调系统中的军团病

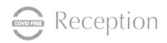

中央空调冷却塔是已经被公认的军团菌的一个重要传染源,世界上的多起军团菌暴发与中央空调系统冷却塔有关。国际标准化组织早已把水源中军团菌的检测作为水质细菌学检查的一部分,我国原卫生部在 2003 年颁发的《公共场所集中空调通风系统卫生规范》中明确规定冷却塔水中不得检出军团菌,但

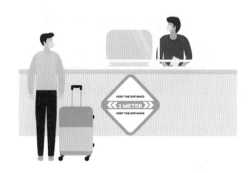

是由于主观上对军团病危害的认识不足,客观上采取的措施不力等原因导致军团菌在空调冷却塔水中有较高的检出率。

军团病是军团菌引起的一种人兽共患急性呼吸道传染病,以肺炎为主,并发神经系统、消化系统等多脏器功能改变,起病急,发展快,如果治疗不及时,病死率高。

误区解读

星级酒店的浴缸很干净,可以经常泡澡对吗

其实不然。大部分宾馆管理严格,浴缸也会很好地清洗消毒,但因为浴缸大,很难对其进行彻底消毒,如果消毒不到位会引起很多细菌和真菌的滋生,影响健康。所以建议尽量选择淋浴。

小贴士

一、先检查洗手间

进入房间后先检查洗手间,这里是最容易生小虫子的地方。另外,还要掀开床垫仔细查看,也不要忘了床头板后面。如果有类似发霉胡椒粉状的东西,就要找服务员解决。

二、行李不要放地上

行李放在地面上很容易受到各种小虫的入侵,尤其是铺有地毯的房间。行李尽量放在桌子上,并记得拉上拉链。为了保险起见,可以给行李套个塑料袋。

三、带上长袖睡衣和长睡裤

如果你担心酒店被褥的卫生,那就穿上自己的长睡衣和袜子睡觉。

四、远离浴缸,使用淋浴为主

五、回家后,所有行李尽量用热水清洗

六、必要时用驱蚊设备,以免被蚊虫叮咬

（马庆华 刘新华）

参考文献

［1］ 赵蔚英,韩金荣,王宏,等.长春市宾馆用化妆品卫生现状调查与管理对策[J].职业与健康,2005,21(12):2016-2017.

［2］ 余淑苑,彭朝琼,吴辉,等.深圳市酒店集中空调通风系统污染状况[J].环境与健康杂志,2007,24(6):426-428.

［3］ 宫菁,刘敏.甲醛污染对人体健康影响及控制[J].环境与健康杂志,2001,18(6):414-415.

［4］ 辜少虹,陈志,麦哲恒,等.广州市部分中央空调冷却塔水中军团菌污染状况[J].华南预防医学,2006,32(5):62-63.

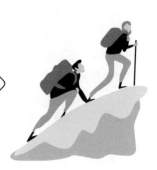

第四节

中暑了怎么办

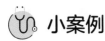

小案例

妈妈:我家宝宝上小学,天天在外面疯玩疯跑,这几天天气热,在学校上体育课时,突然晕倒。送到校医室,说是轻度中暑。我们下次再遇到这样的情况,可怎么处理好呢?

全科医生:暑假期间,气温升高,气候炎热,很容易出现中暑,下面我们就来介绍一下,遇到这种情况该怎么办。

小课堂

一、什么是中暑

中暑是指暴露在高温(高湿)环境和(或)剧烈运动一定时间后,吸热-产热-散热构成的热平衡被破坏,机体局部或全身热蓄积超过体温调节的代偿限度时发生的一组疾病,可表现为从轻到重的连续过程。

二、什么情况下容易发生中暑

高温、高湿、风速小、劳动强度大、劳动时间长等是中暑的主要致病因素。过度疲劳、未热适应、睡眠不足、年老、体弱、肥胖等都易诱发中暑。高温作业如机械制造工业的锻造、热处理车间;陶瓷、玻璃和砖瓦工业的炉窑车间;火力发电厂的锅炉等;印染、造纸工业车间;夏季露天作业如农业、建筑及搬运等劳动的场所。

三、中暑分级

1. **先兆中暑**　在高温环境下,出现头痛、头晕、口渴、多汗、四肢无力发酸、注意力不集中、动作不协调等,体温正常或者略微升高。如及时转运到阴凉通风处,降温和补水,短时间内即可恢复。

2. **轻症中暑**　除先兆中暑症状外,体温往往在38℃以上,伴有面色潮红、大量出汗、皮肤灼热,甚至出现四肢湿冷、面色苍白、血压下降、脉搏增快等表现。如及时转移到阴凉通风处,平躺解衣、降温补水,可于数小时内恢复。

3. **重症中暑**　分为热痉挛、热衰竭和热射病。热痉挛是一种短暂的间歇发作的肌肉痉挛,常发生于初次进入高温环境作业,或运动量过大时,大量出汗且水分、盐分补充不足者。热衰竭是指热应激后以血容量不足为特征的一组临床综合征,无明显中枢神经系统损害表现。热射病属于重症中暑,由于暴露在高温高湿环境中导致机体核心温度迅速升高,超过40℃,有意识障碍等多器官系统损伤的严重临床综合征。

四、中暑诊断依据

暴露于高温(高湿)环境和(或)剧烈运动一定时间后,出现下列症状或体征中的至少一项且不能用其他疾病解释:①头晕、头痛、反应减退、注意力不

HEAT STROKE SYMPTOMS

RED SKIN　　HEARTBEAT　　VOMITING

WEAKNESS　　TREMOR　　HEADACHE

集中、动作不协调;②口渴、心悸、心率明显增快、血压下降、晕厥;③恶心、呕吐、腹泻、少尿或无尿;④大汗或无汗、面色潮红或苍白、皮肤灼热或湿冷、肌痛、抽搐;⑤发热。

五、中暑急救

主要进行对症治疗,体温高者应迅速降低体温,适时给予维持水、电解质和酸碱平衡、抗感染等治疗。

1. **轻症中暑**　应使患者迅速离开高温作业环境,到通风良好的阴凉处安静休息,给予含盐清凉饮料,必要时给予葡萄糖生理盐水静脉滴注。

2. **重症中暑**　给予快速降温:对于高热患者早期降温很重要,称作降温"黄金半小时",迅速将患者转移到通风良好的阴凉处,最好停留在20℃以下的环境中,然后解开其衣物,可以将其颈部以下浸泡在冷水中,或者浸泡在小溪、池塘等水中;或者可以冷水直接喷洒其躯干。

中暑患者及时进行对症处理,一般可很快恢复,不必调离原作业。若因体弱不宜从事高温作业,或有其他就业禁忌证者,应调换工种。

 知识拓展

中暑类型及临床表现如下:

1. **热射病**　在热环境下作业时,人体内部和外部总体热负荷超过了散热能力,导致身体过热所致。其临床特点:突然发病,体温可>40℃,开始时大量出汗,以后出现"无汗",可伴有中枢神经系统症状:皮肤干热及意识障碍、嗜睡、昏迷等,死亡率甚高。

2. **热痉挛**　由于大量出汗,体内钠、钾过量丢失所致。其临床特点:明显肌肉痉挛和收缩痛,腓肠肌最常见。痉挛常呈对称性,时而发作,时而缓解。患者神志清醒,体温多正常。

3. **热衰竭**　在高温、高湿环境下,皮肤血流增加,但未伴有内脏血管收缩或血容量的相应增加,因此不能完全代偿,致脑部暂时供血减少而晕厥。其临床特点:一般起病迅速,先有头昏、头痛、心悸、出汗、恶心、呕吐、皮肤湿冷、面色苍白、血压短暂下降,继而晕厥,体温不高或稍高。通常休息片刻即可清醒,一般不引起循环衰竭。

在上述类型中,热射病最为严重,即使迅速救治,仍有20%左右的患者死亡。

误区解读

一、高温作业疾病"等于"中暑吗

这是片面的。高温作业疾病包括但不仅限于中暑。高温可致急性热致疾病(如刺热、痱子、中暑等)和慢性热致疾病(慢性热衰竭、高血压、心肌损害、消化系统疾病、皮肤疾病、热带性嗜睡、肾结石、缺水性热衰竭等)。

二、中暑了只要喝藿香正气水就可以了吗

从中医角度分析,中暑分为阳暑和阴暑。阳暑是指经过太阳高温暴晒导致的中暑;阴暑是夏日人体乘凉或者冷饮后,内有湿滞的中暑。藿香正气类药物属于温热型制剂,有解表化湿和理气散寒的功效,所以藿香正气水治疗的是阴暑。在网上流传的"中暑了就喝藿香正气水"这个说法也存在误区。

 小贴士

应提高防范意识,避免户外剧烈活动和阳光强烈暴露,在高温季节尽可能地减少外出。定期进行健康体检。饮食宜清淡易消化,给予高热量、高维生素、高蛋白、低脂肪饮食为主。养成良好的饮水习惯,及时补充水分,平时要注意多吃新鲜蔬菜和水果。高温天气可饮用预防中暑的降温饮品,如山楂汤、冰镇西瓜露、绿豆酸梅汤等。

(马庆华　周演铃)

参考文献

[1] 曹素贞.中暑就喝藿香正气水?[J].家庭医药·快乐养生,2019(7):44-45.

[2] 宋青,毛汉丁,刘树元.中暑的定义与分级诊断[J].解放军医学杂志,2019,44(7):541-545.

[3] 中国健康教育中心.预防中暑健康教育信息(公众版)[J].健康向导,2018,24(5):50-51.

[4] 朱志媚.高温作业对某钢铁企业工人健康状况影响的研究[D].广州:中山大学,2010.

[5] 江兰,钟向前.高温作业职工肾结石患病情况调查[J].中国职业医

学,2003,30(2):61-62.

[6] 全军热射病防治专家组.暑期部队高强度训练预防中暑专家共识
[J].空军医学杂志,2019,35(4):283-288.

[7] 刘喆滢,吉晶晶,洪欣欣,等.重症中暑临床救治方法现状与研究进
展[J/OL].中华重症医学电子杂志,2019,5(2):176-184.

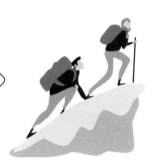

第五节
海边游泳安全事项知多少

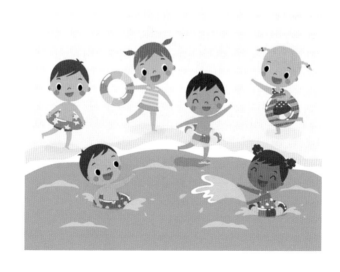

小案例

　　阳光、沙滩、海浪……北海作为我们国家的沿海旅游胜地，每年都会吸引大批游客前往游玩，正值盛夏，又是暑期，游客也是一天比一天多。对于一些头一次见到大海的游客，难免抑制不住心中的兴奋，一头扎到海里游泳、冲浪。殊不知，在不了解海况时就下海游泳，危险重重。今年暑假仅仅一个月时间就有数名游客在北海溺水身亡。由此引发人们的深思，海边游泳安全需要重视吗？怎么才能做到海边游泳安全呢？

　　那么今天我们就来聊聊有关海边游泳安全的这些事……

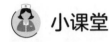 **小课堂**

一、去海边玩耍要准备什么东西

1. **换洗衣物**　要尽量带容易干的换洗衣物,因为在海边游玩难免会不小心弄湿衣物,而且海滨城市空气比较潮湿;气候比较凉爽,即使夏季出游,也要准备长袖衣服。

2. **鞋**　带一双运动鞋,方便登山或远途旅程;凉鞋一定要带耐水的,最好是平跟的。

3. **防晒物品**　要记得带防晒霜、润唇膏、润肤品、墨镜,海边阳光强烈,若无遮挡,容易晒伤皮肤。

4. **药品**　常备药品(如:晕车药、肠胃药、驱风油、创可贴、感冒及抗过敏之类的药品),防止路途晕车、游泳受凉引起的感冒以及食用不干净海鲜导致的胃肠道疾病等。

二、海边游泳要注意什么

1. **观察**　到了海边的时候,先要进行观察,记得要注意海边的警戒线,或者是提示牌,不能超越警戒线或者是到提示牌提到的危险区域。确定海边必须有救生人员值班的情况下,再到海边去游玩。如果没有救生人员在,则不要轻易下水,以免出现意外。

2. **最好有人陪同**　不会游泳的人会借助充气物体来进行悬浮,这是可取的,但也会有意外的发生,那就是当充气圈或者是游泳圈出现漏气的时候,怎么办。因此,建议不会游泳的人,即使是用游泳圈去海里玩,也需要有会游泳的人跟随着。

3. **避免意外**　海水中游泳过程中如果身体部位被刺破流血等情况发生,要立刻上岸,用清洁的水冲洗干净并使用创可贴,防止感染;海水对眼睛具有强烈地刺激和腐蚀作用,损害眼睛的黏膜,如果海水进入眼睛,需要用清水冲洗。在游泳时若发生腿部抽筋,则需要采取仰泳姿势,绷紧抽筋部位,并在及时呼救的同时缓慢向岸边靠拢。如果发现有人溺水,自己又不会游泳,应立刻大声呼喊,寻找他人的帮助。

知识拓展

一、溺水的临床表现

1. **溺水 1~2 分钟内** 时间短者即在喉痉挛早期获救者,主要表现为一过性的缺氧,获救后神志多清醒,有呛咳,呼吸频率加快、血压增高、胸闷不适、四肢酸痛无力。

2. **溺水 3~4 分钟内** 喉痉挛晚期获救者,由于窒息和缺氧时间较长,可出现精神状态改变,头痛或视觉障碍、烦躁不安、抽搐,甚至昏睡、昏迷等。其他表现还有:剧烈咳嗽、喘憋、胸痛、呼吸困难、咳粉红色泡沫样痰、心率减慢、血压降低、皮肤厥冷、发绀等。

3. **溺水时间达 5 分钟以上** 可出现神志丧失、口鼻有血性分泌物、发绀重、呼吸憋喘或微弱浅表、心音不清、呼吸衰竭、心力衰竭,以至瞳孔散大、呼吸心跳停止。

二、溺水急救措施

(一)溺水后基本抢救要点

1. **迅速检查溺水者** 首先意识检查,大声呼唤及拍打溺水者肩部来判断其意识,如果溺水者无反应,应该立即口对口人工呼吸两次,然后检查呼吸心搏,此过程一般为 5~10 秒。用平扫方法观察溺水者胸部有无起伏来判断有无呼吸,用颈部动脉触摸判断有无心搏(非专业人员可不用判断心搏),如果呼吸心搏停止应立即展开心肺复苏。

2. **意识清醒者** 应该立即采取保暖措施,同时呼叫急救人员。在等待的过程中,可进一步询问溺水原因和不适感,同时观察溺水者口唇及面色,检查有无创伤等。

3. **意识丧失但有呼吸心搏者** 除保暖外,对于呼吸微弱有发绀表现的立即进行口对口人工呼吸,同时打电话呼叫急救人员;对呼吸正常的保持呼吸道通畅,并采取稳定侧卧位。在等待救援人员时,要持续观察溺水者的意识和呼吸,一旦呼吸停止,立刻将其平卧,给予 5 次人工呼吸,而后进入常规的 30 次胸外按压 +2 次人工呼吸的心肺复苏循环。

4. **无呼吸心搏者** 立即进行心肺复苏术。

(二)急救方法

1. **评估** 将伤员抬出水面后,如果判断有呼吸及自主心跳,应立即清除其口、鼻腔内的水、泥及污物,解开衣扣、领口,以保持呼吸道通畅,并进行保暖措施,脱去湿衣服,擦干身体,更换干衣服,有条件的可以毛毯等物包裹身体,同时呼救。

2. 急救　呼吸心跳停止者应先给予 5 次人工呼吸,而后进入常规的 30 次胸外按压和 2 次人工呼吸的心肺复苏循环。让伤员仰卧、背部垫一块硬板,头低稍后仰,急救者位于伤员右侧,左手手掌根部平放在其胸骨下半段,另一手掌根部叠放其上,双手指紧扣,以手掌根部为着力点进行按压。身体稍前倾,使肩、肘、腕位于同一轴线上,与伤员身体平面垂直。用上身重力按压,将其胸骨压下不少于 5cm,但不要超过 6cm(用于成人),然后松手腕(手不离开胸骨)使胸骨复原,按压与放松时间相同。反复有节律地(每分钟 100~120 次 / 分)进行,直到心跳恢复为止。

 # 误区解读

一、溺水后昏迷者一定要先控水后再实施心肺复苏吗

控水也称为排水,是指在实施心肺复苏前先把溺水者体内的水排出来的措施。2010 年国际心肺复苏和心血管急救指南指出,没有证据表明呼吸道的水与其他堵塞物相同,因此不需要浪费时间去清除它。2005 年国际心肺复苏和心血管急救指南指出,进入淹溺者呼吸道的水量通常不是很多,而且少量水也会很快被吸收,所以对于已经脱离水体环境的溺水者,呼吸道的水并不是阻碍呼吸道的严重因素。对于昏迷者来说,控水容易引起胃内容物反流和误吸,反而会阻塞呼吸道,还可以导致肺部感染。对于溺水昏迷者来说,实施控水势必使心肺复苏的时间延后,进而丧失了最佳复苏时间。

心肺复苏成功的关键因素之一就是尽快展开高质量的心脏按压,建立被动的血液循环,回复各个重要脏器的供氧。

二、溺水者的心肺复苏单纯胸外按压即可对吗

错。溺水者的心肺复苏和常规心肺复苏有一点区别,常规心肺复苏是先 30 次胸外按压后给予 2 次人工呼吸,而溺水者则需要先给予 5 次人工呼吸,而后进入常规的 30 次胸外按压 +2 次人工呼吸的心肺复苏循环。因为溺水导致的心脏骤停属于缺氧导致的窒息性心脏骤停,单纯胸外按压效果差,一定要先人工呼吸。

小贴士

应在设有救生人员值勤的海域游泳，并听从指导及勿超越警戒线；海边戏水，不要依赖充气式浮具（如游泳圈、浮床等）来助泳，万一泄气，无所依靠，容易造成溺水；海中游泳，与游泳池不同，需要加倍的耐力及体力才能达到同等距离，所以不可高估自己的游泳能力，以免造成不幸，尤其不要在荒野的海滩边游泳。

下水游泳之前要做好充分的热身准备，以免在游泳中发生抽筋等不适；在海中，如果皮肤受伤出血，或者出现其他身体不适情况，应立即上岸，紧急情况下需要呼叫施救；遇到有人溺水时，应大声喊叫或拨打 120 请求协助，未学过水上救生，不可贸然下水施救，以免造成溺水事件。

（马庆华　周国锋）

参考文献

［1］　中国研究型医院学会心肺复苏学专业委员会 .2016 中国心肺复苏专家共识［J］. 中华危重病急救医学，2016，12（28）：1059-1079.

［2］　冯庚 . 涉水安全与紧急救援——上岸后的现场急救［J］. 中国全科医学，2014，17（6）：726-728.

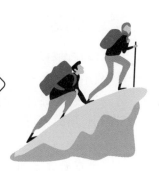

第六节

户外运动时间越长越有利健康吗

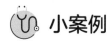

小案例

小张:医生,昨天我户外运动三个小时后,出现头晕、恶心不舒服,休息后就缓解了,然后继续锻炼了,以前每次长时间锻炼后也会出现同样不舒服,但是第二天还是很有精神,锻炼时间越长对身体越好吗?

全科医生:好多人认为户外运动时间越长越有利健康,甚至好多人主张"要想体质提高,没有别的就是练,拼命练,往死里练,练到吐为止"的不科学的概念,你以为运动时间越长就越好吗? 运动量过大同样不利于身体健康。下面是更详细讲解。

小课堂

一、户外运动时间越长越有利健康

随着人们的生活水平提高了,健康需求越来越大,因此人们都开始注重运动。户外运动备受欢迎,因为户外不仅空气质量好,还可以欣赏美景。置身大自然,身心愉悦,对健康非常有好处。但是,每日锻炼时间有极限,越过了这个极限,运动的好处就开始逆转,运动时间最好是不要超过 3 个小时。

二、户外运动时间过长可能对人体有哪些危害

1. **急性肾衰竭** 长时间户外活动引起横纹肌损伤,细胞膜完整性改变,细胞内容物(如肌红蛋白、肌酸激酶、小分子物质等)漏出,其中肌红蛋白的漏出是导致急性肾衰竭的最直接原因。

2. 影响内分泌　一次或长期大运动量的训练,可造成下丘脑 - 垂体 - 性腺轴功能抑制,血睾酮水平下降,表现为兴奋性差,竞争意识下降,体力恢复慢,睾酮是人体内主要促合成激素,促进核酸和蛋白质的合成。而适宜的运动量或短时间的运动不影响内分泌。

3. 运动性贫血　长时间、大运动量的运动后,会增加运动性贫血的发生率,这种贫血多为缺铁性贫血,原因不明,反过来,贫血可造成运动能力下降。

4. 引发心脏疾病　长时间、大运动量的运动可造成心脏疾病。一般来说,人所能承受的运动强度在更年期前后变化最大,因此,运动过猛对中年人危害尤其严重。

5. 关节遭到磨损　对抗地心引力的运动长期过量后,关节会比常人磨损得快,关节一旦破坏就很难复原,尤其中老年人的器官自行修补能力较低,年岁越高,关节磨损退化的程度越大。

6. 月经异常　多表现为月经初潮延迟、周期不规则、继发性闭经等,且运动量愈大,初潮年龄越晚。

7. 卵巢破裂　过度运动还可能引起卵巢破裂,从而出现下腹部疼痛,甚至波及全腹。过度剧烈的运动甚至会引发子宫内膜异位症、子宫下垂,并引发不孕、骨质疏松症等系列疾病。

此外,运动过量还会导致性欲低下、运动性血尿蛋白尿、运动性哮喘等发作。

三、户外运动时间多久为宜

5~18 岁青少年时期:青少年正是长身体的时期,需要多多运动,这样可以促进身体新陈代谢,帮助青少年长高,每天至少有 60 分钟的身体锻炼。但青少年时期不宜长期进行负重型的运动。

20~40 岁的年轻人时期:通常年轻人生命力旺盛,精

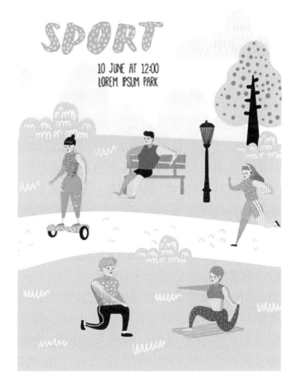

力较好,但是由于工作、家庭等原因,大多数人都极度缺乏运动,有的甚至连续几天的活动时间都很少,建议年轻人一周至少运动 3 次,每次运动时间控制在 1~2 小时为宜。

60 岁以上老年人时期:老年人身体状况相对较差,不需每天进行剧烈的活动,一般以散步、太极等慢动作的运动为宜。运动时间在 1 小时以内为宜,年纪较大,身体状况较差的老年人,可以在晚饭半小时后散散步,以身体微微发热,不喘气为宜。

一般而言,一个人应该平均每天进行 1~2 小时的运动。有工作的人应该至少平均每天运动 1 小时。

四、户外运动频度多少为宜

运动频度取决于运动强度和每次运动持续的时间,通常为每周 3 次。在刚开始运动时,最好隔日运动,在逐渐适应后再每天运动,就会产生较好的训练效果。如果白天工作忙没有时间,晚上也可以。如果工作日没有时间,那么周末每天拿出 2~3 小时进行运动,也可基本达到平均每天 1 小时的运动。退休在家的老年人自由时间较多,应该每天进行 2 个小时以上的户外运动。

 知识拓展

一、户外运动时常见的几种伤害的临时应急处理

1. 出血　有各种各样的原因引起出血,跌倒、外力撞击、利物切割、坠落等等。出血有明显而好判断的外出血症状,出血伤口首先要进行创口清理,祛除掉进入伤口的污物,避免感染。对于小伤口,用清水清洗至没有污物即可,对于较大的伤口,则尽量使用棉签或者消毒棉球沾上酒精清洗伤口,伤口比较脏的情况下要多换几次棉签,直到伤口洗净。压迫止血:流血的最简单方式就是用手按住出血区来压迫止血。较大伤口出血可使用纱布或者棉质敷料(干净的手绢、头巾、衣服等,急救包中带有专门的敷料更好)盖在伤口上后用绷带或者三角巾包扎。

2. 挫伤和扭伤　处理扭伤要注意的是与骨折分开,通常扭伤会造成关节处的肿胀或疼痛,但骨折及脱臼也可能发生在这个区域,如果无法判断,最好全部以骨折来处理。不严重的挫伤通常冷敷就够了,如果情况严重,就要及时治疗,并且尽量把伤足抬高,促使静脉回流,减轻疼痛并消肿。冷敷

后需要使用三角巾或者其他可以捆扎的柔软布料将脚包裹起来,防止关节活动。

3. **骨折** 跌倒、滑落、撞击等很多因素会造成骨折。判断骨折的方式可以通过轻压肢体,骨折处会产生剧烈的疼痛感。严重的骨折会导致肢体扭曲成不自然的角度,这些都可以判断为骨折。骨折分为两种,闭合性骨折(无创口)和开放性骨折,无论哪一种,在户外都绝对不要妄想自行复位。

(1)闭合性骨折的处理:骨折后的野外处理主要是固定伤肢。固定材料可以就地取材,木棒、树枝等都可以使用。首先用布带等垫在伤处,再用绳索、衣物等捆扎固定夹板。夹板的长度要超过骨折处上下关节。

(2)开放性骨折的处理:这时候需要做的是清洗创口,然后用清洁敷料填塞创口止血,并且严密包扎好创口避免感染。开放性骨折绝对应该使用清洁敷料。

4. **异物插入** 小的异物插入,如小刺,估计大家都经常遇到,通常的处理方法就是用镊子挑出来或者暂时不理会。比较严重的异物插入,如跌倒时被树枝插入身体等情况,其处理方式:不要拔,也不要再继续往里塞,拔除异物通常会导致严重出血。因此在这种情况下应该保持异物插入,必要时加以固定防止晃动,及时就医求救。如果异物是过长的树枝之类,搬运或行动不便,可以小心地切短异物。

5. **蛇虫咬伤** 户外运动时避免蛇虫咬伤的方式是穿长袖衣裤,扎紧袖口、领口,皮肤暴露部位要涂上驱虫药。处理方式:如果是被一般昆虫咬伤或蜇伤,及时用肥皂水清洗伤口,敷上消炎药。如果被蛇咬伤,在无法判断毒性的情况下,及时在伤口近心端扎上布带等阻止毒液扩散,清洗伤口并尽快就医。注意扎带应该每隔 15 分钟左右便松开 1~2 分钟。千万不要听信传言用口吸毒!这种做法非常危险,如果自己口腔内有伤口或牙龈脆弱,很容易导致自己也中毒。

6. **中暑** 如果已经出现头晕、恶心、呕吐等症状,就要赶紧到阴凉通风处如树荫下,岩石阴影里(注意蛇虫和落石)休息,如果症状严重,可以脱去患者衣服,用冷水之类擦拭身体降低体温,补充一些含盐分的饮料。

二、一天内户外活动最佳时间是几点

人体一昼夜间机体能力状态是变化的。每天 8~12 时、14~17 时是肌肉速度、力量和耐力处于相对最佳状态的时间,若在此时间里进行健身锻炼和运动训练,将会收到更好的效果。而 3~5 时,12~14 时则处于相对最低态,如果在此时间里从事体育运动,易出现疲劳,且"负荷量"过大时,发生运动损伤的概率大。

三、选择在早上运动，有哪些利与弊

早晨运动，更有利于减肥。人在早晨一觉醒来的时候，已经把昨晚吃进去的能量消耗得差不多了，这个时候不吃饭去运动，就会导致一个结果——"燃烧"脂肪。因为早上能量没有了，肝脏里还有一部分糖原，当这些糖原的浓度降低到一定程度的时候，脂肪"燃烧"就会成为主导的供能方式，这时就使减肥成为可能。所以早晨运动对减肥、对防治脂肪肝有特殊的好处。

此外，人在早晨的时候，学健美操、学交谊舞、学太极拳……学任何一种技能，都比在其他时间学更容易掌握。因此，早上锻炼取得的健康效益，在某种意义上说更多一些。

但是，植物经过一夜的新陈代谢，呼出大量的二氧化碳，早晨树林里的二氧化碳的浓度相对高一些，一些灰尘也在空气中漂浮，对人的健康不利。

另外，血压较高的人群，在早上进行锻炼的时候应注意血压变化。

 ## 误区解读

户外运动需要大量能量，所以运动之前要吃饱吗

不是的，需要注意的是，吃得特别饱以后，立即进行运动肯定不好，理由大致有以下三点。①容易引起消化不良或消化道疾病：这是因为饭后，为了胃肠道的正常工作，你的血都集中到胃里去消化食物了，此时若进行剧烈运动，大量血液就会从胃肠道流进骨骼肌，使消化功能减弱。长此以往，易引发消化不良，重则易致慢性消化道疾病；②容易引起腹痛：在胃内装满食物的情况下进行剧烈运动，食物的重力和运动的颠簸作用会牵拉肠系膜，胃肠道对牵拉刺激较敏感，从而引起腹痛；③影响呼吸：呼吸运动是靠膈肌、肋间肌有节律地收缩和放松来实现的。饱餐后胃内装满了食物，相当于在膈肌下放了一个巨大障碍物，从而严重影响了膈肌的活动。

 ## 小贴士

如何判断运动是否过量呢

如果在运动过程中出现头晕、呼吸困难、心脏跳动快和脱水，就意味着运

动过量,此时你就可以停下运动了。此外,如果你出现容易激动或抑郁、睡眠质量下降、精神萎靡、嗜睡并伴有体重下降、食欲降低和频繁的疾病时,那么也代表已运动过度了。衡量运动是不是过量,除了可以用心率来反映外,还有一个最简便的办法就是谈话实验,如果运动的过程中喘得都说不上话了,就说明运动过量了。运动时身体不感觉难受的运动量就是适量。

（阿不来提）

参考文献

［1］ 马欣祥,田庄.对户外运动概念的重新甄别与界定［J］.中国体育科技,2015(1):140-144.

［2］ 赵刚.户外运动创伤的预防［J］.沈阳体育学院学报,2006(4):74-75.

［3］ 陈丕华.户外运动简析［J］.科学咨询(科技·管理),2011(11):117.

［4］ 刘明坤,杜杨婷.我国户外运动事故的致因分析［J］.当代体育科技,2019,9(7):242-243,245.

［5］ 齐震.休闲视角下的户外运动［J］.沈阳体育学院学报,2008,27(2):44-45.

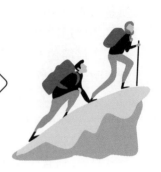

第七节

隐翅虫、恙虫、蜱虫咬伤怎么办

小案例

小力和同学去山区旅游回来两天后,莫名其妙开始发热,最高体温为39℃,并伴有寒战、头痛、全身肌肉酸痛等症状。开始以为是感冒发烧,服药后仍未好转,几天后来医院就诊。检查发现,小力血小板只有正常值下限的1/2,其他情况也很不好。因为小力有上山旅游的经历,立刻引起医生的警惕,迅速将其血液标本送至疾控中心检测,结果发现是由蜱虫叮咬后病毒感染引起的发热伴血小板减少综合征。

全科医生:常见的致病小昆虫有哪些? 有哪些危害? 又该如何处理昆虫叮咬?

小课堂

一、致病的昆虫种类很多,我们介绍常见的引起严重后果的3种

1. 隐翅虫　形似大蚂蚁,一般 3mm,最大不过 2cm,头、翅和腹尾呈黑色,前胸、腹部及足为橘黄色。

2. 恙虫　体积小很容易被人忽视,体型不到 1mm,被它叮咬的人不会有痛或者痒的感觉,其传播的病原体为东方立克次体,是一种介于细菌和病毒之间的微生物。

3. 蜱虫　寄生在家畜、鼠类等体表的虫子,它主要生活在森林、丘陵地区。气温、湿度、土壤、光周期、植被、宿主等都可影响蜱类的季节消长及活动。在温暖地区多数种类的蜱在春、夏、秋季活动,如全沟硬蜱成虫活动期在 4~8

236

月,高峰在 5~6 月初,幼虫和若虫的活动季节较长,从早春 4 月持续至 9~10 月间,一般有两个高峰,主峰常在 6~7 月,次峰约在 8~9 月间。在炎热地区有些种类在秋、冬、春季活动。软蜱因多在宿主洞巢内,故终年都可活动。蜱多数在栖息场所越冬,硬蜱可在动物的洞穴、土块、枯枝落叶层中或宿主体内越冬。软蜱主要在宿主住处附近越冬。越冬虫期因种类而异。有的各虫期均可越冬,如硬蜱属中的多数种类;有的以成虫越冬,如革蜱属中的所有种类;有的以若虫和成虫越冬,如血蜱属和软蜱中的一些种;有的以若虫越冬,如残缘璃眼蜱;有的以幼虫越冬,如微小牛蜱。

二、哪些人群容易患上蜱虫病

蜱虫病多发生于山林地区,夏季高发,呈散发流行,发病前患者大多有被蜱虫叮咬史,患者以农村务农以及在农村、草原进行其他作业的人员多发。在夏秋季节到森林、草原旅游踏青的人员,也是容易被叮咬的对象。

三、哪些人群容易感染恙虫病

人群对于该病是普遍易感的,以农民以及从事野外工作者的发病率会比较高,病后可获得对同株病原体的持久性免疫,但是对于不同抗原型的病原体的免疫只能够维持几个月时间,有可能会被再次感染发病,主要是由于被恙螨叮咬会引起疾病的发生。

四、小昆虫是如何摧毁我们的身体

1. 隐翅虫 体液中的毒素与人体皮肤发生接触会引起皮炎。感染途径:一是直接感染,就是直接把虫体揉碎在皮肤上所致;二是间接感染,虫体的碎片污染了手指,再由手指去摸其他部位导致。

2. 恙虫 恙螨为主要传播媒介,以叮咬方式传播疾病,病原体侵入人体后随血液循环到达人体各个器官,其 4 天后的毒素为主要致病因素。

3. 蜱虫 蜱虫咬人,一般选皮肤较薄、不易被搔挠的部位,如颈部、耳后、腋窝、大腿内侧等。蜱虫吸血时把头埋入皮肤下,吸血时间可长达数天,吸饱血后自行脱落。蜱虫以吸取动物血液为生,体内经常会

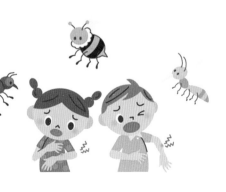

携带有来自动物的病原微生物。当它叮咬人时,便将携带的病原微生物注入
人体内,可以传播多种自然疫源性疾病和人兽共患病,如森林脑炎、出血热、Q
热、蜱传斑疹伤寒、野兔热、莱姆病、立克次体病、鼠疫、布氏杆菌病等。发病
季节绝大多数在 4~10 月。

五、被昆虫叮咬后的临床表现及危害

1. 隐翅虫皮炎　隐翅虫皮炎就是在接触部位出现点、片状或条索状红
斑,伴瘙痒,渐有灼热疼痛感。随后红斑上出现密集的丘疹、水疱,后发展为
脓疱或呈灰褐色坏死,灼痛明显。在皮疹周围可出现鲜红色丘疹或水疱,搔
抓后出现糜烂面。1~2 周后脱痂而愈,留有色素沉着或浅瘢痕。皮疹广泛时
可有发热、头疼、恶心、淋巴结肿大等全身症状。

2. 恙虫病　起病急,有畏寒或寒战、高热、全身酸痛、疲乏、食欲减退等急
性感染症状。若被虫子咬后,出现焦痂和溃疡,基本上可以肯定是恙虫咬的
了。恙虫咬出的焦痂一般不痛不痒,直径在 0.5~1.5cm,呈圆形或椭圆形,脱
落后成为火山口形状的溃疡,其中间突起,边缘光滑。中毒表现一般会出现
发热、皮疹等;发热的第 2~6 天,可出现大小不一的暗红色斑,或突出于皮肤
表面的丘疹,多数稀疏分布于胸、腹、背部、四肢及面部,但没有瘙痒等症状,
经过 3~12 天后,逐渐消退。同时,靠近被咬处的淋巴结会出现肿大、疼痛。
还会出现肝脾肿大等表现,当病情加重时,可有表情淡漠、谵妄甚至抽搐或昏
迷,可有脑膜刺激征或心肌炎症状。

3. 蜱虫病　大多数人被蜱叮咬后仅会引起过敏、溃疡或发炎等症状,一
般较轻微。除了上述症状外,蜱虫叮咬还会造成局部充血、水肿,进而引起继
发性感染。如果发生感染,被叮咬部位会出现游走性红斑,伴有灼热感和瘙
痒;另外还可出现如发热、乏力、头痛、肌肉、关节疼痛等流感样症状;甚至可
能导致脑膜炎、脑炎、颅神经炎等神经系统损害。有些蜱虫在叮刺吸血中,还
会分泌神经毒素,导致运动性纤维传导障碍,引发呼吸衰竭,甚至死亡。

六、被昆虫叮咬后如何处理

昆虫叮咬后一般被叮咬处是红肿状态,会感到又痛又痒,这时要避免过
分抓挠,否则容易发生感染。同时抓挠还会刺激皮肤里的组织液、淋巴液渗
出,不仅导致局部红肿,还会造成越抓越痒。尤其是过敏性皮肤,还可能越挠
越严重,形成大片红肿。治疗方法上也各不相同,比如隐翅虫皮炎,虫爬过的
皮肤应及早用肥皂水冲洗伤处或涂 10%~20% 稀氨溶液(氨水),因为隐翅虫
的毒液是酸性的,肥皂水的碱性可以中和其毒性。但是注意,千万不能用酒

精涂抹伤处,会加重细胞损伤,造成溃疡。

如皮疹、红肿比较局限、有瘙痒,可外用糖皮质激素软膏,瘙痒明显可同时服用抗组胺药物。如有渗出、糜烂应用 3% 硼酸液外敷、一日两次、每次 30 分钟,禁止使用有刺激性液体(如花露水)。如红肿疼痛明显、局部皮温升高需排除感染、必要时抗感染治疗。出现全身症状如皮疹广泛、胸闷、气促、腹痛、发热、乏力、关节酸痛等需立即急诊就诊,进行相应治疗。

知识拓展

蜱虫是一种椭圆形、棕褐色小虫,它不吸血时有米粒大小,吸饱血液后,有指甲盖大。一般吸完血后蜱虫会自己掉下来,或稍微弹一下就能下去,因此不建议使用烟头烫、用手碾的方法去除蜱虫,蜱虫掉落后可以通过肥皂水对患处进行清洗,再用碘酒或酒精做局部消毒处理,并随时观察身体状况,如出现发热、叮咬部位发炎破溃及红斑等症状,要及时就诊,诊断是否患上蜱传疾病,避免错过最佳治疗时机。

若蜱虫无法去除,只要在 24 小时内到医院完整取出蜱虫,那么对人体的损害较小,但若用蛮力去除导致残肢留存体内,则会造成局部的红肿热痛甚至溃烂。提醒大家,去野外类似丛林的地方回到家中后,一定要把衣服抖干净并且洗澡。由于在被蜱虫叮咬时,被咬的人没有任何感觉,因此洗澡时要检查腋下、乳房下、腹股沟、毛发等潮湿隐蔽的部位是否有蜱虫。

误区解读

一、由于"蜱虫病"的症状和感冒类似,一有感冒症状,是不是就需要怀疑被蜱虫叮咬了

实际上大家不必恐慌,这个病和感冒还是有很大区别的。"蜱虫病"有个最突出的症状特点—浑身肌肉酸痛,如果有这个症状,那就赶紧查个血常规,如果白细胞减少,这时候才可以怀疑是不是"蜱虫病"。

二、一旦被蜱虫叮咬,要赶紧拔出嘴部,如果拔不出来就有严重危险了是吗

蜱虫一旦叮咬人后,它有个口器,口器是带倒钩的,可以先拿酒精或者碘伏涂上去,进行去除。万一有少许口器留在皮肤里面,也大可不必惊慌,口器

对人体几乎是没有害处的,皮肤会慢慢包裹吸收的。真正致命的,是蜱虫体内可能携带的病菌。

 小贴士

随着大家防病意识的提高和教育的普及,再加上近年来医院医疗水平的逐步提高,这个病还是"可防、可控、可治"的,大家没必要谈"蜱"色变,导致自己内心的惊恐。此外,这个病也极少会出现"人传人"的现象。

值得注意的是,去野外游玩、劳动,应做好个人防护:尽量避免在外环境中长时间坐卧;要穿长袖衣服,把裤腿塞进袜子或鞋子里,不要穿凉鞋;到树木密集的地方,应把头和面部进行遮挡,裸露的皮肤涂抹驱蚊剂;帐篷等露营装备应用杀虫剂浸泡或喷洒。

(林　策)

参考文献

[1]　黄瑞欧,周凯,曹黎明,等.儿童蜱虫叮咬致感染三例诊治分析并文献复习[J].中国全科医学,2019,22(32):114-117.

[2]　谭雪梅,刘园园,雷旭,等.恙虫病基础和临床诊治研究进展[J/OL].中华实验和临床感染病杂志(电子版),2017,11(5):437-439.

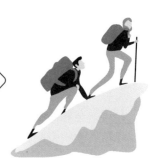

第八节

如何预防晕车

 小案例

　　小刚:医生,最近一直有件事情困扰着我:家中才添置了一辆小汽车,爸爸说过春节的时候,全家开着新车回老家看望爷爷奶奶,可是从城里回老家需要两个小时的车程,这段旅途对我来说,太痛苦太漫长了,因为我晕车。为什么会晕车呢?有什么缓解治愈的好办法吗?

　　全科医生:在我们的身边有这样一群人,他们很少出门,宁愿多换 3 趟地铁,也不愿坐一次公交;宁愿蹬半个小时的共享单车,也不愿坐 5 分钟的计程车。因为他们晕车,下面我们就一同来了解一下克服晕车有什么好办法吧。

小课堂

一、什么是晕车

　　日常我们所说的晕车,医学上称为晕动病(motion sickness,MS),即指当机体受到不正常的运动刺激时所产生的晕眩、恶心、呕吐、乏力、冷汗,严重时可导致休克的急性症候群。其根据原因不同可分为晕车、晕船、晕机等。临床上根据晕动病的症状轻重分为轻、中、重 3 型,轻型仅有咽部不适、唾液增多、疲乏、头晕、头痛、嗜睡、面色稍苍白等;中型有恶心、呕吐、头晕、头痛加重、面色苍白、出冷汗;重型表现为上述症状加剧,呕吐不止、心慌、胸闷、四肢冰冷、表情淡漠、唇干舌燥,严重者可出现脱水、电解质紊乱等表现。

二、为什么会出现晕动病

晕动病的发病机制尤为复杂,目前科学家们对于晕动病的发病原因仍处于不断探索的阶段,且尚未有共识统一的理论。据研究,80.57%的人中晕动病的发生与高温、高湿、车厢内通风不良有关,居各相关因素之首位,72.22%人与本人乘车时身体过度疲劳和饮食不当相关,列相关因素第2位,48.15%人认为车厢的特殊气味的刺激以及紧张的气氛也可以导致晕动病发作,由此可知晕动病发病大多数与高温、高湿、通风不良、患者过度疲劳、饮食不当、特殊刺激性气味刺激、车船颠簸有密切的关系。其中,高温、高湿环境会大幅度提高晕动病患者的敏感性,并加重患者病情。

生活当中,有晕动病的患者多半有这样的经历,心理因素也是一个重要诱发因素。自我效能感越高的个体,诱发晕动病产生的晕动病状偏轻;反之,自我效能感低的个体,诱发晕动病产生的晕动病状偏重。

三、预防晕车的方法有哪些

1. **药物** 晕车药物主要有抗胆碱药、抗组胺药、拟交感神经药、钙拮抗药、胃动力药以及中草药等几种。目前,普遍用于治疗晕动病的抗胆碱类药物是具有中枢作用的抗毒蕈碱类药物氢溴酸东莨菪碱透皮吸收贴剂,也就是我们熟悉的晕车贴。通过将贴剂贴于耳后进行药物递送,其特点是恒速释药,作用时间长(可长达3天)。这类药物通过抑制前庭信号输出到中枢神经系统来防止晕动病所致的恶心、呕吐反应。但是由于这类药物能够抑制中枢神经系统功能,它在治疗晕动病的同时也带来了许多不良反应,可引起嗜睡,还会使视觉模糊、口干、肠胃和呼吸道分泌物减少、注意力不集中和损害等,不利于正在进行军事作业人员的工作。

2. **防晕腕带** 防晕腕带治疗晕动病属于物理替代疗法,主要是通过按压心包经的P6穴位起治疗效果,研究表明给予P6穴位持续强烈的刺激可以产生显著的抗晕动病效果。防晕腕带是一个含有一对硬币大小锂电池的腕戴式电子设备,并通过一对金属电极与

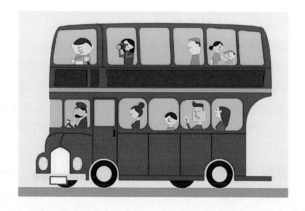

皮肤接触来刺激穴位,可通过调节其表面的刻度盘进行设备的开关和任意刺激水平。防晕腕带已经被 FDA 允许用于晕船的治疗和由于怀孕、化疗和晕动病引起的呕吐,也用于术后恶心的辅助止吐药。

3. 中药穴位贴剂　中医理论认为,晕动病主要是由于反复颠簸、摇摆,加之空气污浊等导致机体肺、脾、肾、三焦等脏腑气化功能失调,水湿不化,痰浊中阻,清阳不升,浊阴不降,发为眩晕、胸闷、呕吐等。脐为人体气血流行、经脉交通之枢纽,穴位众多。中医通过给具有晕动发作史的乘客使用含有苯海拉明的脐部消炎镇痛膏进行预防晕动病,结果发现此方法具有较好的防晕效果。

4. 针灸治疗　针灸治疗晕动病均以百会和风池为主穴,以达到清头目、止眩晕的目的;风池位于头部局部取穴疏理头部气机。恶心、呕吐等胃部症状明显时配伍内关、足三里。对于晕动病发作眩晕剧烈者可在印堂、太阳、百会、头维或者后项部颈夹脊两侧用三棱针点刺放血,效果明显。此外对于有晕动病病史者在乘坐交通工具前 30 分钟左右针刺印堂可以有效预防晕动病的发生。

 ## 误区解读

小儿轻微晕车也可以吃晕车药吗

专家不建议小儿晕车吃药。因为常用的晕车药是一种抗组胺药,服药后会进入睡眠状态,对幼儿神经系统可能造成负面影响。对于轻微晕车的幼儿,最好不要用药。对于晕车很严重的小朋友,专家建议可以在上车前半小时给幼儿服一点吗丁啉止吐,切记注意一定要控制量,两三岁左右的幼儿吃 1/5 片就可以。

 ## 小贴士

除了对症使用药物之外,还可以佩戴医用口罩抵挡车内各种不良气味如汽油味、烟味、呕吐物气味等的侵袭。饮食方面宜清淡、易消化的软食为主,应避免暴饮暴食,过多食糜在胃肠内潴留易导致肚子胀、反胃、恶心等不良情况发生。可在乘车前充分排便减轻胃肠和膀胱等器官负荷,避免交感神经过度兴奋而出现的晕车症状。亦或在乘车时闭目养神转移注意力。调整座位与体位坐姿。选坐车内视野好的座位,有助于大脑协调身体与眼睛感受的运动变化,以中、前座位为宜;另外头部适当固定身体偏右侧靠的坐姿体位,胃十二指肠消化蠕动方向与汽车行进方向相同有利于胃肠食糜等内容物的消化和继续推进减轻胃肠负荷,有效避免腹胀、恶心、呕吐等的发生。

晕车族们,可通过选用合适的防治晕动病的方法,平时加强锻炼,提高自身免疫调节能力,一定可以战胜晕动病,享受愉快的旅程。

(蒋 骏)

参考文献

[1] 黄高廷,黄俏庭.晕车的原因及防治[J].内蒙古中医药,2014,33(21):97.

[2] 韩晨霞,李峰,刘燕,等.晕动病的中西医研究进展[J].河北中医,2013,35(7):1097-1100.

[3] 刘圆圆,付伟,郑爱萍.晕动病防治药物研究进展[J].国际药学研究杂志,2014,41(5):569-574.

[4] 马凤君,王彤,卢岩.针灸防治晕动病的研究概况[J].湖南中医杂志,2014,30(8):186-189.

[5] 李琳琳.小儿也会晕车?[J].中国优生优育,2013,19(6):19.

第九节

户外冻伤如何处理

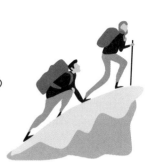

 小案例

李阿姨：我家住北方，每到寒冬时节，在户外锻炼、扫雪、买菜后，经常出现双手、双足以及头面部局部皮肤红肿、瘙痒、长水泡等情况，给日常生活带来不便。

全科医生：一般冻伤俗称"冻疮"，是发生在寒冷地区或者寒冷气候下的常见人体局部或全身损伤，严重的冻伤会导致残疾甚至死亡，有多方面的因素导致冻伤发生，人们应该重视冻伤并积极防治。

小课堂

一、什么是冻伤

冻伤即指在寒冷、潮湿或有风的地带工作劳动时，由于低温或机体长时间暴露在寒冷环境下引起的全身或局部温度下降而发生的损伤，是严寒地区或从事低温下作业人员的常见急症，其损伤程度与寒冷的强度、风速、湿度、受冻时间以及人体局部和全身的状态有直接关系。冻疮也是运动中最常见的冻伤。

二、冻伤是如何发生的

冻伤损害主要发生在冻融后局部血管扩张、充血、渗出时，可形成血栓以及冰晶融化过程造成组织破坏和细胞坏死。人体长时间处于极低温度环境中，各项生理功能转为抑制，导致冻僵，当人体体温降至 26℃以下时，可发生心室颤动,甚至出现心跳、呼吸骤停。新生儿、年老体弱、营养不良、缺乏体育锻炼人群对寒冷耐受力差,易被冻伤。饥饿、疲劳、御寒设备不足或鞋袜不适的情况下更易被冻伤,常见于手脚末端、鼻尖、两耳和男性外生殖器。

三、冻伤有哪些表现

1. Ⅰ度冻伤　损伤在表皮层。主要症状是先出现麻木感,复温后出现针刺样疼痛、痒感、灼热感,不出现水泡,一周内皮损可以完全恢复。

2. Ⅱ度冻伤　损伤达真皮层。局部红肿较明显,有水泡形成。有不同程度的疼痛。约需 3~4 周脱痂愈合,愈后常有瘢痕增生及功能障碍。

3. Ⅲ度冻伤　损伤皮肤全层或深达皮下组织。创面由苍白变为蓝色或黑褐色,皮肤感觉消失。因皮肤及其附件已全部坏死,无上皮再生的来源,必须靠植皮而愈合。

4. Ⅳ度冻伤　损伤深达肌肉、骨骼等组织。伤处发生局部坏死,紧缩感或凹陷,其周围有炎症反应,坏死组织常与骨突出部紧密粘连,治愈后多留有功能障碍或致残。

四、如何进行风险预防

平时适当参加体育锻炼,特别是冬季户外锻炼,养成用冷水洗漱的习惯,提高机体的耐寒能力。户外运动前,做好保暖措施,保护好易受冻的部位,如戴手套、口罩、耳罩 / 耳暖和帽子等;同时,要防潮湿,时刻保持衣服、鞋袜干燥,潮湿时要及时更换。户外运动时,忌疲劳或饥饿;保证充足休息,增加蛋白质和脂肪摄入量,保证合理的营养供给。

五、冻伤的家庭处理方法有哪些

原则:迅速脱离寒冷环境,防止继续受冻,抓紧时间尽早快速复温,改善局部微循环,其中复温是关键。

对于Ⅰ度冻伤,可让伤者自行活动,并按摩受冻部位,促进血液循环,同时辅以辣椒、艾蒿、茄杆煮水熏洗、浸泡,再涂上冻疮膏即可。

对于Ⅱ度冻伤,将伤者转移至温暖处,除去结冰的衣服,冻肢浸泡于

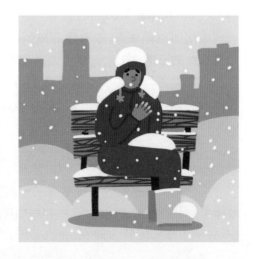

42℃（不宜过高）温水中，至冻区皮肤转红，尤其指甲床潮红，组织变软为止，时间不宜过长。对于颜面部冻伤，可 42℃的温水浸湿毛巾，局部热敷。使用温水清洁伤处，动作要轻柔，由于解冻的伤处很疼并且皮肤及肌肉可能失去知觉，所以要格外小心。无温水条件，立即将冻肢置于自身或救护者的温暖体部，如腋窝、腹部或胸部，以达到复温的目的。

对于Ⅲ度或更严重的损伤，尽量保持伤处干燥（包括趾间），用清洁、松软的垫子或消毒辅料包裹伤处并保温，尽快送至当地医院或急救中心处理。

 知识拓展

一、冻伤的分类

按损伤的性质分类，冻伤可分为冻结性损伤与非冻结性损伤两类。非冻结性损伤为由 10℃以下至冰点以上的低温加以潮湿条件所造成的损伤，如冻疮、战壕足、浸渍足等。另一类称冻结性损伤，是由冰点以下的低温所造成组织细胞冷冻所致的损伤，又可分局部冻伤或全身冻伤。冻伤面积一般多参照烧伤面积计算方法来计算，包括新九分法、手掌法及儿童面积计算。

二、冻伤的影像学检查

单靠临床表现对冻伤进行评估的传统方法已远不能满足临床需求，影像学检查对早期精确判断冻伤程度提供了可行的方法。一些临床表现不明显的病变通过影像学检查可以及早发现，从而减少漏诊及误诊的发生，使治疗能够及时准确地进行，降低伤残率。每种检查均有各自的优点，动脉造影、放射性核素扫描、磁共振等检查能够早期确定血管阻塞、软组织缺血线。X 线片可以显示软组织肿胀、骨质疏松、骨膜炎等。早期动脉造影可发现大的分支血流异常缓慢，复温后动脉血流改善，但残留支阻塞。用血管扩张药能够提高动脉血流图效果。激光多普勒血流图也能精确描述血管舒缩状态。冻伤后最初几天，可采用静脉放射性核素扫描，目的在于尽早确定软组织损伤范围，以便早期清创覆盖缺血的骨组织，尤其是伤后 2~8 天的 ^{99}Tc 骨扫描非常有价值。磁共振或血管增强磁共振技术能够早期直接确定血管阻塞、周围软组织缺血界线，从而能够早期进行手术清创覆盖。冻伤部位行 X 线平片可见碎片状破坏，骨骺中心消失及骨骺提前融合，还可见骨与关节软骨损伤所致关节异常。

三、冻伤的治疗

（一）局部冻伤的治疗

1. 局部冻伤的急救　急救应尽快使伤员脱离寒冷环境,实施保温措施,发现冻伤患者后,立即用棉被、毛毯或皮大衣保护受冻部位,迅速使患者脱离低温环境和致冷因素,以防止再次受冻。早期就诊可以有效降低冻伤后的致残率。伤后入院时超过24小时的患者,在室温下复温,未能阻断组织损伤,最终影响外观和功能恢复。

2. 综合治疗　近年来,由于现代科技的快速发展和分子生物学技术的进步,对冻伤损害机制的研究已深入到细胞和分子水平,研究成果有力促进了临床治疗方案的改良和治疗思路的拓展,包括:防治休克,保护血管、防治血栓、改善循环,冻伤早期可以给予吸氧、高压氧疗法或静脉液体给氧,防治感染,加强营养支持,保护脏器功能,防止MODS的发生。

3. 创面处理　彻底清除坏死组织,清除创面及周围污物、异物,剔除冻区周围毛发,防止创面感染,促进创面早期愈合,减少瘢痕,最大限度地减少伤残。指(趾)Ⅲ度、Ⅳ度冻伤的治疗,注意消毒、清创要彻底,可先采用暴露疗法,待周身病情允许,应尽早手术切除可确认的坏死组织,同时采取适合创面情况的植皮方法或皮瓣移植。

（二）冻僵的治疗

急救的关键是迅速恢复患者中心体温,防止并发症发生。搬动时要小心轻放,避免碰撞后引起骨折,避免粗暴搬动和颠簸,否则可能引起室颤。在野外无温水的条件下,也可把伤者放在未冻伤人的腋下或腹股沟等地方复温。

1. 快速复温　主动复温是指通过治疗措施给患者施以热量,即将外源性热量传递给患者,促进体温恢复,分为体外复温和体内复温两种方法。

（1）体外复温:把外来的热量直接施予体表,如用电热毯、热风、红灯、红外线、温水、热水袋等尽快复温,包括全身浸泡复温和浸泡躯干复温,当患者出现寒战及知觉恢复或者冻伤肢体的指甲或皮肤出现潮红时,即应停止加温,用软毛巾擦干身体,再用厚棉被包裹,使患者保持在温暖的环境中,待体温自然回升。

（2）体内复温:快速体内复温的优点是可以避免体外复温所引起的不良后果。主要包括:①静脉滴注热液体复温;②体外循环复温,优点是复温快同时可氧化血液;③腹膜腔透析复温,此方法不但简单而且易行,是比较有效的方法之一;④吸入湿热氧气复温;⑤胃、结肠温盐水灌洗复温等。对于心肺功能停止的患者,采用腹膜透析是最迅速安全的中心复温法。

2. 综合治疗 及时有效的复苏是抢救的基础。如患者呼吸心脏骤停时，应进行人工呼吸和持续胸外心脏按压。有条件时应尽早行气管插管或气管切开，应用呼吸机辅助呼吸。严重冻伤可能合并休克，在脱离冷环境，温水快速融化复温的同时，迅速建立静脉输液通道，补充血容量。冻伤常继发肢体血管的改变，可选用改善血循环的药物，应用动脉灌注药物治疗重度冻伤是一个新方法，可以改善冻伤肢体血液循环，促进冻伤肢体愈合，应用此方法可以缩短重度冻伤的疗程，减少重度冻伤的并发症，降低重度冻伤的致残率。营养支持、防治感染、保护脏器功能应贯穿治疗的全过程。尽早清除坏死组织，并积极有效地覆盖创面是摆脱创面感染威胁、提高治愈率的关键。

（三）冻疮的治疗

治疗的关键是使患者脱离湿冷环境，保持冻疮局部温暖和干燥，否则治疗难以奏效，并容易复发。全身治疗应用扩张血管药物以改善微循环，如使用钙通道阻滞药有改善症状的作用，硝苯地平对严重复发性冻疮有效。局部治疗原则是消炎、消肿、促进局部血循环。

（四）战壕足、浸渍足治疗

战壕足和浸渍足的病变比冻疮重，这两种冻伤可参照冻伤和冻疮的治疗方法进行治疗。战壕足的治疗应在反应性充血期或之前即开始，肢体应当尽早脱离湿冷环境，置于温暖、干燥的环境中。抬高肢体，减轻水肿，避免压迫，采取改善局部与全身循环以及抗感染等措施。

 误区解读

一、复温时，水温度越高越好吗

不是。研究表明，冻伤后使用 37℃ 温水复温有利于细胞结构、功能的恢复，有效减轻组织继发损害，水温最高不能超过 42℃，更不可直接用火烤，尽可能使所有冻伤部位连续、温和地恢复至正常体温。

二、影视节目中经常看到冻伤时就地取材，用冰雪反复搓揉冻伤部位，这样做合适吗

不合适。目前普遍认为早期及时复温是治疗冻伤的关键但是不正确的复温方法反而适得其反，切忌用雪团或毛巾直接按摩伤处，这样做易导致伤口溃烂、不易愈合。

三、冻僵患者呼吸心脏骤停时可以用肾上腺素和药物除颤吗

不可以。冻僵患者一般忌用盐酸肾上腺素,以避免发生心室颤动。如发生心室颤动,应进行电除颤,药物除颤在全身冻伤时通常是无效的,还可能有害。

四、冻伤不需要抗感染,对吗

错误。冻伤可导致局部甚至全身严重的感染甚至休克,应积极防治感染,合理选用抗生素,要兼顾肝、肾功能情况。有深部坏死者应合用对厌氧菌有效的药物,如青霉素、甲硝唑、替硝唑等。

📋 小贴士

随着相关规章制度的完善及宣传教育的广泛开展,人民生活水平不断提高,冻伤发病率在明显降低。对于长期接触低温环境者应加强防冻教育。应注意特殊部位(耳鼻、脸颊、肢端等)的保暖,尽量减少体温散失。保持鞋袜干燥,必要时可于鞋外涂油或凡士林。加强冻伤宣传教育,一旦发生冻伤,应尽早到专业机构进行治疗。

(陈 红)

参考文献

[1] 冯逸飞,王伟忠,谭兴,等.极地寒区户外作业人员冻伤防治策略的研究进展[J].职业与健康,2019,35(17):2446-2448.

[2] McIntosh SE,Freer L,Grissom CK,et al.Wilderness Medical Society Practice Guidelines for the Prevention and Treatment of Frostbite:2019 Update [J]. Wilderness Environ Med,2019(19):30097-30083.

[3] 查天建,苏福增,刘小龙,等.27 例冻伤患者的治疗体会[J].中国医师杂志,2018,20(11):1721-1723.

[4] 陈孝平,汪建平.外科学[M].9 版.北京:人民卫生出版社,2018.

[5] 薛宝升,王杨,孙海峰.冻伤诊疗研究进展[J].创伤与急危重病医学,2014,2(02):65-68+104.

第十节
户外运动被宠物咬伤怎么办

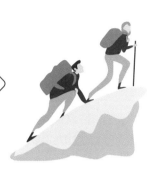

小案例

　　赵小姐:平时喜欢户外跑步,每周都有两到三次晨跑的习惯。宠物狗也都喜欢在户外活动,一般早上也常与主人一起锻炼,也不排除户外的流浪狗之类的,有一天,赵小姐在跑步时,不慎被一条窜出来的狗咬伤左小腿。当时即感疼痛,暴露小腿部位,有明显的犬齿咬伤痕迹,并伴有少许血迹。

　　全科医生:在日常生活中也经常会有人被宠物,如狗、猫、宠物鼠咬伤和抓伤的情况。受伤后如何处理?是否会得狂犬病?是否需要接种疫苗?怎样接种?诸多问题随之而生。不同动物咬伤后人的反应不同,应对措施也不同,下面我们就一起学习一下被宠物咬伤后处理相关知识。

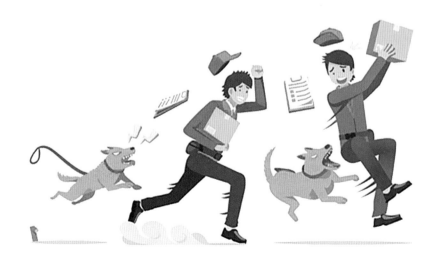

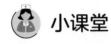 小课堂

一、什么是狂犬病

狂犬病是狂犬病毒所致的急性传染病,人兽共患,我国的狂犬病主要由犬传播,家犬可以成为无症状携带者,所以表面健康的犬对人的健康危害很大。唾液中病毒通过破损的皮肤或黏膜侵入体内,临床多表现为特异性的恐水、怕风、咽肌痉挛、进行性瘫痪等,因恐水症状比较突出,故本病又名恐水症。对于狂犬病尚缺乏有效的治疗手段,人患狂犬病后的病死率几近100%,患者一般于3~6日内死于呼吸或循环衰竭,故应加强预防措施。

二、狂犬病有哪些临床表现

1. 潜伏期　从暴露到发病前无任何症状的时期,一般为1~3个月,极少数短至2周以内或长至1年以上。潜伏期长短与病毒的毒力、侵入部位的神经分布等因素相关。病毒数量越多、毒力越强、侵入部位神经越丰富、越靠近中枢神经系统,潜伏期就越短。此时期内无任何诊断方法。

2. 前驱期　患者出现临床症状的早期,通常以厌食、疲劳、头痛和发热等不典型症状开始,50%~80%的患者会在原暴露部位出现特异性神经性疼痛或感觉异常(如痒、麻及蚁行感等)。前驱期一般为2~10天(通常2~4天)。

3. 急性神经症状期　患者可出现两种典型的狂犬病症状,即狂躁型与麻痹型。狂躁型患者出现发热并伴随明显的神经系统体征,包括功能亢进、定向力障碍、幻觉、痉挛发作、行为古怪、颈项强直等。恐水、怕风是本病的特殊症状,典型患者见水、闻流水声、饮水或仅提及饮水时,均可引起严重的咽喉肌痉挛。本期一般持续1~3天。麻痹型患者无典型的兴奋期及恐水现象,而以高热、头痛、呕吐、咬伤处疼痛开始,继而出现肢体软弱、腹胀、共济失调、肌肉瘫痪、大小便失禁等,呈现横断性脊髓炎或上升性脊髓麻痹等类格林巴利综合征(GBS)表现。

4. 麻痹期　指患者在急性神经症状期过后,逐渐进入安静状态的时期,出现弛缓性瘫痪,尤以肢体软瘫最为多见。临终前患者多进入昏迷状态,呼吸骤停一般在昏迷后不久即发生。本期持续6~18小时。

狂犬病的整个自然病程一般不超过5日,死因多为咽肌痉挛而窒息或呼吸循环衰竭。

知识拓展

宠物咬伤后应如何处理呢

一、暴露后处理

按照接触方式和暴露程度,狂犬病暴露分为三级,根据暴露的严重程度,进行相应的处理。

1. **伤口处理**　是暴露预防的重要环节。主要目标:一是预防狂犬病的发生,二是预防伤口发生继发细菌感染,促进伤口愈合和功能恢复。伤口处理包括对每处伤口内部进行及时的彻底的冲洗、消毒以及后续的外科处置。

(1)伤口冲洗:用肥皂水(或其他弱碱性清洗剂)和一定压力的流动清水交替清洗,咬伤和抓伤的每处伤口至少 15 分钟。如条件允许,建议使用狂犬病专业清洗设备和专用清洗剂对伤口内部进行冲洗。最后用生理盐水冲洗伤口以避免肥皂液或其他清洗剂残留。

(2)消毒处理:彻底冲洗后用稀碘伏或其他具有病毒灭活效力的皮肤黏膜消毒剂消毒涂擦或消毒伤口内部。

(3)外科处置:在伤口清洗、消毒,并根据需要使用狂犬病被动免疫制剂至少 2 小时后,根据情况进行后续外科处置。伤口原则上不予缝合或包扎,以便排血引流,并注意预防破伤风及细菌感染。

2. **疫苗接种**　暴露后立即接种或潜伏期(一般为 1~3 个月,极少数短至 2 周以内或长至 1 年以上)内接种疫苗通常能起到预防的作用。

(1)5 针法程序:第 0、3、7、14 和 28 天各接种 1 剂,共接种 5 剂。

(2)2-1-1 程序:第 0 天接种 2 剂(左右上臂三角肌各接种 1 剂),第 7 天和第 21 天各接种 1 剂,共接种 4 剂(此程序只适用于我国已批准可以使用 2-1-1 程序的狂犬病疫苗产品)。

如果动物咬人后一直健康,就无需担心潜伏期,也不需要补打疫苗。如果无法确定咬人的猫狗的情况,应在潜伏期内补打疫苗,潜伏期受个人体质和伤口严重程度等多因素影响而不同。有效的疫苗接种约在 10 天左右,潜伏期在 1 年以上的较为罕见,从预防效果和发病可能性考虑,1 年前的咬伤再进行疫苗接种没有太大意义。

3. **被动免疫**　抗狂犬病血清作为狂犬病病毒的特异性被动免疫制剂,无需机体免疫应答过程就能够对狂犬病病毒进行即时中和,其作用迅速但短暂。在第一针疫苗注射后至机体产生足量抗体($>0.5IU/ml$)之前(注射疫苗诱导的保护力空白区或称高风险感染期),被动免疫制剂可为该高风险时段提供免疫保护。是否需要被动免疫需要根据暴露情况而定(见表2-1),如果需要而未能立马注射,在第一剂狂犬病疫苗接种后的7天内均可使用,7天后疫苗引起的主动免疫应答反应已经出现,此时再使用被动免疫制剂意义不大。

表2-1　狂犬病暴露后免疫预防处置

暴露类型	接触方式	暴露程度	暴露后免疫预防处置
I	符合以下情况之一者: 1. 接触或喂养动物[a,b]; 2. 完整皮肤被舔舐; 3. 完好的皮肤接触狂犬病动物或人狂犬病病例的分泌物或排泄物。	无	确认接触方式可靠则不需处置
II	符合以下情况之一者: 1. 裸露的皮肤被轻咬; 2. 无出血的轻微抓伤或擦伤。	轻度	1. 处理伤口; 2. 接种狂犬病疫苗。
III	符合以下情况之一者: 1. 单处或多处贯穿皮肤的咬伤或抓伤[c]; 2. 破损的皮肤被舔舐; 3. 开放性伤口或粘膜被唾液污染(如被舔舐); 4. 暴露于蝙蝠[d]。	严重	1. 处理伤口; 2. 注射狂犬病被动免疫制剂(抗狂犬病血清/狂犬病人免疫球蛋白); 3. 注射狂犬病疫苗[e]。

注:a. 暴露于啮齿类动物、家兔或野兔时通常无需接受狂犬病暴露后免疫预防。

b. 禽类、鱼类、昆虫、蜥蜴、龟和蛇不会感染和传播狂犬病。

(美国CDC明确指出:所有的哺乳动物都可患狂犬病。禽类、鱼类、昆虫、蜥蜴、龟和蛇不属于哺乳动物,不会感染和传播狂犬病。)

c. 发生在头、面、颈部、手部和外生殖器的咬伤属于III级暴露。(WHO推荐:由于头、面、颈、手和外生殖器部位神经丰富,建议这些部位的暴露属于III级暴露)

d. 暴露于蝙蝠属于III级暴露。

e. 暴露后预防处置应立即开始。如果伤人动物在10日观察期内保持健康,或经可靠的实验室使用恰当诊断技术证明该动物未患狂犬病,则可以终止免疫接种。

WHO及美国CDC均推荐10日观察法,但也同时明确指出:①10日观察法仅限于家养的犬、猫和雪貂,且伤人动物需有2次明确记载有效的狂犬病疫苗免疫接种史;②10日观察法要考虑众多因素,如:暴露地区的动物狂犬病流行病学、伤口类型、暴露严重程度、伤人动物的临床表现及其免疫接种状况、伤人动物进行隔离观察的可能性以及实验室诊断的可获及性等；③暴露后预防处置应立即开始，如有可能，应对可疑动物进行识别，隔离观察（外观健康的犬或猫）或安乐死后进行实验室检测，在等待实验室结果或观察期内，应继续进行疫苗的暴露后预防接种。如实验室检测阳性，应立即进行回顾性风险评估以确定所有可能暴露人群，并应给予其暴露后预防程序。如可疑动物无法进行实验室检测或观察，则应给予全程暴露后预防，如果动物经适当的实验室检测证实未感染狂犬病则暴露后预防可以终止。当健康且接受过正确的疫苗接种（至少两次有效的狂犬病疫苗接种记录）的家养犬、猫或雪貂伤人时，如易于进行 10 日观察，尤其是当伤者在过去的 3 个月内曾经接受过暴露前预防或暴露后预防免疫治疗时，在确保给予伤者恰当的伤口处理前提下，可推迟加强免疫接种。

二、再暴露的预防处理

任何情况下，再暴露时仍需要立即清洗伤口。对于曾经接受过疫苗全程接种者，如 3 个月内再次暴露，如致伤动物健康且已被免疫，并能进行 10 日观察，则在确保给予正确伤口处理的前提下，可推迟加强免疫；超过 3 个月以上再次暴露者，需第 0 天和第 3 天各接种 1 剂疫苗；若使用了效力不确定的疫苗、之前未全程接种或暴露严重的Ⅲ级暴露者，在再次暴露后则需全程进行疫苗接种。

 误区解读

一、"健康狗"不传播狂犬病毒

判定某犬是否携带病毒，均需要通过严谨的科学检测，如果犬不携带狂犬病毒，被伤者就不会感染。但现实生活中犬是否携带狂犬病毒，我们无法准确从犬的外观来观察，也有研究检测出外观健康的"健康犬"携带狂犬病毒，笼统地宣传"健康犬不传播狂犬病毒"很容易引起公众误解，造成严重后果。

二、被狂犬咬伤，就一定会得狂犬病

不一定，是否发病有很多影响因素，如咬伤的部位、伤口严重程度、被咬伤后是否进行正确及时的处理伤口和抗狂犬病暴露后治疗及自身免疫力等。

三、只有狗才会感染和传播狂犬病病毒

大部分哺乳动物都有可能感染狂犬病毒,比较容易传染狂犬病的动物是狗、蝙蝠、猫、狼、狐狸、牛、羊、马等。禽类、鱼类、昆虫、乌龟、蛇不会感染和传播狂犬病。另外,小鼠、兔等啮齿类可通过接种病毒发生感染,但在自然情况下一般不会形成狂犬病的传播和流行,故暴露后通常不需要行狂犬病免疫预防。

四、小狗小猫越早打狂犬疫苗越好吗

3个月内的猫狗不用打,待到3个月大时,按规定注射程序进行免疫接种。

五、被常规注射过疫苗的犬类咬伤不需要注射狂犬疫苗

动物接种狂犬疫苗后,保护率并非100%,仍可能存在带狂犬病毒的情况,所以需要按时接种狂犬病疫苗。

六、接种狂犬疫苗可以治疗狂犬病

疫苗只有预防作用而无治疗作用。狂犬病疫苗是所有病毒病疫苗中唯一可在暴露后使用的疫苗,只是因狂犬病潜伏期较长,暴露后立即接种或潜伏期(一般为1~3个月,极少数短至2周以内或长至1年以上)内接种疫苗通常能起到预防的作用。

七、正在接受计划免疫接种的儿童不可接种狂犬病疫苗

接种狂犬病疫苗期间也可按照正常免疫程序接种其他疫苗,但优先接种狂犬病疫苗。

八、没按流程注射疫苗,晚了几天怎么办,要重新按流程打吗

不需要重新按流程打,如某一针次延迟一天或数天注射,其后续针次接种时间按原免疫程序的时间间隔相应顺延。

九、孕妇不可以打狂犬疫苗

理论上,狂犬疫苗中没有任何一种成分会影响人类生殖细胞的染色体,合格的狂犬病疫苗不会对孕妇产生不良影响,也不会影响胎儿。

十、不同厂家,不同批号的狂犬疫苗能交叉使用吗

尽量使用同一品牌狂犬病疫苗完成全程接种。若无法实现,不得已时可使用不同品牌的合格狂犬病疫苗继续按原程序完成全程接种。

 小贴士

在严格管理犬只的同时,也应该做好防护措施,切断传播途径,如尽量避免被动物咬伤,少接触动物的分泌物等。同时,大力宣传有关狂犬病的相关基本知识及应急措施,尤其是农村地区,让人们知道在被动物致伤后如何采用正确有效的处理方法对抗狂犬病。

当今社会中,很多人都喜欢养宠物犬,并将其作为自己的家庭成员。但是犬作为一种动物,也具有一定的攻击性,也可能会咬人。被犬咬伤后,要及时对伤口做正确的处理,及时到医院就诊,注射狂犬疫苗,以保护自身安全。

(沈淑芳)

参考文献

[1] 中国疾病预防控制中心.狂犬病预防控制技术指南(2016 版)[J].中国病毒病杂志,2016,6(3):161-188.

[2] 朱苹.被犬咬伤了,该如何是好?[J].健康养生,2019,(6):238.

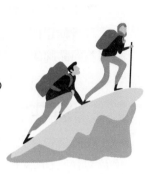

第十一节

登山一定有益吗

 小案例

张先生:我今年65岁,我喜欢许多运动,比如:打乒乓球、打羽毛球、跑步,但我觉得最有意思的还是爬山,都说读万卷书不如行万里路,登高望远,我觉得爬山不但有益于身体健康,还能增加我的见识,更愉悦身心。但是最近我觉得有点力不从心,我本身有高血压,心脏也不怎么好,现在爬到半山腰就觉得有点胸闷、气促,我是不是不能再爬山了呀?

全科医生:不可否认,爬山是一项很好的全身运动,能让我们的身体变得更加的健康,但是并不是所有人都适合,特别是老年人,下面我们就来了解一下爬山的好处与坏处吧。

小课堂

一、老年人爬山的好处有哪些

1. 预防心脑血管疾病　山中森林和植被的面积远非城市中的绿地花草所能比拟。因此在山间行走,对改善肺通气量、增加肺活量、提高肺的功能很有益处。爬山能提高呼吸肌的力量,有利于保持肺组织的弹性,改善肺的通气和换气功能,增加吸氧能力,并提高全身各器官的新陈代谢水平;另外爬山大多依山傍水,植被丰富,空气清新,绝少污染,且空气中含有较多的负氧离子。负氧离子能改善肺的换气功能、调节神经、振奋精神、改善睡眠、降低血压、刺激造血功能,有安神、镇静、降压及消除疲劳的作用。另外,爬山锻炼能清除沉积在血管壁上的胆固醇,防止动脉血管硬化,减少心血管疾病的发病率。还可增加心脏血管的口径,增加冠状动脉血流量,改善心肌的血流分布,使心肌利用氧的能力提高,从而达到预防心脑血管疾病的目的。

2. 延缓衰老 人体的正常代谢中会产生出一种叫自由基的有害物质,它能破坏人体细胞膜,溶解人体正常细胞,引起人体组织的衰老甚至变异。而氧气负离子可以有效结合自由基,使之排出体外。据有关数据表明,城市街道上氧气负离子的单位含量仅有 100~300,而山区森林中可达数万。因此,常在山中行走,可以有效排出有害自由基,从而延缓衰老。

3. 增强视力 眺望远方,放松眼部肌肉是治疗近视最简单的方式。然而城市中由于工业污染及热岛效应等因素,空气中颗粒悬浮物较多,能见度较差。山野之中,尤其是在山巅之上,目光可放至无限远,可以很好地解除眼部肌肉的疲劳。

4. 锻炼骨骼肌肉 经常参加爬山锻炼,对关节、骨骼和肌肉都有良好作用。爬山可以使骨骼的血液循环得到改善,骨骼的物质代谢增强,使钙、磷在骨骼内的沉积增多,骨骼的弹性、韧性增加,并有利于预防骨质疏松,延缓骨骼的衰老过程。经常参加爬山锻炼,可促进肌肉的蛋白质合成,使肌肉坚韧有力。山间道路坎坷不平,穿行此间,有益于改善人体的平衡功能,增强四肢的协调能力,尤其是行走在没有经过人为修饰的非台阶路段,可使人体肌纤维增粗、肌肉发达,增强肢体灵活度。

5. 放松心情 经常爬山锻炼,能改善中枢神经系统的功能,使人精力充沛,动作敏捷,工作效率提高。爬山可以改善大脑的供血状况,降低神经系统的疲劳和精神紧张,提高睡眠的质量。老人爬山的好处是能够调节人体紧张情绪的作用,能改善生理和心理状态,恢复体力和精力,使人精力充沛地投入学习、工作。登山锻炼可以陶冶情操,保持健康的心态,充分发挥个体的积极性、创造性和主动性,从而提高自信心和价值观,使个性在融洽的氛围中获得健康、和谐的发展。另外还可以培养人的团结、协作及集体主义精神。

6. 消耗多余脂肪 人们日常体内的糖代谢属于有氧代谢,登山活动尤其是登高山,由于空气稀薄,人体内大部分转为无氧代谢,加之登山野营活动的运动量较大,山中野餐往往难以满足体内热量需求,因此,它能大量消耗人体内聚集的脂肪组织,尤其是腰腹部的脂肪组织。

二、登山的坏处有哪些

登山有它不利的一面,以下肢运动为主,对膝关节的磨损较大。膝关节只能前伸后屈,周围肌肉很少,血管稀疏,结构复杂。膝关节弯曲时,韧带松弛,稍有不慎,就可产生拉伤、扭伤、劳损等。由于地心引力的作用,与地面行走相比,人体对膝关节的压力增加了四至五倍。髌骨、半月板、关节面的摩擦加剧,很容易造成伤害。尤其是中老年人,由于年龄的增大,骨质的流失是不可避免的。因此,一旦磨损,几乎是无法恢复的。

其次为踝关节。它虽然面积不大却担负着全身的重量,容易因道路不平、路滑、下坡等突然足底内翻而崴伤。爬山者经常发生的韧带、筋膜、肌肉、腱鞘等部位的损伤,主要是微细纤维的撕裂,会导致局部肿胀。一经发生,应停止活动,并辅以适当的功能锻炼,数日后即可自愈。如有骨质损伤,则另当别论。

爬山,无疑是重体力活动。汗流浃背,急促地呼吸,会丢失体内大量水分,需要及时补充。但喝水最好多次少饮,一次进水太多会增加心血管的负担。

三、不宜爬山的人群

1. 慢性疾病患者　如高血压、肾病、血液病、慢性气管炎和痛风等。

2. 关节疾病患者　爬山时,膝关节额外的负荷更会加重引起软骨磨损,损伤骨质,造成关节肿胀、疼痛等不适症状。

3. 心脑血管疾病患者　爬山是一项耗氧量很大的运动,体力消耗较大,老年人登山会加重心脏负荷,容易诱发疾病。

知识拓展

老年人爬山的注意事项:

一、爬山前做足准备

1. 携带必要的生活用品及其他物品,例如食品、水壶、毛巾、草帽、照相机、望远镜和娱乐用具等。还要根据老年人自身身体条件,准备常用的药品,以备急用。

2. 根据自己的年龄和体质进行选择好爬山路线,路线不宜太难,山峰不宜过高。老年人爬山应选择那些人比较多的线路,避开悬崖峭壁和布满荆棘的小路,不要钻那些没人走的山林。

3. 通过天气预报了解当天的天气情况,避免遇到大风、下雨等恶劣天气,选择在风和日暖的天气进行爬山。

4. 上山时间不要太早,老人眼神又不太好,摸黑出门锻炼容易出危险。早晨是一天中气温最低的时候,室内外温差很大,老人猛地受到冷空气的刺激,容易发生血管痉挛,诱发心绞痛或心梗。因此早饭后再去爬山为好。冬天最好等太阳出来后再去爬山。下山时间不要太晚,有条件最好带上通信工具如手机,万一发生意外,便于同外界联系。

5. 爬山前应该先做热身,然后根据呼吸频率,逐渐加大强度。速度不应过快,以喘气不明显、没有不良反应为标准。

二、爬山时注意安全

1. 爬山时应当注意随时补充水分,不仅能够将血液稀释,还能够避免运动时造成的缺水情况,可尽快恢复体力。

2. 爬山时应注意保暖,鞋要合适跟脚,最好穿轻便防滑的旅游鞋。

3. 老年人腿脚不太灵便,爬山时最好拄一根拐棍,并注意身体前倾。登山途中出现气喘、缺氧时,不可勉强登高,可在原地停歇,并作 10~12 次深呼吸,直至呼吸恢复均匀后,再慢速前进。

4. 休息时应该长短结合,长少短多。长休息先站一会儿再坐下休息,短休息以站着休息为主。休息时不要坐在潮湿的地上和风口处,出汗时可稍松衣领,准备一块干毛巾,擦干汗水,不要脱衣摘帽,以防受风着凉。进餐地点应在背风处,先休息一会儿再进餐。

5. 扭伤切忌局部按摩,最好冷敷 20~30 分钟,便能达到消肿和止痛的作用。出发前可以随身带一点创可贴、紫药水等物,以备不时之需。

 误区解读

一、爬山一定会造成关节损伤吗

爬山这项运动是一把双刃剑,对膝关节有好处也有坏处,要适当适量。爬山(或者走楼梯)的过程,膝关节会承受一定的压力,尤其在下山(下楼梯)时,会对膝关节形成较大的冲击力。如果此时运动者的身体素质功能较弱、膝关节承受能力较差,同时运动量又超过运动者的承受能力,就会对膝关节造成一定的损伤。

二、老人爬山为何会关节疼痛

因为人在平地上两腿站立时,每条腿负担的重量是体重的一半,而用一条腿站立时,受力腿就要承受整个身体的重量,对膝关节的压力明显增加。在爬山时,膝盖是弯曲的,一条腿承重大约是正常站立时的4~6倍,膝关节受到的压力可想而知。爬山是一个多次重复的过程,膝关节运动次数人为地增加,关节磨损的可能性自然也会增加。再加上膝关节承受的压力要比直立时大,磨损过多,损坏的可能性就增加了。爬山也会损坏软骨组织。软骨是一种像海绵一样的组织,本身没有血管提供营养。人在运动时,关节处于收缩、舒张的交替过程,正常的行走可以通过有节奏的挤压为软骨提供养料。而在爬山等运动中,人的膝关节弯曲,负重增加,软骨不能正常地获得养分,再加上过度磨损,必然引起软骨病变。

 小贴士

爬山是一个需要承受负荷的运动,如果你的心脏功能平常能够承受一些活动的话,在爬山的过程中就能够负荷一些突发的状况,但是如果你的心脏功能不好,建议还是不要爬山了,锻炼的话可以选择一些适合自己的运动,科学锻炼最重要!

(赵宗权)

参考文献

[1] 周驰.老年人登山研究[J].体育文化导刊,2018,8(8):53-55.

[2] 徐斌.登山与人体健康[J].科技风,2012,(11):195-204.

[3] 王晓春.登山与健康关系的调查研究[J].南京体育学院学报(自然科学版),2002,1(3):19-21.

[4] 杨庆彬.登山、徒步运动中膝关节的损伤与预防[J].运动人体科学,2013(25):24-25.

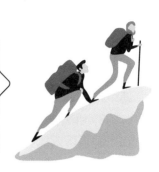

第十二节

户外运动腿部抽筋
怎么办

 小案例

张先生:运动能够使我保持精力充沛,因此,我每天都有早起运动的习惯。初冬的早上,我和往常一样,选择早上户外跑步,刚出家门就感觉到了冬天的寒意,我不假思索就跑起来了,不出一公里,小腿突然抽搐了一下,一阵剧痛,让我被迫停止了下来。这种突然一下子的抽筋,偶尔在运动中也发生过,为什么会出现这种情况,休息后,我还可以继续吗?

全科医生:近些年来,越来越多的人加入跑步、游泳等各类健身行列,也经常听说有人在运动中出现腿部抽筋,那么如果出现这样的情况,应该如何处理呢?

小课堂

一、什么叫抽筋

抽筋又称肌肉痉挛,是肌肉发生不自主强直收缩时出现的一种现象。对于运动爱好者来说,肌肉痉挛并不罕见。运动肌肉痉挛常见于小腿腓肠肌(位于小腿肚子)、足底的屈肌(位于脚掌)等部位。痉挛发生时,常伴有严重的肌肉疼痛,这也是大家很怕抽筋的原因。抽筋的疼痛能持续数秒钟到数十分钟不等,甚至连续多次发作。同时,痉挛部位还会异常突起变硬,涉及的关节屈伸等功能受限,严重时会出现肌肉拉伤。另外,如果在特定的场景和状态下发生抽筋,可能会有比较严重的后果,如在水中(游泳时)或激烈的运动比赛中。

二、引起抽筋的原因是什么

1. 温度太低　肌肉因受低温刺激,兴奋性增高,导致肌肉更易发生强直性收缩。

2. 出汗太多　钾、钙、镁等电解质与肌肉的兴奋性有关。当电解质在运动中随汗液丢失过多时,肌肉兴奋性会出现异常,从而诱发肌肉痉挛。

3. 肌肉长时间处于紧张状态　肌肉长时间紧张,会导致收缩功能失调。在运动训练或比赛中,肌肉经历连续收缩且得不到及时放松,肌肉收缩舒张的协调性就被打乱,从而引发肌肉痉挛。

4. 身体太疲劳　身体疲劳时,肌肉能量物质代谢紊乱,致使痉挛产生。

5. 综合因素　人在长时间运动中,体温上升并大量出汗,导致体液及电解质丢失,继而导致血容量减少、心跳加快。如此反复循环,人体体温调节系统会超负荷工作,从而加剧肌肉疲劳,最终导致肌肉痉挛。

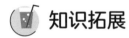

知识拓展

一、腿部抽筋时,应该怎么做

1. 立即停止运动　当出现抽筋的前兆或发生抽筋时,要立即停止运动;继续勉强运动,可能造成肌肉严重损伤,甚至难以恢复。

2. 补充水与电解质　至阴凉通风处,及时补充水分及盐分,运动饮料尤佳。剧烈运动后大量出汗,水分和电解质丢失严重,可导致抽筋。

3. 拉伸患处肌肉　慢慢伸展正在痉挛的肌肉,充分休息直至患处感觉舒适为止。舒展、拉伸痉挛的肌肉,保持其在伸展状态从而避免其继续强直性收缩朝抽筋相反的方向掰脚趾,并坚持 1~2 分钟以上,一般可缓解。当小腿抽筋时,可坐地方或背靠墙坐着,双手扳脚尖,使脚尖上翘,尽量伸直膝关节。当大腿抽筋时,可将大腿和膝盖弯曲至腹部前,双手环抱,再放开并将腿伸直,重复动作,至复原为止。

4. 运动用喷剂或冷热敷交替使用　使用运动用喷剂或冷热敷可以缓解肌肉疼痛,促进肌肉松弛、改善肌肉供血。

5. 如果反复发作抽筋,需及时就医　反复发作的抽筋,有可能是局部血管、神经疾病导致,需至医院检查。

二、游泳时腿部抽筋,如何紧急自救

游泳时出现腿抽筋,应立即收起抽筋的腿,另一只腿和两只手臂划水,游上岸休息。如会浮水,可平浮于水上,使弯曲抽筋的腿稍事休息,待抽筋停止,立即上岸也可吸气沉入水中,用手抓住抽筋一侧的大脚趾,使劲往上扳折,同时用力伸直膝关节,在憋不住气时,浮出水面呼吸;然后再沉入水中,重复上述动作;反复几次后,抽筋可缓解,然后急速游上岸休息。在游向岸边时,切忌抽筋一侧的腿用力过度,以免再次抽筋。

三、如何尽快缓解抽筋

只要自己反方向牵引痉挛肌肉即可缓解。不方便的部位,例如下肢腿部抽筋时,也可由同伴辅助牵拉缓解。同时还可配合局部按摩,采用揉捏、弹筋等手法。下面我们来具体说说。

1. 脚掌、脚底抽筋　勾脚(屈曲踝关节)的同时,双手使脚指向脚背展开,反复多次。同伴辅助处理:单手固定住抽筋侧的脚跟部,另一只手用力抓住脚趾,使之向脚背展开。局部按摩:痉挛稍缓解时,在勾脚牵拉的同时手握拳,用指关节按压脚底板痉挛部位。

2. 小腿后侧抽筋　坐在平地上,双手抓住脚掌,膝关节打直,身体用力向前靠近,拉伸小腿后侧肌肉,反复多次。同伴辅助处理:单手固定抽筋侧的脚踝,另一只手用力使踝关节屈曲,使其“被动勾脚”,持续几秒,并反复多次。局部按摩:痉挛的腿平放在正常腿的膝上,用手反复拿捏小腿痉挛部位 1 分钟。待痉挛缓解,适当伸直痉挛腿,并连续拍打腘窝(膝盖窝)。

3. 大腿前侧抽筋　手扶稳支撑物,使抽筋腿屈向后,另一手抓住脚,使大腿靠近臀部拉伸,并加以震颤,类似于大腿前侧拉伸动作。同伴辅助处理:帮助屈膝关节(拉伸大腿肌),手轻拍抽筋肌肉。局部按摩:用拇指与其余四指反复拿捏大腿痉挛部位 1 分钟。

4. 大腿后侧抽筋　躺平,屈大腿和膝关节(伸直膝关节更好),双手帮助大腿靠近身体,拉伸大腿后侧并适当震颤。为增强稳定性,可适当将腿靠在墙上。同伴辅助处理:扶住抽筋者的小腿和脚,抬起大腿靠近身体,加以震颤并拍打大腿后侧。局部按摩:用拇指及其余四指反复拿捏大腿痉挛部位 1 分钟。

5. 上肢抽筋　用对侧手辅助拉伸抽筋手臂,反复多次。

6. 手指抽筋　反复用力抓握拳头,快速连续多次至恢复,或另一只手拉伸抽筋手指,使手掌被动展开,反复多次。

误区解读

一、抽筋就吃钙片对吗

不合理。小腿抽筋时身体整体不缺钙,但局部确实是缺钙的,这是因为局部血气不足,营养不能滋养肌细胞导致的。如果要补钙,建议先到医院检测血钙,血钙指标低再补钙,这是对身体的真正负责。

二、当出现抽筋的前兆或发生抽筋时,仍可继续运动吗

继续勉强运动,可能造成肌肉严重损伤,甚至难以恢复。可至阴凉通风处,及时补充水分及盐分,运动饮料尤佳。剧烈运动后大量出汗,水分和电解质丢失严重,可导致抽筋。

三、抽筋时,可以剧烈捶打、揉按局部肌肉吗

应适当拉伸患处肌肉,慢慢伸展正在痉挛的肌肉,充分休息直至患处感觉舒适为止。舒展、拉伸痉挛的肌肉,保持其在伸展状态,从而避免其继续强直性收缩,导致肌肉损伤。

小贴士

运动抽筋,预防为主。

1. **饮食平衡** 补充各种必需的营养成分,如牛奶、豆浆含钙丰富,豆类、粗粮、鸡蛋等含 B 族维生素丰富,蔬菜、水果可补充各种微量元素。

2. **休息良好** 充足睡眠、洗热水澡,可很好地放松全身肌肉。

3. **锻炼身体** 坚持循序渐进的原则,逐渐增加运动量,切不可"一曝十寒",否则极容易出现抽筋。此外,应穿柔软合脚的鞋子进行运动。

4. **运动前做好准备** 将四肢和躯干的肌肉伸展开,可明显减少抽筋的发生。

5. **补足水分** 如果运动量大,出汗多,则需要在运动前补充液体,避免脱水。单纯补充水分,会稀释血液中钠离子的浓度,可能诱发抽筋,所以在运动中也应适当补充电解质溶液。如口服生理补液盐溶液。

6. **注意保暖** 穿长裤;无论冬夏,游泳池水温都不宜过低。

(沈淑芳)

参考文献

[1] 如何预防腿部抽筋.驾驶园,2014(9):96.

[2] 陶琦.小腿抽筋的自我推拿[J].健康文摘,2018(4):18.

[3] 可云.游泳时腿部抽筋的自我处理[J].新农村,2019(7):43.

[4] 廖静雯.抽筋"偷袭"应对有方[J].家庭科技,2018(4):26-27.

[5] 路新宇.腿抽筋勿盲目补钙,打开这个"开关"试试[J].乐活老年,2019(10):38-39.

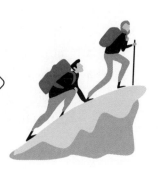

第十三节
剧烈运动后立刻休息就可以缓解疲劳吗

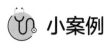

李先生:我今年28岁,是个货车司机,之前身体一直挺好的,但最近因为工作量大,经常熬夜,反复感冒,所以想通过体育锻炼来提高抵抗力,然后跑了个5公里,太累了就立马坐下来休息,结果非但没有缓解疲劳,反而出现胸口发闷、头晕眼花,差点晕过去,这是怎么回事啊?

全科医生:相信日常生活中许多人都遇到过这种情况,也是很多人都共有的疑问,下面我们就来介绍一下,遇到这种情况应该怎么办。

 小课堂

一、什么是剧烈运动

剧烈运动即高强度身体活动,需要大量体力并造成呼吸急促和心率显著加快,比如跑步,快步上坡行走或爬山,快速骑自行车,快速游泳,竞技体育活动和游戏(例如足球、排球、曲棍球、篮球),用力铲挖或挖沟,搬运沉重物品(>20kg)等。

二、哪些人不适宜剧烈运动

生活中有不少的患者是不能够做剧烈运动的,如先天性心脏病的患儿,风湿性心脏瓣膜病、冠心病及心肌炎、心肌病及心律失常的患者,剧烈活动可诱发心衰,甚至造成猝死的风险,还有高血压及糖尿病的患者,如果血压或血糖不稳定,剧烈活动可能会诱发脑出血、脑卒中及低血糖昏迷的风险,所以建议上述人避免剧烈活动。

三、为什么剧烈运动后不能立刻休息

剧烈运动时交感神经兴奋性增强,引起心跳加快,肌肉毛细血管扩张,血流加速,同时肌肉有节律性地收缩会挤压静脉,促使血液很快流入心脏。此时如果立即停下来休息,肌肉的节律性收缩也会停止,致使血液淤积在周围静脉,不能快速流回心脏,回心血量不够当然就没有足够的射血量保障全身的供血,就会出现头晕、恶心、心悸,甚至晕厥、休克等症状。

四、剧烈运动后应该怎么做才是对的呢

既然剧烈运动后立刻休息不能缓解疲劳,反而出现脑缺血症状,那么应该怎么做才能避免出现上述症状而真正缓解疲劳呢? 要做一些舒缓的动作,慢慢停下来。比如跑步之后,要再走一段,使身体能够适应缓慢的节奏,逐渐达到正常状态,要放松肌肉,在腿部、腰部等部位做放松运动,比如两手轻拍大腿和小腿两侧,缓慢扭动腰部使腰部肌肉得到放松。

 知识拓展

一、运动的生理效应

运动是生命活动的标志,只要生命存在,运动就不会停止,运动时身体的各系统都产生适应性的变化,继而引起功能的改变。其中心血管系统的改变主要是心率增快,血压升高,运动时,自主神经和血管内皮衍生的舒缓因子的双重调节作用使冠状动脉扩张,心脏舒展期的延长使冠状动脉得到更充分的灌注,运动还能增加纤溶系统的活性,降低血小板的黏滞性,防止血栓形成。运动对呼吸系统的影响是增加呼吸容量,改善氧气的吸入和二氧化碳的排出;对中枢神经系统的影响是增强人的精神和情绪,锻炼人的意志,增强自信心;对脂代谢的影响是任何强度的持续运动如马拉松、越野、滑雪甚至休闲性慢跑,都有降血脂效应。

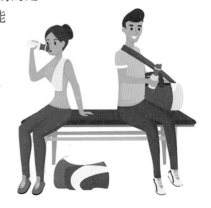

二、健康成年人如何合理运动

根据运动的生理效应可知运动的好处,但凡事都有度,我们一直秉承中庸之道,合理运动,才能获益最多,有研究显示过早死亡有10%归因到有氧运动不够,2018年美国体力活动指南建议,成人每周需要150~300分钟的中等强度的有氧运动(例如快走、打网球、休闲式游泳、骑车、瑜伽、跳舞、一般庭院工作或打扫院子),或75~150分钟的剧烈有氧运动(例如跑步、充满活力的舞蹈、徒步上楼或负重、挖掘、铲雪等重体力工作、健美操或跆拳道),另外每周要有2天进行肌肉强度锻炼(例如举重、俯卧撑)。

三、患者如何运动

我们知道患者是不能剧烈运动的,但也绝对不是不运动,如果入院后天天在病床上躺着休息也是不对的,那么患者应该如何运动呢? 不同的疾病患者有不同运动方式,如冠心病患者,可以先做心肺运动试验评估制定运动处方,如果条件不允许,那么运动强度就以不诱发心绞痛,微出汗为准;糖尿病患者,尤其对肥胖的2型糖尿病患者,运动可增加胰岛素敏感性,建议每周150分钟中等强度运动(例如快走、骑车、瑜伽、打扫房子)。其他不同的疾病应当在专业医生指导下进行活动。

 误区解读

一、空腹运动好吗

有些人认为空腹锻炼效果最好,所以经常晨起后空腹锻炼,对于年轻人来确有减肥效果,但时间长了会伤害脾胃。对身体逐渐衰弱的中老年人来说,更是弊多利少。空腹运动时,人体能量供应不足,肝脏中糖原处在最低的状态,所以空腹运动时所需能量便主要来自体内的脂肪分解,可能会造成人体血液中的游离脂肪酸增加,从而影响心脏功能,造成心律失常。因此,不提倡空腹运动,尤其心脏病患者、糖尿病患者及胃肠病的人群更应避免。

二、只要感觉好,运动就不算过度对吗

人类的感官有一定的失真性,也有一定的欺骗性,尤其在运动时,我们的身体会分泌内啡肽、多巴胺、催产素及五羟色胺等快乐激素,使我们感到愉悦,掩盖运动带来的疼痛与疲劳,另外,人体内很多组织,如软骨、韧带等不像

皮肤那样有丰富的感觉末梢,只有在损失到严重时才会感觉到疼痛。因此,只靠个人的感觉来运动,往往会造成运动过量、体力透支、损失增加等问题。

 ## 小贴士

运动不仅使我们的身体保持一个稳定的健康状态,促进身体的新陈代谢,更能提高我们反应能力及抵抗力,而且运动在心血管疾病、卒中和其他非传染性疾病的预防中发挥着非常重要的作用。那么为了安全地进行运动,减少受伤和其他不良事件的危险,我们应该了解风险,但要相信体力活动对每个人几乎都是安全的选择。缺乏运动的人,应该从低强度运动开始,慢慢来,逐渐增加体力活动的频率和持续时间。使用适当的装备和运动器材,选择安全的环境,遵守规章和指引,明智地选择何时、何地以及如何活动,来保护自己。

(刘洁云)

参考文献

［1］　葛均波,徐永健.内科学［M］.9 版.北京:人民卫生出版社,2018.

［2］　王庭槐.生理学［M］.9 版.北京:人民卫生出版社,2018.

［3］　黄晓琳,燕铁斌.康复医学［M］.9 版.北京:人民卫生出版社,2018.

［4］　王瑞红.晨练应避免四个误区［J］.家庭医学,2019(9):36.

［5］　夏其新.常见的运动误区,你可别中招［J］.大众健康,2019(8):35-37.

［6］　Piercy,Katrina L,Troiano. Physical Activity Guidelines For Americans From the US Department of Health and Human Services［J］. Circ Cardiovasc Qual Outcom,2018,11(11):14-15.

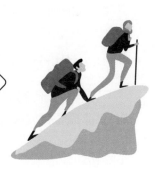

第十四节
运动后小便变成乳白色正常吗

 小案例

居民:医生,您好,最近参加了半程马拉松比赛,成绩不错,就是回来后感觉小便和以前不一样?

全科医生:您能详细说一下吗?

居民:昨天参加比赛回来后,晚上小便的时候发现尿有点白,像淡淡的淘米水一样,还有泡沫,今天又好像好一点。医生,我该不会得了肾炎吧?

全科医生:您还有没有其他症状,比如水肿,发烧等?

居民:没有呢?

全科医生:有可能是运动性蛋白尿,马上过来检查一下吧。

居民:好的,我马上过去。

小课堂

一、什么是运动性蛋白尿

指正常人在运动后出现蛋白尿(尿常规提示尿蛋白超过 150mg/24h)的现象,一般为剧烈运动后出现的一过性蛋白尿。蛋白尿程度依不同个体、运动量、运动强度和持续时间而有所差异。一般情况下在运动停止后半个小时内出现尿蛋白量的最高峰,休息后症状即可消失。

二、出现运动性蛋白尿的原因是什么

运动性血尿与以下因素相关:运动时肾脏缺血损伤、溶血因子释放、膀胱

或肾脏创伤、足底挤压溶血、非甾体消炎药、脱水、血液循环加快、肌红蛋白释放和红细胞过氧化损伤等有关。运动性蛋白尿血尿还与运动强度及持续时间有关。

三、出现运动性蛋白尿了怎么办

运动性蛋白尿一般可以自行痊愈。出现运动性蛋白尿时治疗主要以加强休息和护理为主。

1. 降低运动强度或休息　充分的休息是治疗运动性蛋白尿的最有效方法。

2. 调节生活方式　出现运动性蛋白尿后要注意清淡饮食、预防感冒、避免受凉。

3. 复查尿常规　运动性蛋白尿休息数天后建议在医生指导下复查尿常规。

4. 注意和其他疾病鉴别　尿检提示蛋白尿持续存在,则可能不属于生理性的状况,建议到医院进行仔细检查排除器质性肾脏病;若运动期间除了出现蛋白尿,还出现其他身体不适如尿中有血、肌肉酸痛、发热等症状,需及时前往医院就诊。

 知识拓展

一、运动性蛋白尿的诊断

运动性蛋白尿常没有明显得症状,患者是往往因运动后发现尿中有泡沫,尿检提示蛋白尿阳性,也有居民在体检检查尿常规时偶然发现。诊断一般是根据激烈运动史和尿化验结果,同时排除其他器质性病变。

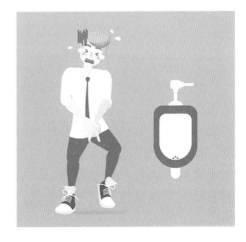

二、横纹肌溶解症及其临床表现

横纹肌溶解症指患者在过量运动、肌肉挤压伤、缺血、过量运动等情况下横纹肌溶解引起的一系列综合征。病理情况下由于横纹肌细胞膜、膜通道及其能量供应的多种遗传性或获得性疾病导致的横纹肌损伤,导致细胞膜完整性改变,细胞内容物(如肌红蛋白、肌酸激酶、小分子物质等)漏出,伴有急性肾衰竭及机体代谢紊乱。

患者往往表现为肌肉的疼痛、压痛、肿胀及无力等症状,可有发热、白细胞和(或)中性粒细胞比例升高等炎症反应。部分患者出现尿外观呈茶色或红葡萄酒色。本病部分病例会出现急性肾衰竭,可见少尿、无尿及其他氮质血症的表现。

 误区解读

一、对于运动性蛋白尿,这是一种自愈性疾病,不用理会,不用进一步就医或者确诊对吗

错。蛋白尿最常见的原因是肾脏病,出现蛋白尿,需要明确诊断,做到早期发现、早期干预、早期治疗。对于出现蛋白尿合并其他症状,如低烧、关节痛、皮疹、淋巴结肿大等情况,可能是其他疾病诱发蛋白尿。居民出现蛋白尿的情况,一般需要全科医生或者专科医生明确病因,排查其他原因引起的蛋白尿。

二、出现运动性蛋白尿后,应该大量食用高蛋白质的食物对吗

大量高蛋白食物摄入,会加重肾负担,也是引发肥胖、高血压等诱因,大量的蛋白质摄入会加重肾脏负担。运动性蛋白尿的患者,应保持科学的饮食习惯。摄入量与机体需要量应保持平衡。即所需热能与热能来源配比平衡,氨基酸平衡,脂肪酸平衡,酸碱平衡,维生素平衡及无机盐(常量元素及微量元素)平衡。

三、泡沫尿等于蛋白尿吗

误区解答:虽然蛋白尿一般都会是泡沫尿,但出现泡沫尿并不等同于就是蛋白尿,这是因为正常人的尿液中含有一些有机物质和无机物质,使得尿液张力较强也会出现一些泡沫。有些运动性蛋白尿居民,由于对疾病不了解,尿液出现泡沫就简单认为肾功能出现问题,在没有咨询医生的情况下,因紧张焦虑而自行服用药物,导致其他药物不良反应。全科医生建议怀疑自己出现运动性蛋白尿的居民,及时到医院检查,咨询医生,不要盲目用药。

小贴士

　　运动前进行 5~10 分钟预热活动,运动以有稍稍出汗为度。对于有运动性蛋白尿史的居民要避免剧烈运动,根据自情况选择合适的运动,循序渐进、量力而行,逐步提高运动的持续时间和强度。若运动中出现力不从心、喘息气短、心慌胸闷,运动后不思饮食、倦怠乏力,说明运动过度,需要调整运动量。在生活中,合理的运动,合理饮食。出现运动性蛋白尿要及时就医,在医生的指导下进行必要的检查。

（江家欣）

参考文献

金壮,曹军英,张筠,等.彩色多普勒超声对运动性蛋白尿/血尿的肾脏血流动力学观察[J].中国医学计算机成像杂志,2015,21(3):290-293.

第十五节
外出旅行出现食物过敏了怎么办

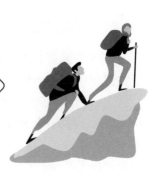

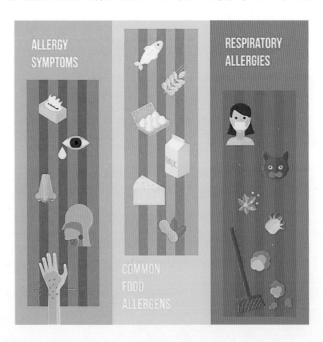 小案例

王女士:这个国庆节,我和几个闺蜜一起去温州旅游,那里风景秀丽,离海边近,海鲜特别多。于是我们吃了一顿海鲜大餐,正吃得尽兴,一个闺蜜便出现皮肤瘙痒,一抓就出现一片一片的皮疹,后来嘴唇也肿起来了,还出现腹痛腹泻。我的闺蜜是不是食物中毒了呀?

全科医生:这不是食物中毒,是典型的食物过敏。在开开心心的旅途中,我们碰到食物过敏应该如何处理呢?让我们一起来学习一下吧。

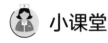 **小课堂**

一、什么是食物过敏

食物过敏(food allergy)是指免疫机制介导的食物不良反应,即食物蛋白引起的异常或过强的免疫反应,可由 IgE 或非 IgE 介导。表现为一疾病群,症状累及皮肤、呼吸、消化、心血管等系统。根据其免疫机制的不同,可分为 IgE 介导(速发型)或非 IgE 介导型(迟发型)。严重者可导致喉头水肿窒息、过敏性休克而导致死亡。

二、哪些食物容易引起过敏

为了能够很好地识别过敏原,减少食物过敏的发生,我国的 GB 718—2011 中规定列出以下八类致敏物质:含有麸子的谷物及其产品(小麦、黑麦、大麦、燕麦等)、甲壳动物及其产品(如:虾、龙虾、蟹等)、鱼及其产品、蛋类及其产品、花生及其产品、大豆及其产品、乳及乳制品(包括乳糖)、坚果及其果仁制品。能引起过敏的物质有千千万万种,常见的还包括酒精、芒果等,甚至有报道有人对水过敏。临床上 90% 以上的食物过敏反应由以上八类高致敏物引起,人们在生活中应该特别注意。

三、食物过敏的识别

食物过敏的症状呈非特异性,主要涉及皮肤、消化系统、呼吸系统、心血管系统和神经系统。

1. 皮肤包括　瘙痒、身上长风团,嘴唇、舌、面部、眼睑或者身体其他部位水肿。

2. 消化系统包括　口腔或咽部瘙痒、刺痛、烧灼感、恶心呕吐、腹痛腹泻、便血等。

3. 呼吸系统包括　鼻子痒、打喷嚏、流鼻涕、鼻塞、喉头水肿或气管痉挛导致胸闷、呼吸费力。

4. 心血管系统包括　心率改变、血压下降甚至休克。

5. 神经症状包括　头痛头晕等。

当我们食用某种食物后出现以上症状,首先要想到是不是食物过敏,特别是出现皮肤瘙痒、长皮疹这些容易识别的症状时。以上症状可以单独出现,也可以同时出现。王女士的闺蜜就同时出现了皮肤瘙痒、风团、嘴唇肿、腹

277

痛腹泻这几个症状。但是当症状不能识别时,应及时到医院就诊,以免耽误病情。

四、旅游中食物过敏的一般处理

当我们在尽情愉快地旅游时,突然出现了食物过敏,该怎么办呢? 不要慌,首先我们要停止食用相关的食物。接着我们要评估过敏的严重程度,如果只是出现皮肤症状,如风团、瘙痒和面部的水肿,我们可以自行于药店购买服用抗组胺药物,如氯雷他定、西替利嗪、依巴斯汀等控制病情,若服药后症状未见好转,甚至还在加重,则需要到就近的医院及时就医。当除了出现皮肤症状外,还出现其他症状时,如头痛头晕、胸闷心悸、腹痛腹泻、便血等症状时,则要尽早就近就医。当出现严重的过敏反应,如呼吸困难、血压降低时,则要及时求助同伴、路人,在他人陪同下就医,必要时呼叫救护车。有食物过敏史的人,可在出游时备用抗过敏药和急救用肾上腺素自动注射笔,以备不时之需。

 知识拓展

一、食物过敏的治疗

食物过敏的治疗,首先要停止进食致敏食物和可疑致敏食物。药物治疗上首选第二代非镇静抗组胺药,常用的第二代抗组胺药包括西替利嗪、左西替利嗪、氯雷他定、非索非那定、依巴斯汀、咪唑斯汀等。在明确停止接触致敏原以及口服抗组胺药不能有效控制症状时,可选择糖皮质激素:泼尼松 30~40mg/d,口服 4~5 天后停药,或相当剂量的地塞米松静脉或肌内注射,特别适用于重症或者伴有喉头水肿的患者;1:1 000 肾上腺素注射液 0.2~0.4ml 皮下或肌内注射,可用于过敏性休克或严重的荨麻疹伴血管性水肿患者。对于呼吸困难严重者,可予进行紧急气管插管。对于插管困难者,可予气管切开或粗针环甲膜穿刺,以免窒息。对于肾上腺素针的使用,传统观念认为必须要症状达到一定的严重程度才可以使用。但有研究表明对于有些高风险病例,当发展到重症过敏时再使用肾上腺素针,此时收效甚微,故建议有急性食物过敏反应史的患者,当确定食用过敏食物时,应当立刻肌内注射肾上腺素。有人提出在食用过敏食物后,可服用蒙脱石散对致敏物质进行吸附,减少致敏物质与人体的接触,同时覆盖肠黏膜保护肠黏膜。但是也有人认为蒙脱石散可引起便秘,导致致敏物质排出减慢。关于是否对患者进行催吐、洗胃和导泻,亦有人持有不同意见。

二、特殊人群的食物过敏

(一)老年人食物过敏

研究发现,随着年龄增长,过敏的发生概率也随之增加。可能与以下因素有关:

1. 肠道屏障功能降低 老年人消化功能减退,肠道内大分子蛋白增多,当屏障功能降低时,大分子物质容易进入血液,引起过敏。

2. 食物的特异性 虾、蟹、牛奶的蛋白质大多具有酸性等电点的糖蛋白,通常能耐受食品加工、烹饪,并能抵抗消化,故这些高蛋白食物的免疫源性更强。

由于老年人的机体退化,基础情况较差,故当过敏时,应尽早使用抗组胺药物对病情进行控制。但应该使用毒不良反应较小的药物,第二代抗组胺药应优先选择。第一代抗组胺药可引起嗜睡、青光眼、排尿困难、心律失常等不良反应,故应尽量避免。

(二)孕期妇女食物过敏

孕期妇女发生食物过敏,若只是轻微的皮疹,可予外涂炉甘石洗剂,试用维生素 C 片和葡萄糖酸钙抗过敏。孕期应尽量避免使用抗组胺药物,当必须使用抗组胺药物时,应告知患者目前无绝对安全可靠的药物,在权衡利弊后使用相对安全的药物,如氯雷他定、西替利嗪和左西替利嗪。糖皮质激素可能会引起感染、高血压、精神异常、血糖升高、上消化道出血等,但是怀孕妇女使用皮质固醇似乎并不会引起先天性异常,故在权衡利弊后,可在严密监视下尝试短期使用甲泼尼龙。

(三)婴幼儿食物过敏

婴儿食物过敏主要表现:①皮肤症状(70%),表现为瘙痒、皮肤抓痕、烦躁、荨麻疹或血管性水肿,也可表现为湿疹加重;②胃肠道症状(60%),表现为恶心呕吐、腹泻、腹痛、拒食、哭闹,也可引起嘴唇、舌及口周肿胀;③呼吸道症状(30%),表现为打喷嚏、咳嗽、喘息喘鸣、流鼻涕、喉水肿、支气管痉挛、呼吸困难。

急性严重的过敏反应,如不及时治疗,可致患儿死亡。其他亚急性和慢性食物过敏可影响患儿消化道和皮肤。中 - 重度湿疹的患儿,约 35% 患有食物过敏。一些嗜酸性粒细胞相关的胃肠道疾病也和食物过敏有关,其症状取决于嗜酸性粒细胞的浸润部位,可表现为吞咽困难、餐后呕吐、胃食管反流、幽门梗阻、腹痛、生长缓慢、体重下降等。乳糜泻发生在遗传易感个体(HLA-

DQ2,HLA-DQ8 基因表型),非 IgE 介导。2 岁以内婴幼儿以消化道症状为主,常有慢性腹泻、腹胀、厌食、肌肉萎缩、易激惹、生长发育迟缓等,1/3 患儿伴呕吐。有些患儿可出现爆发性水样便、腹胀、脱水、电解质紊乱,甚至出现昏迷,称为乳糜泻危象。食物蛋白诱导的肠病大多数是由非 IgE 介导的过敏反应。症状多出现在 1 岁内的小儿,摄入可疑食物数小时或数天后出现呕吐及慢性腹泻,可合并脂肪泻和乳糖不耐受。还可出现肠道蛋白丢失,引起低蛋白血症、水肿等,多由牛奶蛋白引起。

三、特殊的过敏形式:运动引起的食物过敏

食物依赖性运动诱发性过敏反应(简称 FEIAn)是患者在进食后,若运动则可诱发严重过敏反应症状,但不运动就没有过敏反应症状或极其轻微的过敏症状。若光运动,但未进食过敏食物,则也不会引起过敏反应。此发病机制尚不明确。由于此症状较少见,因此常常被人们忽视。如果不能及时发现,进行妥善处理,有可能危及生命。

四、益生菌对治疗过敏是否有效

近年来,人群和动物研究均提示肠道菌群的构成与食物过敏有关。人刚出生时,外界细菌通过口腔进入肠道,并在肠道定植,诱导产生免疫耐受。健康儿童肠道内的有益菌如双歧杆菌、乳酸杆菌和梭状芽孢杆菌含量多,而需氧菌如大肠埃希菌和链球菌数量相对较少,而过敏儿童则相反。研究显示,无菌动物在无菌的环境下生长,无菌动物不仅对病原免疫应答缺陷,而且缺乏免疫耐受性。对口服传递的抗原,Th2 型免疫应答过度表达,最终导致过敏的发生。但给予这些动物口服添加无致病性的乳酸菌,能帮助它们重新建立口服耐受,并对宿主免疫系统的成熟以及免疫调控起到重要作用。

益生菌曾被用于特异性湿疹的临床治疗,取得了较好的效果,之后有不少研究证实益生菌对预防和治疗食物过敏也有一定的作用。曾有一项研究,给过敏性疾病病史的孕妇服用乳酸杆菌,其子女从出生后至 6 个月也给予乳酸杆菌,对照组则不予服用乳酸杆菌。结果显示服用乳酸杆菌婴儿过敏性湿疹的发生率较对照组低 50%。同时,对过敏性湿疹高危婴儿进行 4 年追踪研究发现:53 名服用乳酸杆菌的婴儿中有 14 名患过敏性湿疹,而对照组的婴儿有 25 名患过敏性湿疹,这个研究提示益生菌对食物过敏的发生可能有一定的预防作用。有研究发现乳酸杆菌能下调过敏婴儿 IgE 的产生,缓解牛奶过敏婴儿的过敏性皮炎的症状。随着研究的不断深入,益生菌对食物过敏的治疗可能会有取得更大的成果。

五、什么是过敏原的交叉反应

两种食物内的致敏原的分子构成相同或相似,当对一种食物过敏时,接触另一种食物也会引起过敏反应,这种反应称为过敏原的交叉反应,如同属于菊科植物的豚草和向日葵粉。不同种属的植物之间也可产生过敏原的交叉反应,如桦树花粉和芹菜的过敏原有 60% 的相似性。甚至牛奶可与羊奶和大豆蛋白可发生交叉反应。

 ## 误区解读

一、从小对某种食物过敏,一辈子都过敏吗

不同阶段,过敏的物质是不一样的,婴幼儿时期,因胃肠道屏障未完善,多表现为对牛奶、鸡蛋过敏,但随着年龄增长,发病率会逐渐降低。有些人儿童时期没有过敏症状,成年后才出现对尘螨、花粉,海鲜等过敏。

二、服用抗过敏药后,就可以随意吃过敏的食物吗

大量食用过敏的食物,可引起严重的过敏的反应,甚至引起休克,抗过敏药并不能对其进行预防。

三、食物过敏是免疫力低下的表现吗

食物过敏是机体免疫系统对食物内的致敏原产生的超强的免疫应答,是"相对的免疫增强",是病理性的免疫应答。

四、乳糖不耐受是属于食物过敏吗

乳糖不耐受的人,服用奶制品后可出现腹痛腹泻等症状,许多人会误以为是对乳制品过敏所致。实际上,乳糖不耐受主要是因为缺乏乳糖酶导致乳糖不能被人体消化吸收,部分乳糖被肠道内的细菌酵解,产生乳酸和二氧化碳、氢气、甲烷等物质引起腹胀腹泻等症状。

五、食物过敏都会迅速出现症状

食物可诱发速发和迟发过敏反应。速发过敏反应多由 IgE 介导,可在数分钟内发生临床症状,但少见的速发过敏反应也可由非 IgE 介导,具体机制不详。迟发过敏反应由非 IgE 介导,多在 24~48 小时才出现临床表现。

小贴士

食物过敏的预防：食物过敏与遗传因素关系非常密切,对于食物过敏的患者,严格避免食用过敏食物是最好的预防措施。对食物过敏患者的教育是至关重要的。要让患者学习食物过敏的基本知识,了解食物变应原的种类及食品存在的免疫交叉反应,学会正确记饮食日记,学会正确阅读食品标签,从而选择安全的食物。

（林　策）

参考文献

［1］ 中华医学会皮肤性病学分会荨麻疹研究中心.中国荨麻疹诊疗指南(2018版)［J］.中华皮肤科学杂志,2012,52(1):1-5.
［2］ 中华医学会儿科学分会消化学组.食物过敏相关消化道疾病诊断与管理专家共识［J］.中华儿科杂志,2017,55(07):487-492.

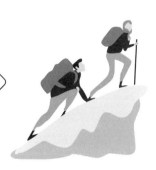

第十六节
户外运动时出现胸痛该如何处理

 小案例

　　王大爷:我今年60岁,已经退休,有高血压和高血脂病史,目前除了服药,医生还建议我要定期参加户外运动,于是我每天晚上都会进行户外活动1个小时左右。近1个月来,我在户外锻炼时偶尔会出现胸痛这个情况,我听一起锻炼的朋友说,这个就是心脏不好,我在电视里好像也看到过这样的场景,这个到底严不严重,还能不能继续锻炼呢? 下次我在户外锻炼的时候再遇到胸痛,该如何处理才好?

　　全科医生:在日常生活中,经常会有运动后出现胸痛的情况发生,这种现象,不光发生在老年人群身上,就连中青年人群也频有发生,下面,我们就来介绍一下,遇到这种情况该如何处理。

小课堂

一、什么是胸痛

　　胸痛主要是指胸前区的疼痛和不适感,疼痛类型有闷痛、紧缩感、烧灼感、针刺样痛、压榨感、撕裂样痛、刀割样痛等,以及一些难以描述的症状。胸痛的部位一般指从颈部到胸廓下端的范围,有时可放射至下颌面部、牙齿和咽喉部、肩背部、双上肢或上腹部。

二、哪些原因会引起或诱发胸痛

1. 心理精神因素　如紧张、激动、焦虑、抑郁等。

2. **运动习惯因素**　如剧烈运动、疲劳后运动、感冒后运动等。

3. **生理状态因素**　如饱餐、过量饮酒、疲劳、性兴奋等。

4. **环境变化因素**　如寒冷等。

5. **躯体疾病因素**　如高血压、糖尿病、血脂异常等。

6. **其他类型因素**　如年龄、性别、吸烟、肥胖、家族史等。

三、常见引发胸痛的疾病有哪些

1. **心源性疾病**　(致命性)急性冠脉综合征、主动脉夹层、心脏压塞、心脏挤压伤;(非致命性)稳定性心绞痛、急性心包炎、心肌炎、肥厚性梗阻型心脏病、应激性心肌病、主动脉瓣疾病、二尖瓣脱垂等。

2. **胸壁疾病**　肋软骨炎、肋间神经炎、带状疱疹、急性皮炎、皮下蜂窝织炎、肌炎、肋骨骨折、血液系统疾病所致骨痛等。

3. **呼吸系统疾病**　(致命性)急性肺栓塞、张力性气胸;(非致命性)肺动脉高压、胸膜炎、自发性气胸、肺炎、急性气管 - 支气管炎、胸膜肿瘤、肺癌等。

4. **消化系统疾病**　胃食管反流病、食管痉挛、食管裂孔疝、食管癌、急性胰腺炎、胆囊炎、消化性溃疡和穿孔等。

5. **心理精神系统疾病**　抑郁症、焦虑症、惊恐障碍等。

6. **其他因素**　过度通气综合征、颈椎病等。

四、常见疾病的胸痛都有哪些表现

1. **心绞痛**　特点为前胸部阵发性、压榨性疼痛,可伴有其他症状,疼痛主要位于前胸后部,可放射至心前区与左上肢,劳动或情绪激动时常发生,每次发作持续 3~5 分钟,可数日发作 1 次,也可 1 日发作数次,休息或用硝酸酯制剂(扩张冠状动脉的药物)后消失。

2. **急性心肌梗死**　临床上多有剧烈而持久的前胸后疼痛,休息及服用硝酸酯类药物(扩张冠状动脉的药物)不能完全缓解,伴有血清心肌酶活性增高(一种能体现心脏受损的血化验指标)及进行性心电图变化,可并发一些紧急的情况(如心律失常、休克或心力衰竭等),常可危及生命。

3. **主动脉夹层**　典型的急性主动脉夹层患者往往表现为突发的、剧烈的、胸背部"撕裂样"或"刀割样"疼痛。严重的可以出现心衰(气促、呼吸困难、咳嗽、咳粉红色泡沫痰等)、晕厥,甚至突然死亡,多数患者同时伴有难以控制的高血压。

4. **肺栓塞**　呼吸困难及气促是最常见的症状,还可表现为胸痛、咯血、烦躁不安、甚至濒死感等;晕厥或意识丧失可以是首发或者唯一的症状;呼吸急促是最常见体征,可伴发绀、低热。大面积肺栓塞以低血压和休克(面色苍白、出汗、头晕等)为主要表现。

5. **急性心包炎**　疼痛通常局限于前胸下或心前区,常放射到左肩、背部、颈部或上腹部,偶向下颌、左前臂和手放射。常常伴有胸膜炎的表现(胸痛、发热等),咳嗽、深吸气、仰卧可使疼痛加重,而坐起则使疼痛减轻,部分可闻及心包摩擦音(心脏听诊可听到咔嚓咔嚓的声音)。

6. **急性气胸**　单侧突发胸痛,针刺样或刀割样,持续时间短暂,继而出现胸闷和呼吸困难,伴刺激性咳嗽。张力性气胸时患者烦躁不安,出现发绀、冷汗、脉速、虚脱、心律失常,甚至意识不清、呼吸衰竭。典型体征为患侧胸廓饱满,呼吸运动减弱,叩诊鼓音,呼吸音减弱或消失。气管向健侧移位。

7. **纵隔气肿**　疼痛尖锐、强烈、局限在胸骨后,常可闻及捻发音(捻头发的声音)。

8. **胸膜炎**　由炎症引起,其次常见为肿瘤和气胸。通常为单侧的、刀割样浅表痛,咳嗽和吸气可使疼痛加重。

9. **肋软骨痛**　位于前胸部,疼痛特征为锐利性而范围局限。可以是短暂、闪电样或持续性钝痛。按压肋软骨(比较软的肋骨)和胸骨柄关节(前胸正中的一块骨头,在两侧肋骨中间)可致疼痛。Tietze综合征(肋软骨炎)时有关节红、肿和触压痛。

10. **胸壁痛**　由于超负荷的锻炼导致肌肉和韧带扭伤或由于创伤导致肋骨骨折,伴有局部触痛。

11. **食管痛**　胸部深处不适,可伴吞咽障碍(咽不下东西)和食管反流。

12. **情绪障碍**　迁延性疼痛或一过性(短暂)与疲劳、情绪紧张有关,有明确的焦虑和(或)抑郁,并排除是疾病引起的。

五、户外运动时出现胸痛时的处理方法

1. **停止运动状态**　停止运动,保持安静,避免因运动造成的胸痛加重而诱发不利的情况发生。

2. **保持平卧体位**　平卧时血液更容易供应大脑,容易保持意识清醒,也可使心跳减慢,减少心肌对供血的需求,还可以防止突然跌倒,避免造成二次创伤。

3. **学会正确呼救**　呼叫家人或同伴、旁人的同时,呼叫120急救专线,交

代清楚大致的情况和所在地点、联系电话等。

4. 开展紧急自救　有冠心病病史的患者,可随身携带一些药物,在紧急情况下可服用,如硝酸甘油、速效救心丸等。

5. 意识丧失急救　如胸痛者发生意识丧失时,可对其实施心肺复苏:让患者平卧在坚硬的平面,施救者双手掌根叠放,保持上臂伸直,用上半身的力量快速用力按压胸部两乳头连线正中水平,用力按压(至少 5cm),快速压(100~120 次 / 分钟),不间断按压,每按压 30 次后,给予人工呼吸 2 次(清除患者口腔内异物,额头后仰,抬起下颌,拉直呼吸道,按住患者鼻孔,施救者吸气后吹入患者嘴内),直至医务人员到来,这样能保证患者基本供血,大大提高抢救的成功率。

六、有胸痛病史的人群如何预防

积极治疗诱发胸痛的原发性及继发性疾病;注意运动方式,避免剧烈运动,必要时在医生指导下开展运动;避免诱发胸痛的一些诱因,如寒冷、劳累、感冒等。

七、平时需要注意什么问题

既往有胸痛,但已在医院就诊后明确病因后积极治疗的患者,可以在医生指导下开展个性化运动;避免在寒冷、情绪激动、饱餐等特殊情况下开展运动;运动时需有旁人陪伴,并做好相关防护工作。

八、需不需要定期检查

尚未明确病因的胸痛患者,需要及时的前往医院进行就诊,尽快明确病因,及时治疗。已经明确病因的胸痛患者,无论平时有没有出现胸痛症状,都需要定期前往医院进行复诊。

 知识拓展

一、常见胸痛的临床检查

1. 心电图　对诊断心肌缺血、心肌梗死有一定帮助。

2. X 线平片　适用于排除呼吸系统源性胸痛疾病,可发现的疾病包括肺炎、纵隔与肺部肿瘤、肺脓肿、气胸、胸椎与肋骨骨折。纵隔显著增宽也可提示患者主动脉夹层、心包积液等疾病,但缺乏特异性。

3. 实验室检查

（1）心肌损伤标志物：可助于排除心肌梗死等疾病。

（2）D- 二聚体：可作为急性肺栓塞的筛查指标。

（3）血气分析：可助于诊断呼吸系统源性疾病（特别是急性肺栓塞）。

（4）超声心动图：有助于心肌梗死、主动脉夹层及急性肺栓塞的诊断；对于其他非致命性胸痛，如应激性心肌病、心包积液，超声心动图也具有重要的诊断价值。

（5）CT扫描：主动脉夹层、急性肺栓塞、肺炎等胸痛疾病的首选确诊检查，也是筛查冠状动脉粥样硬化性心脏病（冠心病）的重要手段。

（6）冠状动脉造影：诊断心肌梗死的金标准。

（7）肺动脉造影：诊断肺梗死的金标准，但不是首选。

（8）心脏负荷试验：有助于排查缺血性胸痛。

二、常见胸痛的临床治疗

1. **心绞痛**　避免各种诱因，注意休息，避免剧烈运动，口服药物治疗，必要时可行（旁路移植）手术治疗。

2. **心肌梗死**　绝对卧床休息，吸氧、心电监护、补液、吗啡镇痛治疗，无直接冠状动脉介入治疗条件的情况下，且无溶栓禁忌证的，可给予溶栓治疗（把栓子熔化，恢复血管通畅性），并立即转院治疗；直接冠状动脉介入治疗条件的情况下，可给予冠脉造影（通过注射一种药物，在 X 射线下，能观察冠状血管的通畅情况）＋ 支架植入（能把闭塞血管重新恢复通畅的医用材料）治疗；特殊情况下，可行（旁路移植）手术治疗。

3. **主动脉夹层**　限制活动，给予有效镇痛，吸氧、心电监测，控制心率和血压（联合使用 β 受体阻滞剂和血管扩张剂），紧急手术治疗。对于不适应手术的患者给予覆膜支架隔绝。

4. **肺栓塞**　限制活动，给予抗凝（低分子肝素、磺达肝葵钠、华法林等）及溶栓治疗，必要时可行手术治疗。

5. **张力性气胸**　无条件时可采取紧急排气，立即转送专科治疗；有条件的情况下，科实施胸腔闭式引流术，给予紧急排气、降低胸膜腔内压力。

6. **胸膜炎**　给予积极抗炎治疗。

7. **肋软骨炎**　可给予口服止痛药物，必要时可行局部神经阻滞治疗。

8. **食管疾病**　注意饮食，给予抑酸、保护胃肠道黏膜等治疗。

9. **情绪障碍**　心理疏导、适当锻炼，必要时给予药物治疗。

误区解读

一、一点点胸痛没有关系,可以继续运动,对吗

胸痛疾病,错综复杂,在没有明确诊断之前,其危险性可大可小,对胸痛不管不顾,继续运动,会加重病情变化,严重时甚至会危及生命安全,应当停止运动,及时就医。

二、休息后胸痛就会缓解,应该没事,还可以继续运动,对吗

休息后,疼痛得到缓解,表面看来疼痛问题已经缓解,但诱发疼痛的深层次原因,并没有明确,其危险性很难预测,建议停止运动,及时就医,明确诊断。

小贴士

有心脏及肺部疾病的患者,应当根据病情,制定个性化的运动方案,并做好相关急救准备措施,避免诱发意外;签约家庭医生,共同制定科学、合理、符合自身需求的锻炼内容,必要时家庭医生还可帮忙联系胸痛中心,开通绿色通道。

(金 挺)

参考文献

[1] 中华医学会,中华医学会杂志社,中华医学会全科医学分会,等.胸痛基层诊疗指南(实践版,2019)[J].中华全科医师杂志,2019,18(10):920-924.

[2] 张海澄.如何正确处理突发胸痛[J].健康指南,2019(5):26-27.

[3] 中华医学会急诊医学分会,中国医疗保健国际交流促进会胸痛分会.急性胸痛急诊诊疗专家共识[J].中华急诊医学杂志,2019,28(4):413-420.

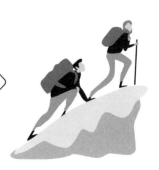

第十七节
出行时佩戴的口罩
越厚越好吗

 小案例

李女士：最近气温变化很大，周围感冒的人不少，我还有过敏性鼻炎，虽然外出时经常戴口罩，但是不知道究竟应该选哪一种口罩好，是不是越厚越好？另外，我的父亲患有慢性阻塞性肺疾病，外出是否也应该佩戴口罩？

全科医生：最近是流感季节，气温低、风力大，有时空气质量也不好，很多人都会佩戴口罩出行，那么我们应该如何科学地选择适合自己的口罩呢？下面我们就来解答一下这方面的问题。

小课堂

一、口罩的分类

口罩按照过滤材质分为防护非油性悬浮颗粒 N 系列，防护非油性悬浮颗粒及汗油性悬浮颗粒 R 系列，防护非油性悬浮颗粒及汗油性悬浮颗粒 P 系列三大类；按照使用环境和功能主要分为棉纱口罩、无纺布口罩、医用口罩、日常防护型口罩及工业防尘口罩等大类。

二、口罩防护原理

1. 过滤　口罩的材质与纺织方式，首先大颗粒物质在气流中受重力影响沉降到滤料上，或者颗粒的直径大于流线与滤料之间的距离而被滤料"刮蹭"被拦截下来从气流中分离；其次当气流中的颗粒物绕过阻挡在气流前方的滤料纤维时，较高质量的颗粒物受惯性影响会偏离气流方向，撞到滤料纤维上被过滤下来;最后受空气分子热运动影响,极其微小的颗粒受到空气分子的撞击,不断改变运动方向,呈现布朗运动,随机性地接触到滤料纤维被过滤下来。

2. 吸附　如果滤料纤维带有微弱的静电,不但可以使气流中的颗粒物靠近滤料纤维时受静电吸附而被过滤,而且可以帮助过滤材料在不增加气流阻力的前提下提高过滤效率。如添加静电滤网层。

3. 灭杀　口罩的材质具有杀菌功能,直接杀死病原体。如二氧化钛光触媒。

三、几种常见口罩应用特点

1. 棉纱口罩　普通纱布口罩即纤维口罩,它的防护原理是通过一层层的机械阻挡将较大的颗粒物过滤在外,但无法阻挡直径小于 5 微米的颗粒物。因此,普通的棉纱口罩防护空气中颗粒物的效果最差。

2. 无纺布口罩　经过静电处理的无纺布不仅可以阻挡较大粉尘颗粒,而且附着其表面的静电荷可以通过静电引力吸附细小颗粒,达到很高的过滤效率。而滤料的厚度却很薄,大大降低了使用者的呼吸阻力,舒适感较好。

3. 医用外科口罩　可以避免患者将病毒传染给他人,能阻隔90% 直径大于 5 微米的颗粒。标准的医用外科口罩分 3 层,外层有阻水作用,可防止飞沫进入口罩里面,中层则有过滤作用,近口鼻的内层用以吸湿。

4. KN95 防护口罩　用来防护佩戴者,对空气中直径 <5 微米的颗粒物能达到大于 95.0% 的高效颗粒过滤效率。

四、日常防护型口罩不适用人群

由于防护口罩产品标准对呼吸阻力的评价指标是以健康成年人为基准建立的,因此孕妇、儿童不适合使用;患有慢性呼吸道疾病或心脏病等心、肺功能不全者,防护口罩的呼吸阻力对其病情不利;面部有明显伤疤或蓄留胡须影响密合者;佩戴后头晕、呼吸困难、产生恐惧或焦虑,以及皮肤敏感者。

五、如何选购防雾霾口罩

1. 过滤率　大气中的污染物以非油性

颗粒为主,应当选择采用熔喷无纺布滤材对 PM2.5 防护水平较高的口罩。

2. 密合性 款式结构与密合性密切相关。平板式口罩因与佩戴者面部之间密合性差,泄漏率高,因此建议选择杯式的口罩和折叠式口罩。

3. 舒适度 佩戴防护口罩后,由口罩造成的呼气阻力和吸气阻力适中,呼吸顺畅。

在上述选择基础上,我们还必须查看口罩的生产渠道是否正规,是否依据国家相关标准通过检测或认证。

六、怎样佩戴口罩

佩戴长方形口罩时,先展开折叠,鼻夹朝外,将口罩罩住鼻、口及下巴,口罩下方带系于颈后,上方带系于头后中部;然后将双手指尖放在鼻夹处,从中间位置开始,用手指向内按压,并逐步向外侧移动,根据鼻梁形状塑造鼻夹,调整系带的松紧度,使口罩与面部紧密贴合。

七、什么情况要更换口罩

佩戴时间达到口罩防护时间、呼吸阻抗明显增加、口罩有破损或受污染、口罩与面部不能密合时,需要更换口罩。

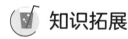 **知识拓展**

一、什么叫 KN95 防护口罩

每个国家执行的口罩检测标准不同。我国现行的标准是 GB 2626—2006,我国在 2006 年由国家质量监督检验和检疫局、国家标准化管理委员会公布了呼吸防护用品 GB 2626—2006 标准《呼吸防护用品自吸过滤式防颗粒物呼吸器》,通过 GB 2626—2006 标准并且符合 KN95 标准即为 KN95 防护口罩,KN95 与 N95 过滤效率相同。

二、我国医用防护口罩标准是什么

2003 年,我国国家质量监督检验检疫总局发布了国家标准《医用防护口罩技术要求》(GB 19083—2003),对医用防护口罩的外观、尺寸、鼻夹、过滤效率、气流阻力、合成血穿透阻隔性能、表面抗湿性、阻燃性能、皮肤刺激性、标识等性能作出明确规定。合格的医用防护口罩外包装上应有"执行标准 GB 19083—2003"的标识。

三、什么叫空气传播和飞沫传播

空气传播是指空气中带有病原微生物(直径≤5 微米)的颗粒通过空气流动传播疾病;飞沫传播指带有病原微生物(直径 >5 微米)的颗粒,在空气中短距离传播疾病,一般累及传染病周围及密切接触者。

四、家里有人感冒,如何佩戴口罩加强防护

感冒患者应当佩戴外科医用口罩来防止其体内病毒或细菌散播至外界,从而保护家庭及周围健康人群,而与之密切接触的健康人群应佩戴 KN95 口罩加强防护。

 ## 误区解读

一、戴了口罩就一定能预防感冒吗

戴口罩不一定能预防感冒。引起感冒的原因有很多,如受凉、过度劳累、抵抗力下降,以及接触了携带呼吸道病毒的患者等等。口罩只能一定程度上阻挡呼吸气体中颗粒物,但无法完全阻挡所有病原微生物。

二、戴上 KN95 防护口罩后就不会传染给周围人了是吗

符合我国国家标准的医用防护口罩,能达到 >95.0% 的高效颗粒过滤效率,决定其能阻挡经空气传播的直径 <5 微米的颗粒物或近距离接触经飞沫传播病原体,即 KN95 防护口罩能有效保护佩戴者,但不能有效阻止佩戴者病原体向外界播散,因此不适用于呼吸道传染病患者佩戴。

三、佩戴越厚的棉纱口罩越好,对吗

棉纱口罩的主要功能在于防寒保暖,避免冷空气直接刺激呼吸道。棉布口罩透气性好,但防尘防菌效果,在流行病高发期和雾霾天气,棉布口罩几乎起不到什么作用。因此,口罩不是戴得越厚越好。

小贴士

雾霾天气情况下,空气中颗粒物比平时高很多,特别是患有慢性呼吸系统疾病或心血管疾病的老年人,这时候疾病可能会发作,应该尽量避免外出,

需要外出时佩戴口罩,防止颗粒物由口鼻侵入肺部,降低对人体健康的损害。

（宋　锐）

参考文献

［1］　杜建,岳淑敏,谢忠尧,等.医用防护口罩防护效率及佩戴时间的研究［J］.中国防痨杂志,2012,34(10):633-636.

［2］　田军.防PM2.5口罩现状及发展方向［J］.中国安全生产科学技术,2015,11(5):130-135.

［3］　石海鸥,王力红,张京利,等.口罩的合理选择与应用［J］.中华医院感染学杂志,2004(3):122-124.

［4］　叶芳.口罩分类及原理介绍［J］.标准生活,2016(2):18-23.

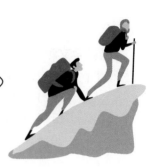

第十八节

如何预防高原反应

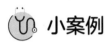 **小案例**

王先生：我现在60岁，刚刚退休，终于可以停下来享受生活，游山玩水了。最近听说西藏地区旅游很热门，那里风景优美，民风淳朴友善。就是有一个问题想要弄明白：高原反应该如何预防？

全科医生：相信这也是很多旅游爱好者的疑问，下面我们将围绕高原地区旅游如何预防高原反应这一主题进行介绍。

 小课堂

一、什么是高原反应

高原反应亦称高原病、高山病，是以缺氧为突出表现的一组疾病。具体是指长期居住于平原的人短期内进入海拔3 000米以上高原地区，或原在高原地区居住到平原生活一段时间后重返高原时，由于机体对高原地区低氧环境等未适应而引起的特发性疾病，多在进入高原地区24~48小时内开始发病。

二、高原反应分类

国外将高原反应分为急性高原反应、高原肺水肿、高原脑水肿、高原视网膜出血和慢性高山病。我国按发病急缓分成急性高原病和慢性高原病。由平原进入高原或由高原进入更高海拔地区后，机体在短时期发生的一系列缺氧表现称为急性高原病。慢性高原病又称为"机体功能失调"，一般认为进入高原地区三个月后，通过不断的机体调节仍不能适应高海拔低氧环境，形成功能失调现象,称为慢性高原反应。

三、高原反应表现

轻微的高原反应包括:头痛、心慌、气短、胸闷、心跳剧烈、食欲减退。这些反应通常在进入高原地区后立刻发生,少数人会延迟 1~2 天出现,大部分人在休息 24 小时之后上述症状会有缓解。严重的高原反应包括:低热、高热、呕吐、意识恍惚、出现幻觉等,在这种情况下要卧床休息,如果情况继续加重,必须立刻就医。

慢性高原反应的临床表现多种多样,症状可以是上述表现的部分,也可以是其大部分或全部,症状时隐时现,返回低平海拔地区后一般可消失。对于个体来说,高原反应常常是混合性的,整个发病过程中,在某个阶段通常以一个症状比较突出。

四、为什么会发生高原反应

由于高海拔地区气压下降,氧分压减少引起肺泡氧分压降低,氧分压下降后,肺泡中氧分压随之下降,输送到血液中的氧含量就会变少。如果刚到高原地区的人发挥超负荷的生理效能,机体不能适应,就会出现氧气供应不足的高原反应表现。

五、什么情况容易发生高原反应

刚到高原地区,为保证器官组织生理活动顺利进行所需之氧含量,机体可发生一系列代偿适应性变化,如呼吸频率增加通气加强、氧的弥散能力提高、红细胞和血红蛋白含量增加、血红蛋白氧解离曲线右移、一些器官和组织中毛细血管数目增多等。未经适应而迅速进入海拔 3 000 米以上高原地区,或由海拔较低的高原进入海拔更高的地区,因寒冷、呼吸道感染、体力负荷过度而加重机体缺氧程度时;或在长期处于低氧环境之后,个体适应能力不足或代偿反应过度,一部分人会发生高原反应,海拔越高,过渡时间越短,高原反应越剧烈。

六、如何预防高原反应

高原反应的发生除了与高原低氧、低气压、寒冷、强紫外线辐射等环境因素相关外,还与进入高原地区的速度、方式,以及所到高度、高原的季节及个体差别有关。高原反应的预防主要分为高原习服、药物预防和进入高原后健康指导三部分:

1. **高原习服**　指进入高海拔地区前,在 2 000~3 000 米海拔地区用 2~3 天的时间预习服,适当进行耐低氧适应性锻炼,以增强机体对高原环境适应能力。

2. **药物预防**　能增进机体的高原习服能力。西药主要包括碳酸酐酶抑制剂、钙离子通道阻滞剂、β_2 肾上腺素受体激动剂等,其中首选碳酸酐酶抑制剂乙酰唑胺,但对磺胺类过敏的人忌服该药;中药包括红景天和银杏叶提取物等。

3. **健康指导**　主要包括饮食起居、睡眠、运动和预防呼吸道感染等,如刚进入高原地区后宜进食清淡易消化食物,避免饮酒和暴饮暴食,不能立刻洗澡洗头,注意根据气温变化适时添减衣服防风保暖,避免受凉。

七、哪些人不宜到高原地区旅游

不宜到高原地区旅游人群:①各种器质性心脏病,心律失常或静息心室率大于 100 次／分,血液病,脑血管疾病;②慢性呼吸系统疾病,中度以上阻塞性肺疾病,如支气管哮喘,支气管扩张,肺气肿,活动性肺结核,尘肺病;③糖尿病未获控制,癔病、癫痫、精神分裂症;④发热或现患呼吸道感染,应暂缓进入高原;⑤曾确诊患过高原肺水肿、高原脑水肿、血压增高明显的高原高血压症、高原心脏病及高原红细胞增多症者;⑥高危孕妇女。

 # 知识拓展

一、我国高原地区有哪些

中纬度和低纬度地区的青藏高原、云贵高原、内蒙古高原和黄土高原是我国著名四大高原。青藏高原地势高,平均海拔 4 000 米以上,多雪山冰川;内蒙古高原地势起伏和缓、山脉少是我国第二大高原,平均海拔 1 000 米;黄土高原是世界著名的大面积黄土覆盖的高原,由西北向东南倾斜,海拔 800~3 000 米,沟壑纵横,植被少,水土流失严重均为世界所罕见;云贵高原地形崎岖不平,海拔 400~3 500 米,多峡谷及典型的喀斯特地貌。

二、高原气候有什么特点

由于高原所处的地理位置、海陆环境、海拔高度和高原形态上的差异,气候也各不相同。高原的气候有如下几个特点：高原地区海拔高，气压低，氧气含量少；太阳辐射多，日照时间长；寒冷干燥温差大。

三、为什么刚到高原地区不能洗澡

在高原环境下，随着海拔的升高，大气压逐渐降低，空气中氧含量也随之降低。而洗澡会使周围血管扩张，加速血液循环，加大机体耗氧量，再加上浴室的空间大多密闭，局部氧含量更低，将会加剧氧气的供需矛盾，引发高原反应。

四、什么是"醉氧"

离开高原下撤到平原地区后，几乎所有的人都会出现有趣的"醉氧"反应。这是身体为了适应高原进行的神奇调节，现在它又要调回原来的状态，需要假以时日，我们在这段时间里就会吸氧过多，就像酒喝多了一样，会出现头晕目眩、脚步不稳、嗜睡、嗜吃等种种好玩儿的反应，不用害怕，很快就能恢复正常。

 误区解读

高原反应吸氧真的会产生依赖吗

答案是否定的！医学上，"依赖性"一词专门用于药物（阿片属于精神类药物）依赖性，又称"药物习惯性"或"药瘾"，它是指由于服用某种药物、特别是作用于神经系统的药物而产生了精神上或躯体上对于该药物的依赖，长期服用后突然停药会产生"戒断综合征"。吸氧只是直接提高动脉血氧含量，改善人体的缺氧状态，恢复和促进代谢过程的良性循环，缓解缺氧症状，本身不会产生依赖性。当旅行结束回到低海拔地区后，也不会出现长期氧依赖的现象。

 小贴士

高原地区景色引人入胜，但也要依据个人身体状况做好高原反应预防工作。出行前做一个全面的健康体检，针对性地做一些长跑、体力和耐力方面运动项目的适应性训练；出行时少食多餐，保证高蛋白或高糖分的食物；出行后旅行路线要海拔逐渐升高，让身体有个适应过程，到高原地区 2~3 天后，也不建议像在平原地区时那样洗澡,时间要控制在 10 分钟之内,或者用洗脸及毛巾擦拭身体代替洗澡。

(宋 锐)

参考文献

[1] Douglas DJ,Schoene RB.End—tidal partial pressure of carbon dioxide and acute mountain sickness in the first 24 hours upon ascent to Cusco Peru(3326 meters)[J].Wilderness Environ Med,2010,2l(2):109-113.

[2] 吴天一.高原病的诊断、预防和治疗指南[M].兰州:兰州大学出版社,2014.

[3] 黄海涛,李楠.高原反应的药物预防与治疗[J].武警医学,2017, 28(12):1282-1285.

[4] 张清俊,詹皓.急性高原反应预防措施研究进展[J].解放军预防医学杂志,2013,31(4):373-375.

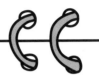

工作
生活常识

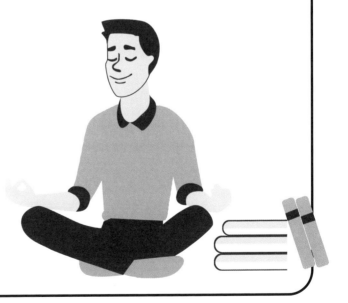

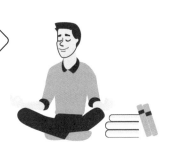

第一节

如何科学使用电脑

🩺 小案例

张先生：我是一名电脑软件工程师，最近早起时常感到头痛、眼睛干涩、酸痛、两肩酸麻，手脚变得没有感觉或刺痛，睡眠也不好。一开始以为是工作太累，没有太在意，但是这两天症状越来越明显，这是怎么回事呢？

全科医生：经过刚才的仔细询问，考虑您可能得了"电脑病"。越来越多的证据表明，长期使用电脑可导致各种健康问题，"电脑综合征""手腕综合征""电脑狂暴症"等新鲜名词也经常闯入我们的视野。眼睛酸痛、颈肩僵硬更是"电脑病"最典型的症状。

下面我们就来介绍一下，什么是"电脑病"，如何远离电脑给我们带来的伤害。

👩‍⚕️ 小课堂

一、什么是"电脑病"

信息时代，随着电子计算机和网络的普及应用，电脑已经成为人们生活和工作不可缺少的工具，尽管电脑的应用给人们办公和日常生活带来了许多便利，但长时间使用会使人感觉视力疲劳、头晕、头痛，影响睡眠，记忆力下降等，另外还有人会产生手指麻木、震颤、腰痛不适、免疫力下降等症状，这种病症在医学上被称为"视频显示终端综合征"，俗称"电脑病"。

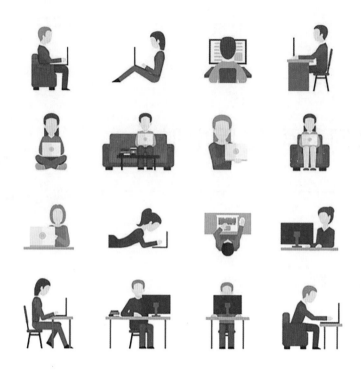

二、为什么会得"电脑病"

由于许多人都习惯于长时间坐在电脑前工作或娱乐,久坐不动,肌肉没有机会伸缩,又压迫神经和血管,不论坐得歪斜或笔直,长久下来都会腰酸背痛,造成重复性机械运动损伤。长期使用电脑键盘和鼠标,可能会出现食指或中指疼痛、麻木和拇指肌肉无力,还会经常关节痛。产生这些病症的原因是由于手指频繁用力,使手及相关部位的神经、肌肉因过度疲劳而受损,造成缺血缺氧。显示器热度过高,在工作时就会有相当多的电磁辐射,长期处于这种环境中,可能会导致失眠、免疫力下降等。

三、哪些人容易得"电脑病"

办公室工作人员如报社记者和编辑、网络设计师等长期以电脑为主要工具的人成为"电脑病"的"高危人群"。

四、常见的"电脑病"有哪些具体表现

1. 电脑身心失调症　它是一种现代新生病,在电脑普及程度比较高的国家,发病率都非常高,长期从事电脑操作、程序编制的人员,可能因中枢神经和自主神经功能失调而致头痛、失眠、心悸、多汗、厌食、恶心,以及情绪低落、

思维迟钝、容易激怒、常感疲乏等。妇女还可出现月经紊乱等现象。

2. 干眼症　常见的症状是眼部干涩和异物感，其他症状有烧灼感、痒感、畏光、红痛、视物模糊、易疲劳、眼睛分泌粘丝状分泌物等。

3. 电脑失写症　当离开电脑拿起纸笔时，有时候会变得不会写字了，有研究表明，"电脑失写症"的出现是由于在电脑上敲字，缺少笔迹的书写感和印痕感，对大脑的语言中枢产生不了刺激作用，从而造成失写现象。

4. 颈肩综合征　所谓颈肩综合征是指长期过度使用电脑所产生的病症，颈部、肩部和手腕肌肉出现酸痛、麻木或无力现象。肩膀酸痛最常见的原因，是由于不良坐姿引起的。同一姿势保持太久，使脖子和肩膀周围的肌肉紧张，时间一久就导致酸痛感。

5. 鼠标手　长时间握着鼠标，食指或中指疼痛、麻木，大拇指肌肉反应迟钝无力，引发"腕关节综合征"。

五、如何预防"电脑病"

1. 注意保护视力　把屏幕亮度调整到适宜，工作时，房间的亮度应该和屏幕的亮度相同。要定时休息，注意远眺，经常做眼保健操，保证充足的睡眠时间。

2. 注意补充营养　电脑操作者在荧光屏前工作时间过长，视网膜上的视紫红质会被消耗掉，而视紫红质主要由维生素 A 合成。因此，电脑操作者应多吃些胡萝卜、白菜、豆芽、豆腐、红枣、橘子以及牛奶、鸡蛋、动物肝脏、瘦肉等食物，以补充人体所需的维生素 A 和蛋白质。平时可多饮些茶，茶叶中含有茶多酚等活性物质，有吸收与抵抗放射性物质的作用。

3. 注意坐姿　操作时应将电脑屏幕中心位置安装在与操作者胸部同一水平线上，眼睛与屏幕的距离应在 40~50cm，最好使用可调节高低的椅子。每隔 1 小时要起立做 10 次简单的下蹲运动，改善下肢静脉回流。一旦发现双腿酸沉、憋胀要及时就诊。

4. 注意清洁　电脑桌表面用湿布蘸着抗静电剂擦拭。在电脑桌上摆放一盆仙人掌，因为仙人掌的针刺能够吸收灰尘。经常开窗通风。经常清洁键盘，使用键盘时及使用后应先洗手再进食，不使用时用布将键盘遮盖。电脑操作者不宜一边操作电脑一边吃东西，否则易造成消化不良或胃炎。电脑键盘接触较多者，工作完后应洗手以防传染病。

5. 定时缓解腕部的压力　使用鼠标时，手臂不要悬空，以减轻手腕的压力。不要过于用力敲打键盘及鼠标的按键。避免上肢长时间固定、机械而频繁活动。

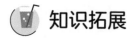
知识拓展

如何正确摆放电脑

首先,应将笔记本电脑的中线和操作者鼻子的中线放在同一条直线上,摆正身体,减少扭曲,平衡左右两边的肌肉状态;如使用鼠标,鼠标应放在操作者感觉肌肉最放松的区域内进行操作,尽量靠近中轴线,避免离身体太远;文档录入时,应将文档放在支架上,并与显示器同一平面,减少颈椎反复变换姿势的次数;如可能,尽量使用电脑支架,这样可以抬高电脑,减小视线与水平线之间的角度,减小颈椎前倾的角度,维持颈椎生理曲度,减少疲劳。应该选择合适的桌椅,及调整合适的电脑高度、键盘的高度和键盘与屏幕之间的角度,减少颈椎疲劳的同时,同时也要注意不要增加肩部的负担。

❓ 误区解读

一、眼睛累了才需要休息吗

其实眼睛的疲劳是时刻积累起来的,等感觉到累的时候已经受到伤害了。所以应该在感觉到累以前主动采取措施,比如定时做眼保健操、远处眺望等。

二、液晶显示器和笔记本电脑无需护眼是吗

由于液晶显示器和笔记本电脑都是采用液晶屏幕,没有了闪烁,也少了辐射,视觉感受会更舒服。但是屏幕的亮度没有减弱,甚至更强,屏幕的内容没有变化,眼睛还是需要同样的阅读负担,视觉疲劳因素没有明显减弱。另外,由于笔记本电脑键盘与屏幕一体,所以距离人眼会更近,眼睛调节负荷更大,刺激也会更强,可能更容易产生疲劳。

三、视保屏能保护视力吗

视保屏主要是针对防辐射来设计的,具备一定的防辐射功能,但是不具备保护视力的功能。因为要覆盖在显示器前,会改变显示器本身光学效果,如果使用劣质的视保屏,不但不能保护视力,还会伤害视力。

四、点眼药水像喝水一样安全吗

一些我们常用的眼药水中,可能含有防腐剂、激素、抗生素,长期使用对眼睛的损害无法弥补! 若需要,应选择合适的眼药水,最好在医生指导下使用。

五、电脑照明用台灯放置侧面,对吗

普通台灯光照较强,当从侧面照射屏幕时,容易从屏幕反射强光进入人眼,使人眼易疲劳甚至受到伤害。而在使用电脑时,由于屏幕的光很亮,这种反射的强光不容易察觉,往往被忽视。

六、成年人无需护眼,对吗

视力保健应该是终身性的。常人青少年时期和老年时期的视力变化较快,但在人生的各个阶段都需要给以足够的关注,切莫等到有明显的视力变化时才引起重视。大家都知道,长时间在电脑前工作会使眼睛干涩发痒,产生严重的不适感,过度使用电脑会增加患青光眼的风险,有可能导致永久失明。

 小贴士

电脑工作每一个小时左右,闭目休息 5 分钟,或者看看远处;夜间应选择合适的亮度。光照需要自上而下照射,不能照射屏幕,不能有频闪,光照要均匀,不能太亮。改善视觉环境,配置防护措施,比如可以在电脑顶部放一两个可爱的小布娃娃,或者在电脑背后放置喜欢的图画,或者盆景等,能起到一定的缓解作用。

（孙　丹）

参考文献

[1]　程丽娜.预防"电脑病"七注意[J].农民科技培训,2013(2):49.
[2]　唐乾林,杜霞."电脑病"的预防与保健[J].保健医学研究与实践,2008(2):86-88.

你知道什么是
空调病吗

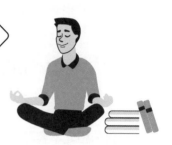

小案例

　　张女士是外企公司白领,7月份以来,公司就开启了中央空调,看着窗外刺眼的阳光,她觉得躲在空调房里非常舒适。昨天下午她突然感到咽痛、流涕、打喷嚏,还伴有颈椎酸痛,身体不舒服。张女士到底是怎么了呢?

　　全科医生:经过仔细询问,张女士可能是得了"空调病","空调病"是一种常见却不被重视的疾病,严重的时候会致命。接下来给大家介绍下什么是空调病。

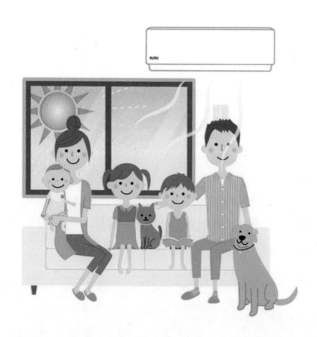

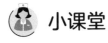 小课堂

一、什么是"空调病"

空调病,是指长期处在空调环境中出现的头晕、头痛、食欲减退、关节酸痛、上呼吸道感染症状等,也称为空调综合征。

二、"空调病"的常见临床症状有哪些

一般的表现有头昏头痛、胸闷烦躁、四肢乏力、关节疼痛、恶心腹痛、记忆力减退、易患感冒等。如果长期在密闭的空调房中,可能还会出现慢性缺氧,造成心肌不同程度缺血和心电图异常改变。有些空调清洗不到位,还会导致人体感染某些细菌、病毒和真菌,甚至出现过敏性疾病如哮喘等;有些空调新风口安装不科学,如新风口安装在污染环境中,导致污染的新风进入室内,会对人体呼吸系统、免疫系统等造成影响。

 知识拓展

一、空调环境与感染性疾病

1. 与一般呼吸道感染疾病的关系　长期使用空调的人群中,容易患"呼吸道感染""过敏性鼻炎"等,甚至有些会出现集体暴发的现象。

2. 与肺炎支原体感染的关系　集中在密闭的空调环境中,尤其是儿童,更容易感染肺炎支原体。

3. 与皮肤疾病的关系　空调环境下,人体皮肤容易感染螨虫,也更容易发生面部脂溢性皮炎。

4. 与军团菌感染的关系　病原体污染空调系统的现象时常存在,如霉菌和军团菌的检测检出率就不低,在中央空调系统中检测率更高。当空调系统冷却塔运行时,带有军团菌的飞沫可以播散到 50 米半径的范围,甚至可以播散到周边居住环境,引起病原的扩散。

二、空调系统对人体内环境的影响

空调环境一般是相对密闭的,空气流通差,可导致咽部不适感,甚至引起呼吸系统疾病。另有动物实验发现,密闭的空调环境中,红细胞膜某些酶的

活性降低,不能水解 ATP 释放能量,造成红细胞变形性下降,导致微循环阻力增高,引起组织缺血缺氧。

三、如何减少空调系统的污染

1. 合理使用空气过滤器　加强新风与循环风的过滤,加强过滤器的日常维护管理,及时清洗或者更换。

2. 风管的清洗　风管中可能会积灰,会严重污染室内空气质量,另外风管内的温度和湿度容易滋生细菌,因此要定期清洗。

3. 减少冷凝水的污染　冷凝水是细菌生长的温床,需定期对冷凝水消毒,保证室内空气质量。

4. 减少空调环境对机体内环境的影响　除了加强通风,增加新风量。

 ## 误区解读

一、空调病就是感冒吗

通常在使用空调时都会关上门窗,此时室内与外界几乎隔绝,室内的氧气不断消耗而得不到补充,空气中的二氧化碳浓度就会升高,空气因此变得污浊,人长时间处在这样的环境里,大脑就会缺氧,患上空调病,主要表现为头晕、发热、盗汗、身体发虚等,很多人将其误认为是感冒。

二、盖被子吹空调能防病吗

盖着被子吹空调只能防冻却不能防病。有的人盖被子之后把空调的温度调得很低,冷空气从呼吸道进入人体,睡醒后轻则口鼻发干、头痛,重则打喷嚏、流鼻涕,甚至患上严重的呼吸道疾病。

三、空调病需要用抗生素吗

空调病是由多种症状组成的一种综合征,不是一种特定的疾病。只有当合并有细菌感染时才需要用抗生素。

小贴士

预防措施包括以下三条:

1. 空调系统管理者　尤其是大型商场、宾馆饭店和医院等大型场所,管理者要定期聘请专业人员进行清洗消毒空调。不能单纯为了室内环境舒适，在夏季将室内温度调到很低，导致室内外温差较大，既浪费资源又影响健康。通常认为，夏季空调房间温度控制在 24~28℃ 范围为宜，室内外温度差尽量不要超过 10℃。

2. **空调环境内人群**　如今的人们都习惯于空调环境内工作生活，但是往往忽视空调对人群的健康影响。需要加强对人群空调通风系统健康知识的普及，提高空调相关疾病预防素养，正确科学地使用空调系统。严禁在空调房内吸烟，将打印机等设备放在独立的空间内，同时经常性开窗通风。

3. **监督者和家庭医生**　加大管辖区内空调系统的督导，严格按照相关法律法规和规范性文件要求，定期检查督导。同时家庭医生也要做好宣传、健康指导工作。

（马庆华　马永静）

参考文献

［1］ 朱科伦,朱郁悯,梁建新,等.空调环境与感染性疾病［J］.广州医药,2007,38(6):1-4.

［2］ 袁琳,黄赛银.密闭的空调环境与心电图 ST-T 改变相关性临床分析［J］.中国实用医药,2008,3(10):83-84.

［3］ 徐雷,何云,赖洪飘,等.密闭空调环境对机体免疫功能的影响［J］.中国工业医学杂志,2002,15(5):267-269.

［4］ 戴自祝.室内空气质量与通风空调［J］.中国卫生工程学,2002,1(1):54-56.

［5］ 殷道根.集中空调通风系统对人群健康的影响［D］.武汉:华中科技大学,2014:1-93.

［6］ 陈晓东,陈连生.中央空调系统对室内空气质量和健康的影响［J］.中国公共卫生,2004,20(12):1434-1435.

［7］ 于惠群,黄玉玲.新装空调办公环境对人体健康的影响［J］.中国公共卫生管理,2008,24(6):663-664.

［8］ 程有木.空调综合征的预防［J］.时珍国医国药,2005,16(7):685-686.

［9］ 祝学礼,刘颖,尚琪,等.空调对室内环境质量与健康的影响［J］.卫生研究,2001,30(1):62-63.

第三节

办公室卫生知多少

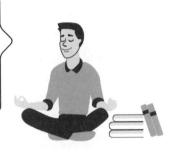

小案例

小荷:我是一名新晋公司员工,每天需要长时间在办公室工作,加班也是常事。有一天因为工作原因,需加班至很晚,于是我叫了外卖,进餐中感觉鼻部不适,看到办公室里的电脑、桌子、地面有大量的灰尘、纸屑及饮料瓶等垃圾,这些并没有引起我的注意。十余分钟后,我有流鼻涕、打喷嚏、鼻腔痒,以为是感冒,口服了感冒药后症状并没有缓解。于是我就去医院检查,医生说我是过敏性鼻炎,花粉、灰尘都是最常见的过敏原,我才恍然大悟。为了大家的身体健康,如何做好办公室卫生呢?

全科医生:办公室是一个公共场所,需要集体做好并保持良好卫生。有

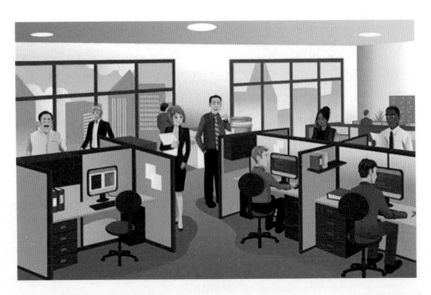

良好的工作环境才能更益于大家的身体健康,才能有更高的工作效率,下面我们就来介绍一下,如何做好办公室卫生。

 小课堂

一、办公室卫生重要吗

办公室是一个公共场合,需要你、我、他共同营造一个良好的办公卫生环境。当今社会,办公室、办公桌的卫生及整洁程度往往与个人修养及热爱工作的程度相关。

二、办公室空气污染有哪些

现在办公室里隐藏着很多无形的空气污染源,对员工的身心健康造成巨大的影响,包括堆积在空调吹风口的灰尘及滋生的大量细菌、香烟燃烧后释放的有毒化合物、电脑辐射,打印机产生的粉尘,办公室装修材料释放的有毒物质。

三、办公室清洁方式有哪些

办公室的卫生,人人有责,要做到每天擦拭办公桌、电脑、地面,清理垃圾桶等工作。办公室还要安装新风系统进行通风换气,它可以将室内的污浊空气排出,然后把室外的空气净化后置换进来,让室内的空气保持流通、清新。工作环境得到了有效的改善,我们的健康才有保证,从而有更高的工作效率。

四、办公室物品如何归置

每位员工应保证自己的办公桌物品齐整,无灰尘,无杂物,不摆放与工作无关的私人物品,办公桌面尽量摆放工作所需的必需物品,暂时不用的其他物品可以放置个人抽屉或橱柜里,用后的纸屑或者其他垃圾要及时清理。办公室的物品尽量分门别类,比如一些办公的文件、票据可以放到一个单独的文件夹里,相关的文件资料可以放到资料袋里,并整齐地摆放于桌子的一侧,或置于办公室书架中。办公室的公共物品比如胶水,交班本、订书器及其他的物品,用后尽量放回原位,方便他人下次使用。

五、办公室卫生制度包括什么

1. 个人区域办公卫生　每天早上或下班前可擦拭一次电脑,包括主机、显示器、键盘鼠标及个人办公桌,摆放并整理好个人物品。

2. 公共卫生维护　每天需由值日人员或专人分片区负责办公室公共区域的卫生,不乱丢纸屑、水果皮及其他垃圾,保证垃圾入篓,地面清洁,不得在公共卫生区域吸烟,影响他人健康,为保证办公室的卫生环境,全体人员需要养成良好的卫生习惯,自觉维护公共卫生,上级领导及检查组可以定期检查与考核。

 知识拓展

一、办公室常见过敏原及过敏表现

案例中的小荷是典型的过敏性鼻炎表现,办公室其实隐藏了很多过敏原,比如尘螨、花粉、毛发皮屑、真菌以及一些坚果、牛奶等食物。常见的过敏性疾病主要包括过敏性皮炎、过敏性哮喘、皮肤过敏等,表现为接触过敏物质后出现鼻塞、喷嚏、胸闷或者皮肤瘙痒或红疹等。过敏的预防主要是远离过敏原,一旦出现过敏反应时,需要紧急做以下事情:安抚患者情绪,使其处于平卧位,有呼吸困难者可调至半卧位,并松解其领带、腰带,将头于侧卧位,以防舌后坠及口咽部分泌物阻塞气道;如为皮肤过敏者,尽量去除衣物,如为空气接触过敏者,应迅速撤离现场。如已知患者有过敏病史,在患者身上搜寻自身携带的脱敏药物,并及时拨打120,送至医院救治。

二、致命的军团菌

军团菌存在于受污染的土壤空气中,也普遍存在于空调的冷却水中,通过空调的通风口进入室内,经空气传播进入人体,导致致命的军团菌肺炎。对于这种致命的感染,如果我们平时进行合理的预防,就能够很好地避免,对于办公室首先是针对空调的预防与处理,空调使用前后一定要采用含氯的杀毒剂进行杀菌与消毒,定期清洗空调冷却塔与管道,减少淤泥及沉积物的形成,其次我们应该保持室内空气新鲜,经常开窗通风。

三、办公室个人卫生

可参考医院使用的六步洗手法:在流动水下,使双手充分淋湿,取适量肥皂(皂液)均匀涂抹至整个手掌、手背、手指和指缝,具体步骤为:①掌心相对,手指并拢,相互揉搓手;②手心对手背沿指缝相互揉搓,交换进行;③掌心相对,双手交叉指缝相互揉搓;④弯曲手指使关节在另一掌心旋转揉搓,交换进行;⑤右手握住左手大拇指旋转揉搓,交换进行;⑥将五个指尖并拢放在另一掌心旋转揉搓,交换进行。

 误区解读

一、办公室个人区域可以用餐吗

不可以。个人区域中有很多办公用品,这些办公用品大多都是含有细菌或有害物质,在这里进餐不利于饮食安全,其次办公室个人区域属于公共区域的一部分,我们在这里进餐也会影响到周边同事办公。因此我们在办公室应该设置专门的用餐区域,进行规范的杀毒消菌,提供温馨与安全的用餐环境。

二、过敏反应需要急救吗

看情况,大多需要。过敏反应分为轻微的过敏反应与严重的过敏反应,轻微的过敏反应主要表现为轻微的不适,对工作与生活没有明显的影响,这样的过敏反应,只要远离过敏原就可以,但是严重的过敏反应可导致呼吸抑制、休克等危及生命情况,这时一定要进行及时有效的抢救。

 小贴士

办公室环境对于我们工作的效率提升有很大影响,因此营造温馨而健康的办公环境,对我们每个职工的健康尤其重要,我们应该制定办公室卫生制度并严格执行,以身作则积极参与,保持个人与公共卫生。

(张艳凯)

参考文献

[1] 世界过敏性疾病日[J].生命与灾害,2019(6):49.

[2] 郑舒华,巫利旺,黄少挺.支气管哮喘合并过敏性鼻炎的流行病学调查及相关性分析[J].深圳中西医结合杂志,2017,27(24):166-167.

[3] 陈香梅,张亮,齐立明,等.北京地区 3 236 例过敏性疾病患者血清过敏原的季节差异分析[J].河北医科大学学报,2019(10):1180-1184.

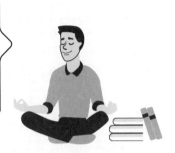

第四节

你会科学饮水吗

 小案例

患者:夏天天气炎热,出汗增多,常常会感到口渴,我在网上看到每天要喝8杯水才是健康的。我真的需要喝这么多水吗? 市面上的水多种多样,哪种才是最好的啊? 我该如何选择呢?

全科医生:当机体缺水时,我们就会感到口渴,尤其是在炎热的夏季,汗液增多,更容易出现缺水的现象。缺水就应及时地喝水,以补充机体水分。但喝多少水才合适呢? 哪一种水才是最健康的呢? 相信有很多人都有这样的困扰,下面我们就来介绍一下,怎样才是健康的饮水方式。

小课堂

一、什么是科学饮水

所谓科学饮水,需要满足以下三个条件:①水质安全无害;②水源中所含的矿物质均衡;③饮水量满足机体需要量。

二、水在体内的来源与去路

1. 水的来源　饮用水;食物中的水;自身产生的水。
2. 水的去路　经肾脏排尿;随大便排出;呼吸带出;汗液蒸发。

三、水分对人体有什么作用

1. 参与机体多种生理活动　将氧气和各种营养物质溶于水中,并通过血管将它们运送到身体各处,同时将代谢废物运送到肝脏、肾脏等处,排出体外。

2. 是体内的润滑剂　能滋润皮肤,唾液、眼泪能润滑口腔、眼睛,浆膜液、滑膜液能减少器官之间的摩擦、使关节灵活转动。

3. 在体温调节上有一定的作用　当人呼吸和出汗时都会排出一些水分。在炎热的夏季,环境温度往往高于体温,此时人体的唯一散热方式就是通过蒸发汗液带走热量。而在天冷时,由于水的热量储备,人体不会因为外界温度过低而使体温波动过大。

4. 有利于防治疾病　当感冒发烧时,多喝水能帮助发汗、退热,同时尿液增多,也加速了毒素排出体外。

四、常见的饮用水有哪些类型

1. 自来水　取自江河、水库,经自来水厂用含氯漂白粉杀菌处理后,输送到千家万户。天然水经一系列处理后,其中的微量元素仍然能基本保持原含量,是饮用水的常见选择。

2. 矿泉水　从地下深处自然涌出的或经人工开发的、未受污染的地下水称为矿泉水。它含有多种人体所需的微量元素及对人体有益的矿物盐、二氧化碳等,同时不含热量,没有污染,是人体补充矿物质的上佳选择。

3. 纯净水　经过蒸馏法、反渗透法、电渗析法及离子交换法等,将水中的杂质去除,但同时矿物质也被去除了,所以一般不主张长期将纯净水作为唯一的饮用水源。

五、机体缺水有哪些表现

1. 口腔干燥　口渴是机体缺水的第一信号,当机体缺水时,细胞外渗透压增高,会通过渗透压感受器刺激中枢,引起口渴。

2. 尿液减少,颜色变深　机体缺水时,体内抗利尿激素分泌增加,肾脏对尿液的浓缩作用加强,尿液生成减少、颜色加深,成深黄色。

3. 便秘　便秘是机体长期缺水的结果,肠道的重要功能之一就是吸收大便中的水分,在机体缺水的情况下,肠道蠕动速度减慢,回收大便中水分的时间延长,导致大便干结,不易排出。

4. 体温上升　水分在体温调节上发挥着重要

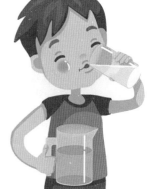

的作用,当机体缺水时,汗液蒸发减少,使热量不易散发。

5. 休克 若短时间内体液丧失达体重的 5%,则会出现脉搏细速、肢端湿冷、血压不稳定或下降等血容量不足的表现。

6. 缺水还会引起皮肤缺乏弹性、头发干枯毛躁、头晕目眩、心悸、疲惫等。

六、缺水的家庭处理办法

当机体缺水时,我们的第一感受就是口渴,尤其是在炎热的夏季,汗液增多,机体更容易缺水。为了防止机体缺水,应确保每日的饮水量满足机体的需要,适当饮水,最好不要等到感到口渴时才补充水分。但当身体出现严重的脱水症状,如皮肤松弛、脉搏快而弱、四肢厥冷和尿量减少时,应及时到医院就医。

 知识拓展

一、临床常见的缺水类型及其临床检查

在体内,水和钠的关系密切,缺水时常伴随着缺钠。不同程度的缺水和缺钠会引起不同类型的水、钠代谢紊乱。

1. 等渗性缺水 等渗性缺水常见于肠外瘘、肠梗阻、大量呕吐、烧伤。此时水、钠成比例地丧失,血清钠仍在正常范围内,细胞外液渗透压正常。实验室检查可见血液浓缩现象,如红细胞计数、血红蛋白量和血细胞比容均明显增高。血清钠在正常范围内(135~145mmol/L)。当体液丧失量达体重的6%~7% 时,会出现休克,同时伴发代谢性酸中毒,可查血气分析判断是否存在酸中毒。

2. 低渗性缺水 低渗性缺水常见于反复呕吐、长期胃肠减压、大创面慢性渗液、应用排钠类利尿剂未补充钠盐。此时失钠多于失水,血清钠低于正常值,细胞外液呈低渗状态。实验室检查可见红细胞计数、血红蛋白量、血细胞比容及血尿素氮值均增高。血钠 <135mmol/L。尿液检查:尿比重 <1.010,尿钠离子和尿氯离子明显减少。

3. 高渗性缺水 高渗性缺水常见于摄入水分不够,如食管癌致吞咽困难、危重患者给水不足;水分丧失过多,如大量出汗、大面积烧伤暴露疗法、糖尿病致尿液增多。此时失水多于失钠,血清钠高于正常值,细胞外液呈高渗状态。实验室检查可见红细胞计数、血红蛋白量、血细胞比容轻度升高。血钠 >145mmol/L。尿比重增高。

二、缺水的医院处理方法

1. 等渗性缺水　首先应消除病因,若病因消除,缺水也将很容易纠正。等渗性缺水可静脉滴注平衡盐溶液或等渗盐水,使血容量得到尽快补充。对于已经出现休克的患者,应迅速静脉滴注上述溶液 3 000ml,以迅速恢复血容量。在迅速补液过程中应监测患者的心功能,包括心律、中心静脉压或肺动脉楔压等。对于症状轻的患者,可减少补液量,补 1 500~2 000ml。此外还应补给每日生理需水量 2 000ml 和氯化钠 4.5g。

2. 低渗性缺水　积极处理致病原因。低渗性缺水以纠正细胞外的低渗状态和补充血容量为主,补钠量可按以下公式计算:

需补充的钠量(mmol)=[血钠的正常值(mmol/L)－血钠的测得值(mmol/L)]×体重(kg)×0.6(女性 0.5)。

例如体重 60kg 的女性患者,血钠浓度为 130mmol/L,需补充的钠量为 360mmol。以 17mmol Na^+ 相当于 1g 钠盐计算,需补氯化钠的量为 21g。第一天先补一半的量,再加每日正常需要量 4.5g,共计 15g,以输注 5% 葡萄糖盐水 1 500ml 即可基本完成,此外还需补给日需水量 2 000ml。剩下的一半在第二日补充。

3. 高渗性缺水　积极处理致病原因。静脉滴注 5% 葡萄糖溶液或低渗的 0.45% 氯化钠溶液,补充已丧失的液体。按每丧失体重的 1% 补液 400~500ml 计算补液量,为避免补充的液体过多,一般分两天补给。此外还应加入每日的生理需要量 2 000ml。

 ## 误区解读

一、饮用水净化得越纯越好吗

不是。纯净水在去除水中杂质的同时,将水中所含的矿物质也一并去除了,长期饮用纯净水可能导致体内矿物质缺乏。

二、自来水烧得越开越好吗

不是。我们都知道自来水需要烧开后才能饮用,但并不是烧得越开越好,自来水沸腾时间过长会产生氯化物等一系列有害物质,不利于健康。烧水时应先揭开盖子再熄火,使有害物质随水蒸气一起排出。

三、只有感到口渴时才需饮水吗

错误。人感到口渴时,机体内水分平衡已经被破坏,细胞开始脱水。口渴时才饮水,犹如田地龟裂后才浇水一样,显然不利健康。因此不渴也应适量饮水。

四、大量出汗后应立即狂饮以补充水分,对吗

错误。大量出汗后立即狂饮虽然能缓解口渴的症状,但短时间内大量液体的补充会加重心脏的负担,造成心律失常,或是引起自主神经反馈作用,导致汗液相应增多。正确的做法是:先将少量水含在口中,以润滑口腔、食道黏膜,再少量多次的饮用淡钾盐温开水,这样既能解渴,也能缓解出汗引起的疲劳、乏力。

五、用餐前后不能饮水,对吗

错误。很多人认为,在用餐前后饮水会稀释胃酸,不利于营养物质的消化吸收。其实不然,用餐前后适量饮水不仅不会削弱消化,反而有利于消化。

小贴士

喝水以温水为宜,冰水容易引起胃黏膜血管收缩,影响消化,加快肠蠕动,引起肠痉挛,应尽量少喝冰水。清晨一杯白开水(约300ml)能有效地刺激肠道蠕动,促进排尿、排便,同时将毒素排出体外。

(陈 红)

参考文献

[1] 陈孝平,汪建平. 外科学[M]. 9版. 北京:人民卫生出版社,2018.

[2] 何新华. 低渗性、等渗性和高渗性脱水的补液治疗[J]. 中国临床医生,2000(01):10.

[3] 会元. 身体缺水九个信号[J]. 职业卫生与应急救援,2010,28(04):208.

[4] 葛可佑. 我国水的推荐摄入量. 中国营养学会. 中国饮水推荐量研讨会汇编手册[C]. 中国营养学会:中国营养学会,2011:6.

第五节

如何减少辐射危害

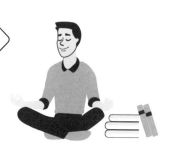

小案例

　　张某最近听说经常打手机的人会得脑瘤,而且听说手机对头部危害最大,甚至会导致头痛、神经衰弱、多梦失眠等症状,对于准备怀孕的女性来说,那更是影响生育功能,甚至会导致胎儿畸形。为了防止手机辐射,她自己手机不放在身上,出门时候放在包里,甚至要求刚过门的媳妇不准使用手机,要求自己儿子手机也不能放在口袋中。人们对"辐射"这个词开始变得敏感起来。手机辐射究竟危害有多大? 辐射究竟是什么? 哪些是有害的辐射? 怎样预防?

　　那么今天我们就来聊聊有关辐射的这些事……

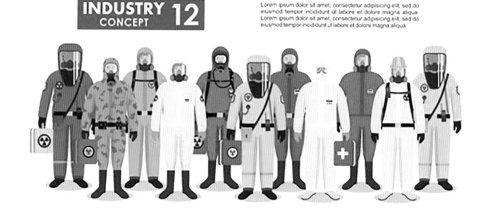

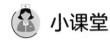 小课堂

一、日常生活中人常接触到的辐射有哪些

总体来说，人们常接触到的辐射可以分为两大类，核辐射和电磁辐射。

1. 核辐射　核辐射是由放射性元素产生的辐射，比较常见的有两种，一种是天然本底辐射，比如宇宙射线和天然放射性核素，大气、水、石材都会有，这种辐射一般对人类没有什么危害。另一种则是与核相关的活动引起的辐射，主要包括医疗照射（接受 X 线诊断检查以及一些放射治疗等）、核爆炸和核动力生产，福岛核电站核泄漏引起的核辐射就属于后者。

2. 电磁辐射　电磁辐射是指能量以电磁波的形式由信号源发射到空间的现象。各种电器、电子设备、移动通信设备等装置，只要处于操作状态，它的周围就会存在电磁辐射。微波炉、手机、高压线、电脑等产生的辐射就属于这一类。

二、常见的医学影像学检查会有辐射危险吗

医学影像学中的 X 射线检查，如拍摄胸片、数字血管造影、计算机断层扫描（CT）等，在目前的医学实践中应用普遍，所以正确认识 X 射线对人体的危害尤为重要。X 线检查的辐射剂量差不多是 0.02~0.1mSv，跟坐一次飞机飞行 20 小时接受的辐射差不多。每个人在日常生活中每年也会接受自然界辐射 2.0~3.0mSv，所以 X 线检查是很安全的。胸部普通 CT 检查的辐射差不多为 2~5mSv，胸部低剂量 CT 检查的辐射剂量大约是 0.2~0.5mSv，差不多是 10 张胸片的剂量，所以是非常安全的。超声检查是利用声波反射成像，没有辐射。磁共振是人造了一个磁场，利用电磁波信号成像，没有放射线，对人体也没有辐射。

三、手机辐射会致癌吗

大部分研究表明，长期使用手机会出现疲劳、头痛、烧灼感等症状，随着使用时间的延迟，症状发生的概率也增大。但是手机辐射与肿瘤是否有关系，很多研究结果也不一致。有些研究发现，长时间使用手机（≥10 年），脑胶质瘤的发病风险会增加，长期在头部同一侧使用手机就更容易诱发低级别的脑胶质瘤。

📖 知识拓展

一、辐射危害于人体的机制

急性辐射病的电离辐射是有很强穿透能力的射线,对身体产生直接与间接的损伤。直接作用是电离辐射的能量使组织细胞的蛋白质、酶等有机化合物分子发生电离、激发化学键断裂,引起分子变性和结构破坏;间接作用是使人体产生一系列生物效应,使细胞膜破坏、代谢紊乱,产生大量毒素神经、内分泌系统调节功能障碍。

二、极低频电磁辐射对健康的危害

极低频电磁辐射是指店里设备(配电所、电灯、传输电线等)或电器(计算机显示器、电视机、冰箱、洗衣机等)产生的频率在 0~300Hz 的电磁辐射。早在 19 世纪 80 年代,就有研究发现居住在大电流配电结构的电线附近的儿童白血病发病率升高。这种低频率电磁辐射可引起肿瘤发生的危险性增高;破坏人体正常组织和细胞,促进细胞凋亡;影响男子精子动力、形态及浓度;改变人体免疫功能;导致情绪改变、神经衰弱、多汗脱发及性欲减退等。

三、哪些人不适宜使用手机

1. 癫痫患者　手机产生的微波是空间电磁波的 4~6 倍,少数劣质手机的微波超过空间电磁波的百倍,可以促使脑电图异常,可能会诱发癫痫发作。

2. 严重神经衰弱者　经常使用手机会导致失眠健忘、头晕多梦、烦躁易怒等。

3. 白内障患者　手机发射出的电磁波可以使眼球晶状体温度增高、水肿,加重病情。

4. 心脏病患者　手机的电磁波可以干扰心肌细胞的生理过程,促使心电图异常。

5. 孕妇及乳母　严重的电磁辐射有致畸或者导致流产等风险,还影响内分泌系统,影响泌乳。

6. 未成年人　未成年儿童正处于大脑发育的快速期,手机的电磁辐射会影响神经发育。

7. 60 岁以上老年人　老年人大脑萎缩,功能衰退,电磁波会妨碍老人大脑功能的正常发挥。

误区解读

一、只要不接近核电站,不做放射性医学检查就能不受辐射吗

如电脑鼠标、电视、手机辐射,深色天然的大理石,佩戴的天然宝石、钻戒,乃至我们吃的食物、养的花草、树木,大山等都存在着放射性。相对而言,人们更应该警惕生活中随时都能遇到的电磁辐射,如家用电器集中的房间、广播电视发射塔周围、高压变电线路和各种电器设备周边……长时间接近辐射较高的物品或生活在本身含有较多辐射的地方就有可能摄入过量的电磁辐射,引起相应的疾病。

二、遭受辐射照射后机体一定会出现相应的临床症状吗

辐射照射的危害涉及确定性效应、随机效应、躯体效应、遗传效应等专业理解,就不详细介绍。大家记住以下几点就够了:

1. 日常生活中几乎不可能发生大量照射,除非发生严重辐射泄漏事件。

2. 少量照射引起疾病是随机性的,剂量超过一定的阈值的时候可能随着照射量的加大而加大。因为每个人对于辐射的自身抵抗能力存在差异,阈值的大小因人而异。

小贴士

日常生活中,不要把家用电器摆放得过于集中,或经常一起使用,以免使自己暴露在超剂量辐射的危害之中,特别是电视、电脑、冰箱等电器更不宜集中摆放在卧室里。各种家用电器、办公设备、移动电话等都应尽量避免长时间操作。移动通信设备在接通瞬间辐射较大,最好在接通和拨打时候与通信设备保持一定的距离,或者使用耳机或话筒接听。电器暂停使用时,最好不要让它们处于待机状态,因为此时可产生较微弱的电磁场,长时间也会产生辐射积累。平时要多开窗通风。电脑等屏幕能产生一种叫溴化二苯并呋喃的致癌物质,通风可以排出。多食用一些胡萝卜、豆芽、西红柿、油菜、海带、卷心菜、瘦肉、动物肝脏等富含维生素 A、C、蛋白质和锌的食物,以利于调节人体电磁场紊乱状态,加强机体抵抗电磁辐射的能力。

(马庆华)

参考文献

[1] 李怡岚,乔珊珊,周蕾,等.β-胡萝卜素的抗辐射作用[J].环境与健康杂志,2004,21(5):300-302.

[2] 魏庆.正确使用手机减少辐射危害[J].家庭医学,2015,(1):36-37.

[3] 宣志强,方兴林,赵海英,等.极低频电磁辐射对健康危害影响的研究现状及防护对策[J].中国职业医学,2007,34(4):328-330.

[4] 张铭,李曼,陈宗耀,等.微波辐射对机体各系统影响的研究进展[J].吉林医药学院学报,2019,40(5):384-387.

[5] 蒋瑾.医学影像应用中X射线辐射危害的处理对策[J].实用医院临床杂志,2011,8(1):134-136.

[6] 胡佳奇,刘瑞.与脑胶质瘤发病相关的风险因素研究进展[J].山东医药,2019,59(9):99-102.

第六节
高空作业意外如何处理

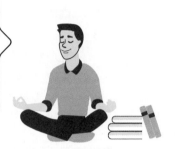

 小案例

患者:高空作业很容易发生危险,如空调安装工等高空作业者的坠落事故等。现在的城市居民楼高则数十层,要是没有完备防护措施,随时会引发生命危险。那么,出现高空坠落事件时,可以做哪些医学处理呢?

全科医生:大多数高空作业事故,多为严重创伤,如撕裂伤、撞击伤、挫伤、挤压伤、震荡伤、闭合性内脏伤等,甚至死亡。那么今天我们就来聊聊高空作业时的意外这些事……

 小课堂

一、什么是高空坠落

高空坠落就是从高的地方坠落下来,不过一般是指高处坠落事故。高处坠落事故的发生率高、危险性极大。高处坠落事故是由于高空作业引起的,下面介绍高空作业。

二、什么是高空作业

高空作业通常指的是高处作业,指人在一定位置为基准的高处进行的作业。凡在坠落高度基准面2米以上(含2米)有可能坠落的高处进行作业,都称为高空作业。高空作业时容易发生高空坠落。

三、高空坠落有哪些严重症状表现

在日常工作生活中,高空坠落事件时有发生,尤其是建筑施工和外墙清洗等工作中发生率较高。人坠落到达地面时受到高速的冲击力,通常有多个系统或多个器官的损伤,严重的当场死亡。高空坠落伤除有直接或间接受伤器官表现外,尚可有昏迷、呼吸窘迫、面色苍白和表情淡漠等症状,可导致胸、腹腔内脏组织器官发生广泛的损伤。高空坠落时,足或臀部先着地,外力沿脊柱传导到颅脑而致伤;由高处仰面跌下时,背或腰部受冲击,可引起腰椎前纵韧带撕裂,椎体裂开或椎弓根骨折,易引起脊髓损伤。脑干损伤时常有较重的意识障碍、光反射消失等症状,也可有严重并发症的出现。

四、一旦发生高空坠落事故,现场人员应如何进行急救

（一）拨打急救电话

保持镇定,立即拨打120急救电话,等待专业医护人员前来。

（二）体位

在未明确是否存在脊柱受伤之前,在搬运和转送过程中,使伤者平仰卧位,保持脊柱伸直,颈部和躯干不能前屈或扭转,以免发生或加重截瘫。

（三）保持呼吸道通畅

保持伤者的呼吸道畅通,必要时清除伤者鼻腔和口腔的异物,解开其衣领扣。

（四）现场急救措施

1. 出现大出血或伤口很深的情况　可用干净的毛巾盖在伤口上压迫止血,也可将冰袋放在处理好的伤口上,这样会有利于压缩血管,减少血液流失。如果出血仍未停止,须尽快找到医生或将伤者送入急诊室。

2. 肢体分离破损者　可用纱布垫或其他消毒用品覆盖伤口。如果找不到合适的包扎用品,也可以用塑料袋、塑料布、塑胶手套等东西盖住伤口。最好将包扎物固定在伤口处,并松开一角,便于空气流通。

3. 肺部受到创伤　应立即遮盖住创伤部位,不要留有太大空隙,这样可以避免空气被直接吸入伤者的胸腔中。

4. 手腕或脚腕受伤时　在还不确定是否骨折的时候,可以观察一段时间,看伤者不舒服的感觉是否会自行消除,同时可举高并固定伤到的肢体。如果2~4

小时内,伤者感觉活动或走动时疼痛更加剧烈,应该去看医生。

5. 对于显而易见的骨折　不要随意移动伤者,如可能,把伤者伤到的肢体用自制夹板固定住。夹板可用木片或折叠起来的报纸或杂志制成,放在受伤的肢体下面或侧面,用三角形绷带、皮带或领带缠住夹板和受伤的肢体。不要缠得太用力,不要用纱布或细绳子,这些都可能阻碍血液循环。

6. 伤者没有呼吸和心跳　立即心肺复苏。

 ## 知识拓展

高空坠落时医护人员的急救措施包括:

一、快速评估病情

发生高空坠落后,首先要快速检查伤员,评估病情严重程度,如是否有呼吸、心跳停止,是否有头部损伤,是否有四肢骨折、脊柱骨折及大出血等。然后本着"先救命后救伤"的原则,根据具体伤情给予相应的现场急救。

二、现场急救

1. 首先去除伤员身上的用具和口袋中的硬物。

2. 立即处理危及生命的问题　针对呼吸心脏骤停及致命的外出血,给予心肺复苏及恰当的止血方法救治。

3. 创伤局部妥善包扎　但对怀疑颅底骨折和脑脊液漏患者切忌作填塞,易导致颅内感染。

4. 颌面部伤　首先应保持呼吸道畅通,撤除假牙,清除移位的组织碎片、血凝块、口腔分泌物等,同时松解伤员的颈、胸部衣服纽扣。若舌已后坠或口腔内异物无法清除时,可用 12 号粗针穿刺环甲膜,维持呼吸、尽可能早作气管切开。

5. 周围血管伤　应压迫伤部以上动脉,绷带加压包扎以不出血和不影响肢体血循环为宜。当上述方法无效时可慎用止血带,原则上尽量缩短使用时间,一般以不超过 1 小时为宜,并做好标记,注明上止血带时间。

6. 防治休克　有条件时迅速给予静脉补液,补充血容量。

7. 快速平稳地送医院救治　在搬运和转送过程中,颈部和躯干不能前屈或扭转,而应使脊柱伸直,绝对禁止一个抬肩一个抬腿的搬法,以免发生或加重截瘫。

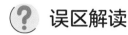 误区解读

一、高空坠落事件只发生于高空作业者吗

不一定。所有人都可能发生高空坠落事件,高空作业者发生的概率更高。

二、只要在高处就是高空作业吗

不是的。高空作业通常指的是高处作业,指人在一定位置为基准的高处进行的作业。凡在坠落高度基准面2米以上(含2米)有可能坠落的高处进行作业,都称为高处作业。

小贴士

高空作业人员必须穿软底防滑鞋,同时要正确使用安全带;患有高血压病、心脏病、贫血、癫痫病等疾病者不适合从事高空作业;对疲劳过度、精神不振和思想情绪低落人员要停止高处作业;严禁酒后从事高处作业;同时还要做好高处作业过程中的安全检查。

（阿不来提）

参考文献

[1] 朱彦.对高空作业坠落防护装备及其技术措施的研究[J].中国个体防护装备,2015(6):44-48.

[2] 徐浩文,顾榕蓉,郭泓昊,等.气象要素与高空建筑作业的关系分析[J].科技创新导报,2018,15(14):143-147.

[3] 综合.高处作业,用好5种安全防护用具[J].安全与健康,2017(7):11.

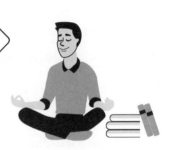

第七节
粉尘作业时如何进行个人防护

小案例

河南某市耐磨材料工张某某,2004年6月到公司上班,先后从事过杂工、破碎、开压力机等有害工作。工作3年多后,他被多家医院诊断为尘肺,但企业拒绝为其提供相关资料,为寻求真相,他不顾医生劝阻铁心"开胸验肺"。

小课堂

一、什么是生产性粉尘

生产性粉尘是在生产过程中产生的,并能较长时间漂浮在生产环境空气中的固体微粒。

二、什么是尘肺病

尘肺病是由于在生产活动中长期吸入生产性粉尘引起的以肺组织弥漫性纤维化为主的全身性疾病。

三、尘肺病有哪些临床表现

尘肺病早期没有明显自觉症状,往往都是通过职业健康体检才被发现。病情较轻者,一般从事重体力活时感到气短,稍微休息就能缓解;再严重一点的,做一些上楼梯等轻体力运动就明显气短;严重者,会出现胸闷气短、消瘦无力、咳痰咯血等。

四、生产性粉尘的分类与来源

（一）生产性粉尘的分类

生产性粉尘根据其化学性质可以分为无机粉尘和有机粉尘及混合型粉尘，与尘肺病相关的是无机粉尘。

1. 无机粉尘（inorganic dust） 无机粉尘主要是矿物质粉尘，包括矿物性粉尘如石英、石棉、滑石、煤、稀土等；金属粉尘如铅、锰、铁、铍等及其化合物；人工无机粉尘如金刚砂、水泥、玻璃纤维等。

2. 有机粉尘（organic dust） 有机粉尘包括动物性粉尘如皮毛、丝、骨、角质粉尘等；植物性粉尘如棉、麻、谷物、甘蔗、烟草、木尘等；人工有机粉尘如合成树脂、橡胶、人造有机纤维粉尘等。

3. 混合性粉尘（mixed dust） 在生产环境中，多数情况下为两种以上粉尘混合存在，如煤矿工人接触的煤矽尘、金属制品加工研磨时的金属和磨料粉尘、皮毛加工的皮毛和土壤粉尘等混合性粉尘。

（二）生产性粉尘的来源

1. 固体物质的机械加工 如矿物质的钻孔、打光、切削、粉碎；有机物质的加工和纺织。这是生产性粉尘的主要来源。

2. 固体物质的不完全燃烧或爆破 如煤炭不完全燃烧产生的烟雾；矿山挖掘隧道和开采的爆破。

3. 物质加热凝结或碳化产生的气溶胶 如电焊烟尘、铸造金属的烟雾。

4. 固体颗粒物质的包装、运输、搅拌等。

五、生产性粉尘对健康的影响

所有粉尘颗粒对身体都是有害的，不同特性的生产性粉尘，可能引起机体不同部位和程度的损害。如果人体吸入粉尘量比较少，人体的防御体系可以清除，但是如果长期吸入大量粉尘，人体防御功能长期超负荷运作，最终不能抵抗损伤。如长期吸入较高浓度粉尘可以引起肺脏弥漫性纤维化，最终导致尘肺病；有些特殊材料的粉尘，还会诱发肺癌；有些生产性粉尘具有抗

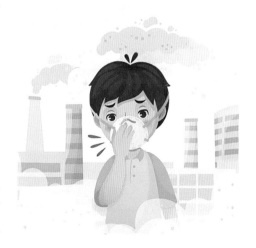

原性质,还会引起过敏反应如打喷嚏、流眼泪等,甚至引发过敏性鼻炎;有些金属粉尘如铅、铜等吸入后可以被人体溶解吸收后产生毒素引起全身中毒反应。

生产性粉尘对机体的损害是多方面的,直接的健康损害以呼吸系统损害为主,局部以刺激和炎性作用为主。

1. 对呼吸系统的影响 机体影响最大的是呼吸系统损害,包括尘肺、粉尘沉着症、呼吸道炎症和呼吸系统肿瘤等疾病。

肺尘埃沉着病(pneumoconiosis),俗称尘肺,是由于在生产环境中长期吸入生产性粉尘而引起的以肺组织纤维化为主的疾病。肺尘埃沉着病是职业性疾病中影响面最广、危害最严重的一类疾病。据统计,尘肺病例约占我国职业病总人数的80%以上。

2. 局部作用 粉尘作用于呼吸道黏膜,早期引起其功能亢进、黏膜下毛细血管扩张、充血,黏液腺分泌增加,以阻留更多的粉尘,长期则形成黏膜肥大性病变,然后由于黏膜上皮细胞营养不足,造成萎缩性病变,呼吸道抵御功能下降。皮肤长期接触粉尘可导致阻塞性皮脂炎、粉刺、毛囊炎、脓皮病。金属粉尘还可引起角膜损伤、浑浊。沥青粉尘可引起光感性皮炎。

3. 中毒作用 粉尘吸附或者含有的可溶性有毒物质如含铅、砷、锰等,可在呼吸道黏膜溶解吸收,呈现出相应毒物的急性中毒症状。粉尘颗粒粒径越小,其表面积越大,吸附的化学物质越多,可能引起更大的健康危害。

4. 变态反应 接触棉和对苯二胺等粉尘,可以引起湿疹、支气管哮喘等疾病。

5. 致癌作用 某些粉尘本身是或者含有人类肯定致癌物,如石棉、游离二氧化硅、铬、砷等是国际癌症研究中心提出的人类肯定致癌物,含有这些物质的粉尘就可能引发呼吸和其他系统肿瘤。此外,放射性粉尘也能引起呼吸系统肿瘤。

 知识拓展

一、诊断原则

根据可靠的生产性粉尘接触史、现场劳动卫生学调查资料,以技术质量合格的X线或数字化摄影(DR)后前位胸片表现作为主要依据,结合工作场所职业卫生学、尘肺流行病学调查资料和职业健康监护资料,参考临床表现和实验室检查,排除其他肺部类似疾病后,对照尘肺诊断标准作出尘肺病的诊断和 X 线分期。劳动者临床表现和 X 线胸片检查符合尘肺病的特征,在没有证据否定其与接触粉尘之间存在必然联系的情况下,可由有诊断资质的诊断组诊断为尘肺病。

在诊断时应注意与下述疾病鉴别:急性和亚急性血行播散型肺结核、浸润型肺结核、肺含铁血黄素沉着症、肺癌、特发性肺间质纤维化、变态反应性肺泡炎、肺真菌病、肺泡微石症等。

对于少数生前有较长时间粉尘接触职业史,未被诊断为尘肺者,根据本人遗愿或死后家属提出申请进行尸体解剖。根据详细可靠的职业史,由具有尘肺病理诊断资质的病理专业人员按照《尘肺病病理诊断标准》(CBZ 25—2014)提出尘肺的病理诊断报告,患者历次 X 线胸片、病例摘要或死亡日志及现场劳动卫生学资料是诊断的必需参考条件。该诊断可作为享受职业病待遇的依据。

二、从事粉尘作业的工作场所的职业卫生要求

粉尘浓度符合国家职业卫生标准;有相适应的粉尘防护设施;工作场所生产布局合理,符合有害与无害作业分开的原则;有配套的更衣间、洗浴间和孕妇休息室等卫生设施;工作场所的设备、工具和用具等设施符合劳动者生理、心理健康要求;符合法律、行政法规和国务院卫生健康行政部门关于保护劳动者健康的其他要求。

三、如何科学选用防尘口罩

1. 有效性　防尘口罩要能够防止微细颗粒尤其是 5 微米以下的粉尘进入呼吸道,一般的纱布口罩没有防尘作用;

2. 适应性　选择的口罩要和自己的脸型相适应,佩戴后不能留有缝隙让粉尘不能完全过滤而吸入呼吸道;

3. 舒适性　选择的口罩要保养方便,轻便卫生,佩戴后呼吸不费力;

4. 时效性　长时间佩戴不更换会影响效果,必须定期按照说明书时间要求更换和使用。

四、不易从事接触粉尘作业的疾病

本身患有活动性肺结核、慢性肺疾病、严重的慢性上呼吸道或支气管疾病、严重影响肺功能的胸膜胸廓疾病、严重心血管系统疾病的,不宜从事接触

性粉尘作业的工作。

五、科学就诊尘肺病

如果怀疑得了尘肺病,应该先到原工作单位取得职业史相关佐证材料,再到单位所在地或者患者本人居住所在地承担职业病诊断的医疗卫生机构进行职业病诊断。

 误区解读

一、脱离粉尘作业时,检查无明显异象就能完全放心了吗

矽肺发病一般比较缓慢,接触较低浓度游离 SiO_2 粉尘多在 15~20 年后才发病,但发病后,即使脱离粉尘作业,病变仍可继续发展。少数由于持续吸入高浓度、高游离 SiO_2 含量的粉尘,经 1~2 年即发病(称速发型矽肺)。有些接尘者,虽接触较高浓度矽尘,但在脱离粉尘作业时 X 胸片可无明显异常,或发现异常尚不能诊断为矽肺,在脱离接尘作业若干年后才被诊断为矽肺(称晚发型矽肺)。所以粉尘作业调离岗位后仍需要定期体检。

二、尘肺患者的治疗有哪些,大容量肺泡换洗术能根治吗

尘肺的治疗目前尚无根治办法。我国学者多年来研究了数种治疗矽肺药物,在动物模型上具有一定的抑制胶原纤维增生等作用,临床试用中有某种程度上的减轻症状、延缓病情进展的疗效,但有待继续观察和评估。

大容量肺泡灌洗术是目前尘肺治疗的一种探索性方法,一定程度上缓解患者的临床症状,延长尘肺病的进展,但由于存在术中及术后并发症,因而存在一定的治疗风险,远期疗效也有待于继续观察研究。尘肺患者应根据病情需要进行综合治疗,积极预防和治疗肺结核及其他并发症,以期减轻症状、延缓病情进展、提高患者寿命提高患者生活质量。

 小贴士

一、法律措施是保障

新中国成立以来,我国政府陆续颁布了一系列的政策、法令和条例来防止粉尘危害。如 1956 年国务院颁布了《关于防止厂、矿企业中的矽尘危害的

决定》,1987 年 2 月颁布了《中华人民共和国尘肺防治条例》和修订的《粉尘作业工人医疗预防措施实施办法》,使尘肺防治工作纳入了法制管理的轨道;2002 年 5 月 1 日开始实施《中华人民共和国职业病防治法》,于 2011 年 12 月及 2016 年 7 月对该防治法进行修订,修订后的法律更加充分体现了职业病预防为主的方针,为控制粉尘危害和防治尘肺病提供了明确的法律依据。

二、采取技术措施控制粉尘

各行各业需根据其粉尘产生的特点,通过技术措施控制粉尘浓度,防尘和降尘措施概括起来主要体现在:改革工艺过程、革新生产设备是消除粉尘危害的主要途径,如使用遥控操纵、计算机控制、隔室监控等措施避免工人接触粉尘;除尘和降尘的方法很多,既可使用除尘器,也可采用喷雾洒水、通风和负压吸尘等经济而简单实用的方法,降低作业场地的粉尘浓度。后者在露天开采和地下矿山应用较为普遍。对不能采取湿式作业的场所,可以使用密闭抽风除尘的方法。采用密闭尘源和局部抽风相结合,抽出的空气经过除尘处理后排入大气。

三、个体防护措施

个人防护是防止粉尘进入呼吸系统的最后一道防线,也是技术防尘措施的必要补救。在作业现场防、降尘措施难以使粉尘浓度降至国家卫生标准所要求的水平时,如井下开采的盲端,必须使用个人防护用品。工人防尘防护用品包括:防尘口罩、防尘眼镜、防尘安全帽、防尘衣、防尘鞋等。

粉尘接触作业人员还应注意个人卫生,作业点不吸烟杜绝将粉尘污染的工作服带回家,经常进行体育锻炼,加强营养,增强个人体质。

四、健康监护

包括粉尘作业人员就业前在岗期间及离岗时的医学检查以及职业健康信息管理。根据《粉尘作业工人医疗预防措施实施办法》的规定,从事粉尘作业工人必须进行就业前、在岗期间、离岗时的医学检查以及退休后的跟踪健康检查。

(马庆华　徐文新)

参考文献

[1] 李德鸿.中华人民共和国国家标准尘肺病的诊断[J].工业卫生与职业病,2001,27(4):195-200.

［2］ 张军.生产性粉尘的危害及防治［J］.中国预防医学杂志,2001(1):
79-80.

［3］ 代春丽.尘肺病的概念及伤残等级鉴定［J］.安全与健康,2013(4):
33-36.

［4］ 耿政祥.生产性粉尘对劳动者健康影响的研究［D］.苏州:苏州大
学,2013.

［5］ 钟任扬,温泉,孔祥钦,等.生产性粉尘危害与防护［J］.职业卫生
与应急救援,2017,35(1):97-99.

第八节
如何远离厨房油烟困扰

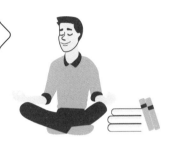

 小案例

来师傅:我是一名厨师,最近白天总是很想睡觉,浑身无力气,吃得少还长胖,经常有恶心、头晕、耳鸣,心情烦躁,家里自测血压等都正常。请问我是怎么了?

全科医生:你好,经过仔细问诊,考虑到您的职业,可能患上了"油烟综合征"。

小课堂

一、什么是"油烟综合征"

厨房中煎、炒、烹、炸等方式产生的大量油烟,散布在厨房的空间内。随空气进入人体呼吸道,会引起"油烟病",医学上称为"油烟综合征"。得了这种综合征的人常出现食欲减退、心烦意乱、精神不振、疲乏无力等症状。

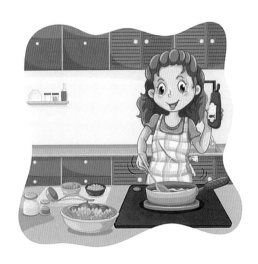

二、哪些人易得"油烟综合征"

酒楼、餐馆及单位食堂产生

335

的餐饮业油烟污染严重,另外,有的家庭不注意厨房的通风换气,厨房既没装排气扇也没装抽油烟机,致使大量的厨房油烟滞留在自己室内或邻居家中,造成室内空气污染,长期处于这类环境也会引发症状。因此长期从事烹调的家庭主妇和长期在厨房油烟浓度高的环境下工作的厨师,是易患人群。

三、出现什么表现时,要警惕"油烟综合征"的发生

得了这种综合征的人常出现食欲减退、心情烦躁、精神不振、嗜睡、疲乏无力等症状。虽然食量减少,体重却在不知不觉地增长,这也是为什么不少厨师体胖腰粗的原因之一。

四、什么情况下,应当就医

当经常出现在厨房工作的人出现恶心、咽喉肿痛、有异物感、胸闷、气短、眼睛和鼻子有痛感、胃纳偏差、心烦意乱、乏力嗜睡等这些症状时,需要就诊。

五、家庭处理方法

1. 改变平时的烹饪习惯　炒菜时不能让油加热至冒烟才将菜下锅,油温太高,冒烟越多,危害越大,炒菜时油温尽可能不超过 200℃(以油锅冒烟为极限),这样不仅能减轻"油烟综合征",从营养学角度上,下锅菜中的维生素也得到了有效保存;最好不要使用反复烹炸过的油,在选择食用油的时候,应购买质量有保证的产品,避免劣质食用油在加热过程中产生更多有害物质;少做油炸、油煎的食物。

2. 做好厨房的通风换气　选用具有超强吸力的厨房脱排油烟机也是有效减轻厨房油烟危害的手段之一。正确安装和使用抽油烟机:安装时一定要密封连接口,并且要安装止回阀。不要随意改变和破坏出烟道。在烹饪过程中,要始终打开抽油烟机,如果厨房内没有抽油烟机也一定要开窗通风,使油烟尽快散尽,烹调结束后最少延长排气 10 分钟。

3. 慎选厨房电器　建议多使用微波炉、电炉、电饭煲、电烤炉等厨房电器及无油烟锅产品,这样可大大减少厨房内的油烟污染。

4. 加强自我防护　大火爆炒时,可以戴上口罩,或在油烟大时屏住呼吸片刻,这样可以减少食用油中脂肪分子裂解后,有毒物质被人吸入气管和肺部。

知识拓展

一、油烟的形成可分为三个阶段

当油加热到 50~100℃时,油面有清微热气上升,所含低沸点分量和水分首先汽化;油的温度上升至 100~270℃时,较高沸点分量开始汽化,油泡较密,开始形成肉眼可见的油烟,主要是直径约 10^{-3}cm 以上的小油液滴组成;油的温度大于 270℃后,高沸点的食用油分量开始汽化,并形成大量"青烟",主要是由直径范围 10^{-7}~10^{-3}cm 不为肉眼可见的微油滴所组成。此时,往油中加入食品,食品中所含水分急剧汽化膨胀,其中部分冷凝成雾,与油烟一起形成可见的油烟雾。

二、油烟的危害

1. 吸入毒性　大量的油烟废气会使人流泪、咳嗽,甚至引发结膜炎、支气管炎等疾病,会使肺部和呼吸道受到一定程度的损伤,对厨房工作者和周边居民的危害尤其大。

2. 致突变性　烹调油烟中存在着能引起基因突变、DNA 损伤、染色体损伤等不同生物学效应的细胞遗传性物质。食油在 270~280℃高温产生的烟气具有致突变性,以豆油、菜籽油的油烟致突变活性最强。烹饪过程中,食物热分解产生的挥发性物质也具有致突变性,烧烤类食品烟气中含有强致突变物,多为杂环胺类化合物。

3. 致癌性　在加拿大和英美等国的病例对照研究发现,餐饮业厨师患肺癌、鼻咽癌和食管癌的危险性较大;主妇烹饪时吸入比室外高出 188 倍的多环芳烃 DNP,DNP 是强致肺癌物质。有关资料显示,在致肺癌高危因素中,烹调油烟仅次于长期大量吸烟。

4. 对免疫功能的影响　研究发现,烹调油烟影响机体的细胞免疫、巨噬细胞功能和抗肿瘤效应、免疫监视功能,从而使机体的免疫功能下降。

❓ 误区解读

一、大火炒菜才美味,对吗

油温度过高会引发"油烟综合征",菜中的维生素也会得到破坏。

二、炸食用的油反复使用，对吗

错。多次用来炸食品的食用油，不仅本身含有致癌物质，它所产生的油烟含致癌物也更多，危害反而更大。

 小贴士

日常生活中，避免"油烟综合征"的几个小措施：正确安装油烟机、电磁炉代替燃气灶、不粘锅代替传统炒锅、室内栽种绿色植物。

（孙　丹）

参考文献

［1］ 和厨房油烟斗争到底［J］.环境教育,2005(5):68-69.

［2］ 葛俊波,徐永健,王辰.内科学［M］.9版.北京:人民卫生出版社,2018.6.

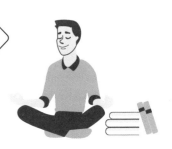

第九节

长期静坐有哪些危害

 小案例

李先生:我是一名程序员,每天的工作都是坐着对着电脑写代码,常常一坐就是一整天,夜里也经常要加班,很少有时间运动,吃饭也经常就吃点外卖,最近感觉腰有点痛、有点酸胀,有时候还会觉得有点胸闷,我看我同事有时候也会说肩膀痛、腰痛等,这是不是跟长期坐着有关系啊?

全科医生:是的,你这种情况跟长期静坐有关系,长期静坐会导致腰椎病、颈椎病等,也会增加心血管疾病发生的风险,相信也有不少人存在同样的烦恼,下面我们就来介绍一下。

小课堂

一、什么是静坐行为

静坐行为也称久坐行为(sedentary behaviours),指的是在清醒状态下,以坐姿、斜躺或躺卧姿势,能量消耗≤1.5METs的所有行为。其中 MET 是指代谢当量(metabolic equivalent),是一种消耗能量的比率,1MET 是每千克体重每分钟消耗3.5ml 氧气的能量,大致相当于人安静地坐着的时候的消耗。静坐行为在现代人群中普遍存在,包括职业环境下坐式工作(越来

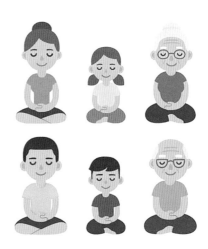

越多的是基于电脑前的工作)；坐在家里看电视、使用电脑和玩电子游戏；及坐着开车或坐公交车静坐等行为。

二、哪些职业静坐比较多呢

长期静坐是指那些需要经常坐着上班的一族，长时间面对电脑，长时间开车，他们所表现的特点是一周至少坐 5 天，也被称为久坐族。最常见的是 IT 从业人员、会计、编辑、教师、办公室职员等人群。

三、城区成年人静坐行为现状如何呢

有调查显示城区成年人平均每天静坐行为发生时段为 76.7 次，累积静坐行为总时间为 455.9 分钟，占清醒佩戴时间的 48.9%，其中，看电视和使用电脑娱乐时间分别为 93.5 分钟和 111.9 分钟。

一周内每天静坐行为时间存在差异，工作日高于休息日，一天中上午静坐行为时间最低，晚上最高，其中以 14:00~17:00 点和 21:00~24:00 点时间段为最高。男性以≥30 分钟时段累积的静坐行为时间显著高于女性，但无论工作日或周末日，男性看电视娱乐时间均低于女性，使用电脑娱乐时间均高于女性。久坐人群中男性占 34.9%，女性占 28.8%。

四、长期静坐有哪些危害呢

1. **腰椎病和颈椎病** 长期久坐，或者姿势不良，或总是固定一个姿势而使得腰部和颈部软组织长期处于张力状态，软组织缺血，继而产生腰肌劳损、颈部肌肉劳损，严重者还会导致腰椎间盘突出、颈椎间盘突出。

2. **食欲减退** 久坐缺乏全身运动，会使胃肠蠕动减弱，消化液分泌减少，日久就会出现食欲减退、消化不良以及饱胀感等症状，同时还会出现便秘。

3. **心功能减弱** 久坐不动血液循环减缓，人体对心脏工作量的需求随之减少，血液循环减慢，日久则会使心脏功能衰退，引起心肌萎缩，患动脉硬化、高血压、冠心病等心血管疾病风险增高。

4. **痔疮** 久坐者，血液循环减慢，使身体内静脉回流受阻，直肠肛管静脉容易出现曲张，即形成痔疮。

5. **增加直肠癌和结肠癌概率** 《美国流行病学杂志》曾报道，久坐的生活方式可能会提高罹患大肠癌的风险。既往的医学研究指出，如果工作方式属于长期久坐，得大肠直肠癌的风险可能因此而提高。澳大利亚科学家则研究表明，在日常生活中久坐，也可能提高罹患大肠癌的风险。

6. **前列腺炎** 疲劳过度，抵抗力下降，加上久坐不动，会造成前列腺受压充血,久而久之会导致前列腺炎。

7. **男性不育**　久坐会导致人体静脉回流不畅,尤其对男性而言,久坐使局部温度升高,再加上通气性差,容易感染包皮,引起龟头炎;同时,久坐还会伤害睾丸的生精能力,时间长了可导致男子不育。

8. **痛经**　白领女性由于长期静坐,月经前及月经期常有剧烈疼痛,这是因久坐加上缺乏正常运动,致使气滞血瘀,血行不畅,出现痛经或者痛经加重。

9. **"危险脂肪"堆积**　长期久坐导致身体中的脂肪堆积。研究表明,体内存在过多的内脏脂肪,会增加患糖尿病、心脏病等代谢性疾病的风险,所以它被称为"危险脂肪"。

知识拓展

改善久坐危害的方法:

● **方法一:坐姿正确。**

首先要保持正确的坐姿,背部挺直,肩部自然下垂,两臂自然弯曲放在膝上,也可放在椅子或沙发扶手上。椅子过软可能压迫前列腺,可以换一稍有硬度的座椅;背部加一靠垫,可减少腰部压力;不跷二郎腿。

● **方法二:时常走动。**

为确保不会持续坐太久的时间,建议采取短暂休息的方式,经常能起来走动,每 1~2 小时站起来活动 5~10 分钟,即使是坐着也可以弯弯腰、抬动肩膀、扩胸运动或深呼吸,以减轻肌肉紧张。

● **方法三:单抬腿。**

坐在较硬、有靠背的椅子上,缩小腹,抬起一条腿,直至腿部发酸再换另外一条腿,两腿交替抬数次,可以锻炼平时很少运动到的大腿股四头肌。

● **方法四:脚下垫枕头。**

无心脏病群体,每周选择 2~3 天睡觉时可在脚下垫枕头,帮助血液回流,改善下肢水肿,也可适当泡脚,促进血液流动。

● **方法五:踮脚尖。**

平时在工作生活中,尤其是在久坐或久站后下肢酸胀、乏力时,可采用踮脚的方法健身。踮脚时,双侧小腿后部肌肉的收缩挤压,会促进锻炼者下肢血液的回流,加速血液循环,可防止下肢静脉曲张。

● **方法六:提肛。**

即像忍大便一样,将肛门向上提,然后放松,接着再往上提,一提一松,反复进行,站、坐、行时均可进行此动作。每日建议做 2~3 次,每次持续 5~10 分钟,提肛运动可以促进局部血液循环,预防痔疮等肛周疾病,女性提肛还可以预防尿失禁。

● **方法七:下蹲。**

两脚并拢,周身中正,重心放在前脚掌上,含胸收腹,全身放松,头不可后倾,始终将两腿并拢,彻底蹲下后再缓缓站起,如此反复多次。下蹲运动可以强健关节和骨骼的灵活性,延缓膝关节老化;可以加强腿部肌肉力量;还可以促进新陈代谢,加快血液循环和增加回心血量。

误区解读

一、静坐是养生吗

不是的。有养生文章提到静坐能够有利于养生、有利于身体健康,实际上,这是一个误区。一是静坐导致血液不流通,静坐的时候,往往是采用盘腿的方法来静坐的,因此,可能会导致血液不流通等问题,比如腿麻,就是血液不流通的一个表现。二是静坐容易导致脂肪积累,尤其是饭后静坐,所以不建议饭后静坐,即便是非饭后时段,也是建议"少坐多动"。

二、久坐可以放松是吗

不是的。在现代生活中,习惯久坐的人似乎越来越多了:学生坐着上课、坐着打报告、上班族坐着办公、回家坐着休息……然而,这种久坐的生活形态,看似轻松,却会对身体造成许多伤害。经常久坐,短期内可能没有什么感觉,但是长期下去可能会导致颈椎病、腰椎病、消化不良、便秘、痔疮,提高患癌的概率,增加心血管风险等。长期久坐的危害比我们想象中还大,我们应该正确认识并采取相应改善措施。

小贴士

　　随着科学的进步与发展,人们的生活方式都发生了很大变化,很多人的工作都是在室内,长期坐在电脑前完成,而回家之后也大多是坐卧休息,大大减少了运动量,长此以往将会危害身体健康,我们应该正确认识长期久坐危害健康,并尽量避免长期久坐,另外积极采取改善措施,例如保持正确的坐姿、时常走动、单抬腿、踮脚尖、提肛等。

(杨凯超)

参考文献

［1］Alexandria M,Cara G. Population health measurement of social norms for sedentary behaviour:A systematic review［J］. Psychology of Sport & Exercise,2018(47):101-106.

［2］李国强.城区成年人静坐行为特征及其与心血管风险因素关联性研究［D］.上海:上海体育学院,2018.

［3］杨小月.静坐少动行为对健康相关风险因素的影响.中国生理学会运动生理学专业委员会、北京体育大学.2018年中国生理学会运动生理学专业委员会会议暨“科技创新与运动生理学”学术研讨会论文集［C］.中国生理学会运动生理学专业委员会、北京体育大学:北京体育大学运动生理教研室,2018:116-117.

［4］张秋臻.久坐不动危害健康［J］.检察风云,2012(20):94.

［5］解玉明.久坐不动危害健康［J］.新农村,2011(5):44.

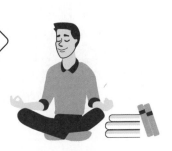

第十节
办公室内绿植都有益于健康吗

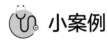

小案例

　　李女士:医生,你看我这是不是过敏了,手上起了这种红疹子,很痒,眼睛也肿了? 不会是对绿萝过敏吧! 我很喜欢绿植,办公室养了多盆绿萝。这几天,剪断枝干分盆,当时我也没在意,现在手和眼睛就痒了。我该怎么办? 以后养绿植要注意什么?

　　全科医生:根据你手上的皮疹特征,以及有接触绿植的病史,初步判断是对剪断的绿萝过敏,致变应性接触性皮炎。办公室内绿植其实隐藏着健康隐患,我们在临床中已接诊过多位反复发作皮疹的患者,病情十分顽固,现在就和大家一起谈谈办公室内绿植与健康的话题。

小课堂

一、什么是接触性皮炎

　　接触性皮炎是由于接触某些外源性物质后,在皮肤黏膜接触部位发生的急性或慢性炎症反应。根据发病机制分为刺激性接触性皮炎和变应性接触性皮炎。接触致敏因子后经过潜伏期,当致敏后的机体再次接触致敏因子,在直接或间接接触的皮肤、黏膜发生超敏反应性炎症。

二、变应性接触性皮炎有什么特点

　　接触物本身并无刺激性,多数人接触后不发病;有一定潜伏期,首次接触后不发病,再次接触同样致敏因子才发病;皮损往往呈广泛性、对称性分布;

易反复发作,皮肤斑贴试验阳性。

三、哪些常见的绿植不适合室内养

花香过于浓郁或花粉过多的,常见的花卉有百合花、夜来香、风信子、绣球花、郁金香等;枝叶含有致敏因子的,常见的植物包括滴水观音、绿萝、洒金桃叶珊瑚、虎刺梅等,以及麒麟掌、玉麒麟等多刺的多肉植物。

四、急性接触性皮炎有哪些表现

起病较急,皮损多局限于接触部位,少数可蔓延或累及周边部位,典型皮损为边界清楚的红斑,皮损形态与接触物有关,其上有丘疹或丘疱疹,常自觉瘙痒或灼痛,搔抓后可将致敏因子带到远隔部位并产生类似皮损。

五、养护绿植有哪些注意事项

花卉带有香味,最好摆放在室外通风处;枝叶、球茎含有致敏物或自带"毒性"的多肉绿植摆放在儿童接触不到的地方,避免误食;修剪、日常养护,尤其是切割或分盆时,要戴好手套,避免汁液沾染皮肤,完毕后洗手。

六、接触含有致敏物或"有毒"绿植后如何处理

首先应该尽快脱离环境去除病因,避免再接触致敏物或刺激物,然后根据接触方式不同针对性处理:接触后,请立即清洗,并注意观察,必要时及时就诊;误食"有毒"绿植者,松解衣服,注意观察呼吸是否平稳,可先用手指、筷子等刺激其舌根部的方法催吐,或让中毒者大量饮用温开水并反复自行催吐,以减少毒素的吸收,并立即拨打 120 急救或送医院就诊。

 ## 知识拓展

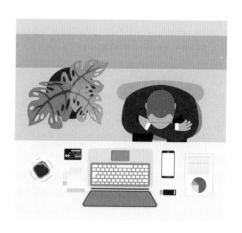

一、什么是变态反应

变态反应也叫超敏反应,是指免疫系统对一些对机体无危害性的物质如花粉、动物皮毛等过于敏感,发生免疫应答,对机体造成伤害。

二、变态反应分型

共分为四型,变应性接触性皮炎属于Ⅳ型变态反应。

1. Ⅰ型变态反应 即速发型,又称过敏反应,是临床最常见的一种,其特点是:由 IgE 介导,肥大细胞和嗜碱粒细胞等效应细胞以释放生物活性介质的方式参与反应;发生快,消退亦快;常表现为生理功能紊乱,而无严重的组织损伤;有明显的个体差异和遗传倾向。

2. Ⅱ型变态反应 即细胞毒型,抗体(多属 IgG、少数为 IgM、IgA)首先同细胞本身抗原成分或吸附于膜表面成分相结合,然后通过 4 种不同的途径杀伤靶细胞。

3. Ⅲ型变态反应 即免疫复合物型,又称血管炎型超敏反应。游离抗原与相应抗体结合形成免疫复合物(IC),若 IC 不能被及时清除,即可在局部沉积,通过激活补体,并在血小板、中性粒细胞及其他细胞参与下,引发一系列连锁反应而致组织损伤。

4. Ⅳ型变态反应 即迟发型,是由特异性致敏效应 T 细胞介导。反应局部炎症变化出现缓慢,接触抗原24~48 小时后才出现高峰反应。机体初次接触抗原后,T 细胞转化为致敏淋巴细胞,使机体处于过敏状态;当相同抗原再次进入时,致敏 T 细胞识别抗原,出现分化、增殖,并释放出淋巴因子,吸引、聚集并形成以单核细胞浸润为主的炎症反应,甚至引起组织坏死。

三、有哪些方法检测变应原

变应原检测用于确定过敏性疾病患者的致病物,可分为体内检测和体外检测。变应性接触性皮炎诊断试验主要为斑贴试验、原物斑贴试验和植物光斑贴试验。

四、如何确定变应原

治疗恢复停药 1 周后,给予斑贴试验筛选检查;对结果阴性或阳性与病史不相符合者进行植物原物斑贴试验和光斑贴试验;植物原物斑贴试验阳性,或同时伴光斑贴试验显示更强者为确诊对象;植物原物斑贴试验阴性、光斑贴试验阳性或阴性为排除对象。

误区解读

一、室内绿植能"吸"霾,对吗

植物只能吸收气体,没有主动吸附颗粒的功能,灰尘中颗粒物只能沉积在植物的表面,因此室内绿植并不能吸附雾霾。

二、植物可以根除甲醛,对吗

室内摆放绿植的确可以起到净化空气的作用,对于除甲醛也有一定的作用。但事实上,植物除甲醛效率极差,对于甲醛超标的现状并不能起到很大作用,所以用绿植除甲醛只可以当作辅助手段,而无法从根源解决甲醛超标的问题。

三、室内摆放绿植是不是越多越好

一方面大多数绿植在晚上不能进行光合作用,不但不能放出氧气还吸收氧气,呼出二氧化碳;另一方面,绿植除了湿漉漉的土和花盆,一些辅助肥料、叶片也容易滋生霉菌,绿植越多沾染霉菌风险越大,因此室内摆放绿植不是越多越好。

 小贴士

办公室内摆放绿植能起到美化环境、调节室内湿度和一定的净化空气作用,但不是所有的绿植都适合,应提高健康意识,以每 10 平方米放置 1~2 种不同种类绿植为宜,不宜摆放带有浓郁香味的花卉、含有致敏物或自带"毒性"的多肉绿植,避免沾染、误触和误食。

(宋　锐)

参考文献

[1] 张学军.皮肤性病学[M].7 版.北京:人民卫生出版社,2008:104-106.

[2] 吴慕辉.室内绿化的作用与应用[J].中国水运,2012,12(6):247-248.

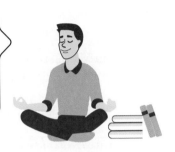

第十一节

鼠标手是如何形成的

 小案例

江女士："医生,我的手指麻木,还有灼痛的感觉,夜间疼痛加剧,常常在梦中痛醒,有时感觉使不上力气,一次用手指头勾着的杯子竟然差点脱落,这到底什么病啊?"在医院全科医学科门诊,前来就诊的江女士向医生诉说手指麻痛已经有一段时间了,给她的生活造成了不便。一开始,她以为是颈椎病引起的,可治疗了一段时间也没见好转。"我到底该怎么办?"江女士很着急。

全科医生:做了详细检查后,发现江女士所说的其实是"鼠标手",下面我们就来介绍一下,"鼠标手"是如何形成的,平时生活、学习、工作中怎么预防。

 小课堂

一、什么是"鼠标手"

"鼠标手",医学上称之为腕管综合征,是腕部正中神经受卡压而引起手指疼痛和功能障碍的一种临床综合征。

二、哪些人容易"鼠标手"

"鼠标手"好发于 30~60 岁人群,女性发病率是男性的三倍,除了工作中常用电脑的白领办公室人员外,出租车司机、教师、编辑、记者、厨师、建筑设计师、音乐家等频繁使用双手者都是"鼠标手"的高发人群。此外,风湿、类风湿关节炎、糖尿病和腕部创伤人群、家庭主妇或长时间手持书本阅读的人群尤要警惕。

三、"鼠标手"即腕管综合征是如何形成的

腕管是由腕横韧带与腕骨共同围成的纤维性隧道,保护着手腕的正中神经。一般手腕在正常情况下活动不会妨碍正中神经,但在操作电脑时,腕部处于强迫体位,不能自然伸展,如果手腕长时间处于紧张状态,就会压迫腕管中的正中神经,使神经传导被阻断,从而造成手掌的感觉与运动发生障碍。

四、"鼠标手"有哪些表现

主要表现为正中神经受压,食指、中指和无名指麻木,刺痛或呈烧灼样痛,并伴有无力不灵活,如提物时突然失手,这些表现以中指为著,白天劳动后夜间加剧,甚至睡眠中痛醒;当腕管内有炎症时,腕关节可有轻微肿胀及压疼,有时疼痛可牵涉到前臂,夜间或清晨症状最重,适当活动手腕后症状可以减轻,病程长者,可有大鱼际肌萎缩。

五、出现那些症状时应高度怀疑"鼠标手"

手掌、手指、手腕、前臂和手肘僵直、酸痛不适,有时腕关节活动时还会发出轻微的响声;手指灼痛、麻木、冷;握力和手部各部位协同工作能力降低;手指疼痛可以迁延到胳膊、上背、肩部和脖子,夜间疼痛发作较白天明显。

六、如何预防"鼠标手"

1. 多休息 敲击键盘或使用鼠标半小时或一个小时要及时休息,经常伸展和松弛操作手,可缓慢弯曲手腕,每小时反复做 10 秒钟;也可每小时握拳持续 10 秒钟再放松。

2. 姿势正确 操作电脑时要注意自己手腕的舒适性,使掌腕部放松,避免过度紧张。手腕尽可能以平放姿势操作键盘,既不弯曲又不下垂,打字时要正对着键盘,否则容易引起手腕过度紧绷。肘部工作角度应大于 90 度,以避免肘内正中神经受

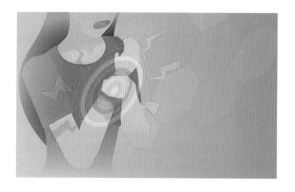

压。上臂和肘部应尽量贴近躯体,并尽可能放松,以免使用鼠标时身体前倾。使用鼠标时手腕伸直,手臂不要悬空,移动鼠标时尽量使用臂力,避免使用腕力。坐姿挺直,应坐硬椅且后背紧靠椅背,双脚平放地面或脚垫上。

3. 早治疗　如果发现用完电脑后出现手指僵硬不适、腕部疼痛,及时就诊,采取相应治疗措施。

 知识拓展

一、"鼠标手"相关解剖因素

腕管内容纳了正中神经和手指的 9 条肌腱(2~5 指指深、指浅屈肌腱和拇长屈肌腱)。正中神经出屈肌支持带后发出返支,支配拇短展肌,拇短屈肌浅头和拇对掌肌,其终支支配拇指、示指、中指和环指桡侧半皮肤感觉。正常情况下,腕关节向掌面屈曲的活动度约达 70°~80°,向手背部屈曲达 50°~60°。腕管内压力升高压迫正中神经,造成正中神经缺血导致损伤,从而出现相对应神经损伤症状。

二、"鼠标手"的临床检查

（一）激发试验

1. 神经干叩击试验(Tinel 征)　在患者腕韧带近侧缘处用手指叩击正中神经部位,如果拇指、食指、中指 3 指出现放射痛为阳性。

2. 屈腕试验　患者将双肘搁于桌上,使前臂与桌面垂直,两腕自然掌屈,如果立即出现疼痛为阳性。

3. 止血带试验　将袖带式血压计充气到收缩压以上时,仅 30~60 秒即诱发手指疼痛者为阳性。

4. 伸腕试验　患者维持手腕于过度伸展位,很快出现疼痛者为阳性。

（二）神经电生理检查

神经电生理检查包括神经传导研究和肌电图。神经传导研究通过检测腕管内正中神经传导受损,同时其他的部位传导正常来诊断腕管综合征;肌电图是评估正中神经支配下的肌肉电生理的病理变化,其中最典型的是拇外展肌。

（三）超声检查

正中神经的横截面积是超声诊断中最常用的检测指标。超声检查测量腕管近端或远端的正中神经横截面积 >14mm^2 或者腕管出口屈肌支持带厚度

>1mm，对于诊断腕管综合征具有非常高的灵敏度、特异性和准确度。

（四）磁共振成像（MRI）检查

MRI 能清晰的显示出腕管内的肌腱、正中神经等内容物的大小、形态及其毗邻关系，对了解神经纤维组织中水分子各向异性的正常生理状态及病理生理状态、明确神经微结构变化有重要意义。

三、"鼠标手"临床分型与治疗

根据神经损伤将腕管综合征分为轻度、中度、重度（表 3-1）。治疗方法大体上可以分为非手术治疗和手术治疗两大类。对于早期轻度且没有发生神经性损伤，建议采取保守治疗，尤其是非侵入性的保守治疗；对于中、重度或者神经电生理学检查提示神经损伤的应及时手术治疗。

表 3-1　腕管综合征的临床分型

分型	麻木	感觉	肌萎缩	对掌受限	2-PD（mm）	潜伏期（ms）	治疗
轻度	+	−	−	−	<4	<4.5	保守
中度	++	减退	−	−	>4	>4.5	手术
重度	+++	消失	+	+	>10	>10	手术

（一）保守治疗

非手术治疗方法包括腕关节支具固定、局部药物注射、康复理疗等。

1. 腕关节支具固定治疗　夜间佩戴支具固定腕关节，可以防止腕关节长时间的过屈或者过伸，从而缓解症状，同时可以将对患者生活质量高的影响降到最低，是首选方案。

2. 局部药物注射　通过局部注射皮质类固醇激素、黄体酮、利多卡因、5% 葡萄糖溶液或富血小板血浆减轻神经和肌腱周围的炎症反应和肿胀，从而减轻腕管内正中神经的压迫。

3. 康复理疗　通过腕骨间关节松动训练和神经滑动训练恢复因卡压而粘连的正中神经的活动，运用超声波治疗、石蜡治疗、低强度激光减轻炎症反应，有效止痛、增加结缔组织弹性。

（二）手术治疗

对于永久性感觉或运动丧失、进行性的轴突损伤或神经电生理诊断的神经损伤等严重的腕管综合征患者，外科腕管切开正中神经松解减压手术是首选的治疗方法。

❓ 误区解读

一、"掰手"能预防"鼠标手"吗

"掰手"是指竖直一只手掌,用另一只手扳着竖起的四指向后用力,然后垂下手掌,用另一只手向下按压掌背的方法。这种方法会使手腕过度背曲,加重腕管紧张状态,不但不能预防"鼠标手",而且即使用力不大,也会对指骨、掌骨和腕关节造成损害,甚至拉伤韧带,造成腱鞘损伤。

二、只有电脑族才会得"鼠标手"吗

长时间操作电脑键盘、鼠标,是导致"鼠标手"主要因素,此外,出租车司机、教师、编辑、记者、厨师、建筑设计师、音乐家等频繁使用双手者,以及腕部创伤者患"鼠标手"的风险高。

📋 小贴士

常用电脑的白领办公室人员,以及频繁使用双手的高发人群应提高"鼠标手"健康意识,注意保持手腕的舒适性,使掌腕部放松,避免过度紧张,一旦出现手指僵硬不适、腕部疼痛,及时诊治,如果处理不当或不及时,病情会进一步演变加重,造成神经损伤以及肌肉萎缩,影响手部功能。

（宋　锐）

参考文献

［1］ 孙莎,张婷婷,景东华 . 腕管综合征的诊断研究进展［J］. 临床荟萃,2019,34（2）:180-183.

［2］ 顾玉东 . 腕管综合征与肘管综合征的临床分型现状与建议［J］. 中华骨科杂志,2011,31（7）:818-819.

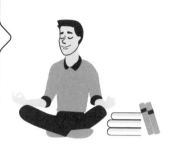

第十二节
办公时候常跷二郎腿有哪些危害

小案例

　　小王：我毕业一年了，今年27岁，是一家杂志社的编辑，前不久出现了腰痛情况，发起病来是不能坐也不能弯腰，十分痛苦，后来经过医生检查和评估，诊断为"腰椎间盘突出症"，而且还告诉我腰痛的很大原因和跷二郎腿有关系，不但跷二郎腿与腰痛有关系，还会引起其他的身体健康问题。这让我感到非常紧张和担心，请问跷二郎腿有那么严重吗？

　　全科医生：像小王这样的办公室人员出现腰痛不是个例，而且是普遍现象。但是随着医学知识水平的提高，跷二郎腿有不利的方面，也有有利的方面。下面我们详细了解一下。

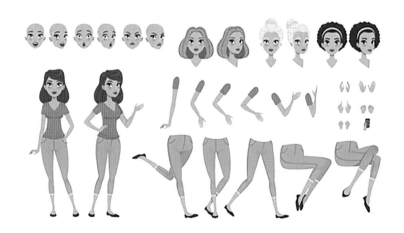

小课堂

一、什么是跷"二郎腿"

架腿而坐,跷一脚,谓之二郎腿。诗人流沙河曾撰有《二郎腿的解释》一文,饶有风趣地解释了二郎腿的来历。

二、为什么人们喜欢跷"二郎腿"

1. 缓解下肢肌肉群不适感　二郎腿的动作是屈髋和髋关节外旋,由于坐姿常会引起髂腰肌股直肌紧张,进一步增加屈髋和外旋,所以跷二郎腿可以一定程度上减轻因紧张肌肉被牵拉造成的不适感。

2. 放松臀部肌肉　跷二郎腿与坐姿梨状肌拉伸动作很相似:坐立于椅子上,双脚并拢背部挺直。右腿放在左腿上,右脚外侧置于左腿膝盖上方位置。端坐在椅子上,收紧腹部,腰背部尽量向前拱。此动作可以适当拉伸梨状肌。

3. 调节身体平衡　跷二郎腿是人采取舒服姿势时一种简单的自我平衡,若骨盆本身高低不平,比如左高右低,可以经常跷起右腿坐着,以纠正骨盆倾斜角度;产后妇女根据自身情况适当跷跷二郎腿,可增加骨盆稳定性;跷二郎腿还能降低坐姿状态下肢的压力,避免人因过度紧张而不自觉地晃腿,特别是对于女性来说,跷二郎腿能遮掩私处,显示仪态端庄。

三、长期跷"二郎腿"会引发什么问题

1. 造成圆肩驼背　跷二郎腿时,由于两侧骨盆受力不均,脊柱会发生代偿性的一定程度左右侧弯,以保证身体平衡,同时由于脊柱后凸造成头前倾,圆肩驼背。

2. 导致慢性腰痛　跷二郎腿会限制被压腿的血液流动,导致左右腿部肌肉力量不平衡。此外,长期跷二郎腿会引起骨盆侧倾、腰椎侧弯和长短腿体态,还会导致慢性腰痛。

3. 影响男女性生殖健康　跷二郎腿时,两腿夹得过紧会使大腿内侧及生殖器周围温度升高,对男性高温会损伤精子,女性会导致会阴处形成潮湿环境,引起病菌大量繁殖,从而引起一系列妇科疾病。

四、什么情况下需要就诊? 就诊哪个科室

跷二郎腿时一旦出现腰部、臀部、髋部疼痛、下肢疼痛,或者其他脊柱相

关疾病,包括长短腿、高低肩、下背痛等一定要及时就诊。

来到社区之后,您可以选择全科诊室咨询家庭医生或康复医学科就诊。

五、预防慢性疼痛的良好姿势有哪些

人体犹如一台精密复诊的机器,需要常常保养,保持良好姿势是最简单、最省钱的保养和预防慢性疼痛的方式。坐、站、卧、抬是我们常用的4个姿势,把这4个姿势做好会大大减少慢性疼的发生发展。

1. 良好坐姿 对长时间坐在椅子上学习和工作的人群来说,采取良好坐姿十分重要。良好坐姿就是要上身坐直,上肢自然下垂放于椅托,臀部尽量向后靠在椅背上,两腿自然下垂,两脚正好自然踏地。

2. 良好站姿 站立的时候尽量不要驼背或上身向一侧倾斜,从侧面看耳朵、肩膀中央、腰部中央、关节及外踝成一条直线。

3. 良好卧姿 卧姿要求枕头高度适宜,完全仰卧时膝下垫一个软垫,可恢复腰椎的生理曲线,感觉更舒适;侧卧位时,膝关节屈曲并在两腿之间夹一个薄的软垫。

4. 良好"抬姿" 弯腰抬重物对腰椎负担最大,所以很多人都是在抬重物时损伤腰椎。弯腰抬重物时注意保持腰背挺直,缓慢屈膝下蹲,抬起时腰部挺直站立,特别注意不要扭腰。

六、预防慢性疼痛需要良好姿势,还需要什么

保持良好姿势会打下一个好基础,减少了慢性疼痛的发生。但即使是良好姿势,我们也很难长时间保持,不良姿势也会时不时出现。不良姿势的确会伤害身体,前提是必须达到一定时间,每天各种姿势不断变化,哪怕有一些不良姿势,其实也并无大碍。有时候当我们活动时,就会感觉慢性疼痛有所缓解,当我们保持一个姿势不变时,就会感觉慢性疼痛加重。这是因为我们活动时,我们避免了身体总是处于一个固定姿势,所以,预防慢性疼痛需要良好姿势,还需要经常地变换姿势,避免长时间固定姿势。

 知识拓展

一、什么是腰椎间盘突出症

腰椎间盘突出症(简称腰突)是因腰椎间盘变性、破裂后髓核突(或脱)向椎体的一方致使相邻组织遭受刺激或压迫而出现一系列临床症状者。

二、腰椎间盘突出症的临床表现有哪些

可以出现腰部疼痛、下肢放射性神经痛、麻木及感觉异常、压痛点、腱反射异常、功能性脊柱侧弯、直腿抬高实验阳性。若是高位腰椎间盘突出症则会出现下腰背痛、大腿前侧痛、坐骨神经痛、截瘫。多发腰椎间盘突出症可出现同部位的腰背痛和坐骨神经痛。

三、腰椎间盘突出的辅助检查

现在常规一般需要进行 X 片、CT 或 MRI 检查，不同的成像原理决定了三者的特点，X 片与 CT 在检查骨骼等密度高的组织疾病上会有很好的效果，检查速度快，但在软组织上的检查会比较弱，并存在辐射风险。MRI 在软组织上的检查更有优势并且无辐射，但检查速度慢。

四、运动康复对腰椎间盘突出的益处

运动康复能够增加整体血液循环，帮助椎间盘获取更多营养物质；改变突出物质对神经的压迫程度，有效缓解症状；强化肌肉，减少椎间盘的压力，促进椎间盘的修复；通过改善椎间盘周围的软组织受损情况帮助缓解症状。

五、增加核心肌群力量

1. 改良的卷腹　起始姿势：屈膝卷腹，腰椎没有活动，仰卧时，双手置于下背，撑住腰椎，一条腿伸直，一条腿弯曲。

动作要领：首先腹部收紧，两手放在腰在下面，脊柱保持中立，然后头和肩轻轻抬离地面。重要的是，颈部和躯干下部尽量保持不动。

运动处方：每次保持 10 秒钟，分三组练习，每组可分为 6 次、4 次、2 次倒金字塔模式，中间间隔时间为第一组和第二组之间休息 20 秒，第二组和第三组之间休息 40 秒。完成练习。

2. 侧桥　起始姿势：身体侧卧，用一侧肘、髋和腿的外侧将身体撑起。

动作要领：采用左侧手支撑，撑起左侧骨盆，将髋部向上推起，直到用左肘和膝将整个身体支撑起来。右手可靠在髋部。

运动处方：每次保持 10 秒钟，分三组练习，每组可分为 6 次、4 次、2 次倒金字塔模式，中间间隔时间为第一组和第二组之间休息 20 秒，第二组和第三组之间休息 40 秒。完成练习。

3. 鸟狗式　起始姿势：四点支撑，双手放在肩下，屈髋，膝在髋下与地面接触。适当收紧腹部。

动作要领:四点支撑跪着,同时举起对侧手臂和腿。手臂不要高于肩,腿部要高于髋。目标是使肢体与地面平行。保持 6~8 秒。两组之间,沿着地面"扫动",运动中手和脚都不承重。运动处方:每次保持 10 秒钟,分三组练习,每组可分为 6 次、4 次、2 次倒金字塔模式,中间间隔时间为第一组和第二组之间休息 20 秒,第二组和第三组之间休息 40 秒。完成练习且保持脊柱固定不动。

 误区解读

一、腰部无力做"小燕飞"就可以了吗

小燕飞要求尽可能抬起上半身,是具有锻炼腰部肌肉力量的效果,但是对部分人群来说,负面影响一样会很大。

对于腰部力量弱的腰突患者,这个动作要求尽可能抬起上半身,反而容易因为增加腰椎负荷,而加重症状。另外,在前面我们提到肌肉的强化需要从深层肌肉开始,并且需要根据自己的情况循序渐进。单纯强化浅层肌肉(像小飞燕)可能不会有太大的影响。对于伴有椎管狭窄的腰突朋友,大幅度后伸展会减少椎管容积,也容易加重症状。对于伴有腰椎滑脱的腰突朋友,腰部后仰动作有加重滑脱的风险。

总的来说,这个动作不是所有人都适合,效果可能适得其反。如果你做这个动作不会有任何问题,但同时也不会帮助缓解症状,建议把它放在运动康复后期进行。当然,若是会加重症状,则需要停止该动作。

二、腰椎间盘突出进行腰椎牵引就可以了吗

牵引是一种减压疗法。但是腰椎牵引往往容易带来症状的反弹。一般情况下,在刚开始牵引时症状能得到较好的缓解,过后症状往往会加重。

三、卧床休息是治疗急性腰痛的有效方法吗

卧床休息不是治疗急性腰痛的有效方法,反而可能会延长康复时间。有研究表明,对于急性的腰痛患者,在可承受范围内进行运动会比卧床休息恢复得更好。

四、手术是治疗腰椎间盘突出的常规疗法吗

一项发表在国际著名权威期刊《柳叶刀》的腰痛荟萃分析研究建议谨慎

使用外科手术。一般情况下,如果出现以下情况,应考虑手术:出现马尾神经受压时,需尽快进行手术,症状主要表现为剧烈的腰、臀、腿疼痛,生殖器区域发麻,大小便功能失调,下肢无力、失去知觉等;腰突症状持续 6 周,对日常生活造成严重影响,例如无法独自进行绝大部分的日常活动(站、坐、走),并且保守治疗无效;特殊的职业,如职业球员,需尽快回归正常工作。

如果没有出现以上任何一种情况,应该优先考虑至少 6 周的保守治疗。

小贴士

若您有跷二郎腿的习惯,请及时到专业机构进行体态评估。进行体态评估的原因是为了搜集更多信息,节省时间,以及方便进行更全面的治疗。

长期久坐、久站、经常低头玩手机、不正确的搬重物姿势等不良行为习惯,会给腰椎增加一些额外的压力,从而加重腰突症状。即使已经通过运动康复缓解了腰突症状,不良的生活行为习惯仍可能会导致腰突症复发。

(王莉珉)

参考文献

［1］ 陈文彬,潘祥林 . 诊断学［M］. 7 版 . 北京:人民卫生出版社,2008.

［2］ 吴先国 . 人体解剖学［M］. 4 版 . 北京:人民卫生出版社,2004.

［3］ 乐杰 . 妇产科学［M］. 7 版 . 北京:人民卫生出版社,2008.

［4］ 吴在德,吴肇汉 . 外科学［M］. 7 版 . 北京:人民卫生出版社,2008.

［5］ 王子娟,蔡永裕 . 骨科物理治疗评估［M］. 2 版 . 台湾:合记图书出版社,2014.

［6］ 郑念军 . 腰背维修师［M］. 北京:北京科学出版社,2017.

［7］ 司马蕾 . 远离颈肩腰腿痛专家来帮您［M］. 北京:人民卫生出版社,2019

［8］ 朱毅,王雪强,李长江 . 骨盆和骶髂关节功能解剖手法操作指南［M］. 北京:北京科学技术出版社,2018.

［9］ 王雄,杨斌 . 精准拉伸［M］. 北京:人民邮电出版社,2016:75-77.

［10］ 李军 . 跷"二郎腿"并非一无是处［N］. 大众卫生报,家庭医生,第007 版,2017.

［11］ 陈方灿,江昊妍 . 体态评估操作指南［M］. 天津:天津科技翻译出版有限公司,2017.

［12］ 罗炜梁,李梅 . 远离疼痛每日一动,腰椎间盘突出科学康复指南

［M］.北京:清华大学出版社,2019.

［13］ 宋一同.实用软组织损伤学［M］.北京:海洋出版社,2012.

［14］ 杨琳.赤条条、光棍、吊儿郎当、二郎腿、吊膀子考源［J］.励耘语言学刊,2012(1):87-106.

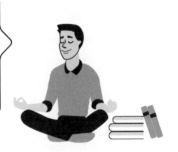

第十三节

如何直面工作压力

 小案例

王先生:我今年30岁,是位部门经理,最近因为工作压力大,心情特别差,已经有1个月了,晚上睡不着,睡着了多梦,吃饭不香,也不想吃东西;工作中注意力不集中,做事也没有兴趣,工作业绩明显下滑,下了班也感觉不到轻松愉快,很烦躁,为此苦恼。

全科医生:相信很多朋友都有过这种烦恼,下面我们就来介绍一下,遇到这种情况应该怎么办。

 小课堂

一、什么是工作压力

工作压力是指因工作负担过重、岗位变动、工作责任过大或改变等对人产生的压力,过高的工作压力会影响个体的生理、心理、认知及行为。工作压力一方面会对工作效果起到推动作用,另一方面会对工作绩效、职业健康产生消极影响。大部分的工作压力来自社会舆论、工作环境、工作性质、职业发展等,会对我们的幸福感、生活质量产生不良影响。

由于每个人的性格都不同,面对压力的反应、应对压力的方法和症状也不一样,但以下的心理表现十分常见:感觉应付不来,无法专注,缺乏信心,缺乏推动力和坚持意志,对自己感到失望。除此之外还会出现情绪问题,例如:负面或抑郁感觉,情绪反应过激(例如易哭或对事物特别敏感),易怒或易发脾气,感觉透不过气来,情绪大起大落。有时亦会出现生理问题,例如:腹泻或便秘,消化不良,头痛,体重改变,胸口痛,关节疼痛或背痛。行为也可能出现变化,例如:食量增加或减少,渴睡或睡眠不足,孤僻离群,为求放松而饮酒、吸烟或服用禁药,这些症状亦可能是与工作压力无关的其他因素引起,如发现有上述症状,应高度怀疑是不是自己有工作压力。

二、如何直面工作压力

客观地看待工作。当一个人对工作任务赋予太多意义时,压力就更大。比如,一个年轻人认为,如果他不能以老板满意的标准完成项目,那么自己就是个失败者,就会丢掉工作,在家人和朋友面前抬不起头。其实大可不必把工作看得这么重,除了工作,生活中还有许多美好事物值得去追求。尤其是过了一段时间后回望过去,你会发现当时令人感到压力的工作任务,其实都不是什么事儿。客观地看待工作,减轻压力,反而有利于集中精力,更好地开展工作。

三、工作压力避无可避,我们该如何缓解呢

减低工作压力有多种方法,大部分都与工作方式和工作环境有关。尝试想想压力最大的工作环节,以及什么会令你工作时更得心应手。有些事情可以与同事或上司商谈,但与此同时亦可采取一些措施自我调节:①尽量使工作环境舒适,假如没法自行改善,便应向相关的同事或部门反映;②尝试拓展同事间的友好关系,这有助建立互相支援的工作人际网络;③假如额外工作或职责令你不胜负荷,必须学会如何拒绝,记着解释为什么不能执行这些职务;④每天找时间散散步或呼吸新鲜空气,运动和阳光对身心都有益。注意饮食均衡,多吃蔬果和多饮水;⑤工作时间应有规律,注意按时休息和休假,工作同时必须争取时间休息;⑥确保工作及个人生活平衡发展,工作之余也不要忽略家人或伴侣。

 知识拓展

工作压力的形成因素有哪些

工作压力有许多触发因

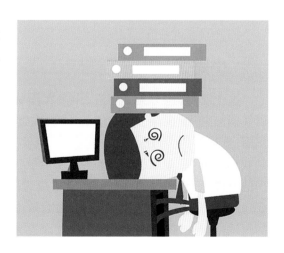

素。工作量、工作期限、工作环境或同事的行为都会令人承受压力。下面就简单介绍一下工作压力的形成因素,从而寻求更有针对性的缓解压力方式。

首先就是工作时间过长或不灵活。在现实生活中有好多岗位由于其特殊性,员工不得不长时间地工作,经常加班加点,从而没有了自己的生活,工作压力也随之产生了。其次就是太多或太少的工作责任。委予员工一定的责任,员工会有受到重视的感觉,但责任太多又会给员工造成一定的压力,合理安排责任成了一个组织应该考虑的问题。还有就是培训不足,学习提升的机会不多。许多组织在招聘来员工以后,就会让员工高强度地工作,可如今社会知识和技术更新换代很快,好多员工在工作一段时间之后,就会发现自己的知识水平已经老化,可是组织没有意识到这一点,没有派员工去培训,这样无形中就给员工造成了一种压力。最后是工作和生活不平衡。当今社会,人们的工作节奏快了,好多人为了工作放弃了休闲娱乐,生活中有好多事情都来不及处理,这样,工作和生活就出现了矛盾,有好多人都为之苦恼。

误区解读

多干可以缓解工作压力吗

有些人觉得"我有压力是因为我落后了,多干赶上别人我就没有压力了",这是错误的,因为工作压力不是因为落后了,而是你在乎你是不是落后了,在多数企业里,大家常常会赶不上进度,真正的原因是工作太多了,就算你做完了也会被分配更多的工作。偶尔突击一下没什么关系,如果天天突击就变成习惯加班了,在这种情况下,更努力地工作不是解决压力的良药,反而影响你的工作效率。

小贴士

这个时代,压力无处不在,中青年面临工作压力、婚姻压力、房贷压力,以及赡养老人、抚育子女的生活压力,在这重重压力下,很多人出现了失眠、焦虑、食欲不佳、内分泌失调等问题。其实真正有害的从来不是压力本身,而是我们认为"压力有害"的想法。所以要远离压力带来的伤害,首先要有正确的态度,承认压力的存在是安全正确的;其次,有压力才有动力;最后就是要想出应对压力的方法和计划,行之有效地去解决问题。当然除了从心理上的正确面对外,我们还要从身体的层面去缓解压力带来的不适,毕竟,做任何事情都需要强壮的体魄去支撑,那么想要身体健康,一要有合理的膳食,二要有适当的运动,两者缺一不可。合理的膳食为我们身体带来均衡的营养,为身体补充源源不断的动力,而适当的活动可以强健我们的肌肉和骨骼,为身体带来充沛的活力,只有身体健康,没有不适感,在面对压力的时候才能泰然处之。

(刘洁云)

参考文献

［1］ 王旭峰 . 消愁秘籍:吃对了,动起来[J]. 大众健康,2019(5):31-33.

［2］ 路李 . 医务人员工作压力现状的调查及对策[J]. 中国卫生业,2019,16(21):184-185.

［3］ 刘佳 . 急诊护士工作压力源的影响因素[J]. 医学美学美容,2019,28(9):29-30.

［4］ 王文婕,刘果,韩继阳,等 . 工作人群精神卫生影响因素研究进展[J]. 中国神经精神疾病杂志,2018,44(10):637-640.

［5］ Song Kyung-Won,Kim Hye-Kyoung. Job stress and its related factors among Korean dentists:An online survey study［J］. International dental journal,2019,69(6):436-444.

［6］ 景双 . 大学辅导员工作压力及应对措施[J]. 科教文汇(下旬刊),2019(9):42-43.

第十四节
长期伏案工作有哪些危害

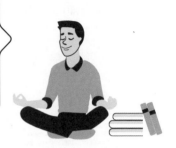

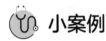 **小案例**

王女士:我是一位办公室文员,每天需要处理各类文案资料,特别是使用电脑时间较长,有的时候下班之后,也会继续使用电脑处理一些文案和打发时间。最近,我感觉,肩颈部总是有种酸痛的感觉,有人说我可能患有颈椎病,我想知道是这样的吗? 可以预防吗?

全科医生:随着社会的进步和电脑的普及,办公室工作时间越来越长,越来越普遍。长期伏案工作会给我们的身体带来一系列的问题,比如颈部、肩背部、腰部的僵硬和疼痛,时间久了则会导致颈椎病、腰椎间盘突出症、脊柱侧弯等疾病,还可能引起头痛、头晕、眼睛干涩、视物模糊、耳鸣等症状,给工作生活带来诸多不便和困扰。因此,防患于未然,尽早预防极其重要。

 小课堂

一、什么是长期伏案

一般指长期在办公座位工作的技术公司白领和公司技术人员,这类人由于长期地在不动的环境进行工作,又称为伏案族。

二、长期伏案的隐患

不良坐姿会引起头痛、肩膀和脖子酸痛。我们要重视久坐引起的各种背部问题。你可能所有的时间都在坐着,或者坐姿错误。错误的坐姿不仅会使肌肉长期处于紧张状态导致酸痛,还会增加罹患脊椎僵硬和腰椎间盘疾病、驼背和脊柱前弯症的风险。低头和趴在桌子上的坐姿都达不到黄金坐姿的标准,那么什么样的才是达标的坐姿呢? 身体平衡,体重分布均匀,臀部均衡承受背部及肩膀的重量,膝盖均衡承受臀部的重量,这与趴在桌子上的情况完全相反。

三、长期伏案有哪些危害

(一)颈椎病

颈椎病指的是颈椎椎间盘退行性改变及其继发病理改变影响周围组织结构(神经根、脊髓、交感神经等)变化,出现相应的临床表现。根据影响组织和结构不同,颈椎病分为:颈型、神经根型、脊髓型和其他类型。患者的临床症状与体征较为复杂,其中以头晕、枕后或颈后胀痛、颈关节活动受限,部分患者伴随上肢麻木、酸痛,颈后压疼,且活动时症状明显。甚至伴随上肢疼痛、麻木,但是影像学检查除了颈椎生理曲度变化外无其他异常表现。也有部分患者在其他疾病的检查中偶然发现有颈椎病的影像学征象,但患者自身无明显症状。

(二)肌肉萎缩

当你经常性坐着不运动,肌肉就会迅速退化。久坐会引起废用性肌萎缩(这不同于由于神经引起的肌肉萎缩,比如肌肉营养不良)。肌肉得不到锻炼基本上就会导致肌肉退化。肌肉纤维灵活性降低,变得僵硬,重量和体积都会减少,同时脂肪会在体内存积起来,无法转换为肌肉。另外,当你坐着的时候,肌肉也会向更适合坐姿的方向发展。比如同样的时间内,坐着时臀部和腿部的肌肉要比站立时的肌肉更短,这也就意味着肌肉会出现酸痛和平衡问题。久坐会使肌肉弱化,尤其是腹部、骨盆和脊柱的肌肉群。

(三)伤害骨骼

想要保持骨骼健康而强壮?做一些负重运动吧! 多散散步或者增加力量训练,减少坐着的时间。每天散步、进行负重运动或抗阻力训练可以帮助你远离骨质疏松。锻炼对骨骼施加一定的压力,以此来防止骨质流失(锻炼也可以强健肌肉,让你的身体更加灵活)。

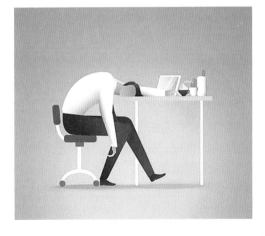

（四）减缓新陈代谢

不难理解,如果一直坐着不动,进食的脂肪比燃烧的还要多,就会增胖。久坐还会影响人体正常的新陈代谢。只坐一会儿,你的身体将食物转化为热量、调节体内多个生物进程的速度就会减缓。看一集《权力的游戏》(大约1个小时),身体产生的脂肪酶就会减少90%。当新陈代谢减缓的时候,如果不降低卡路里的摄入量或者增加运动量的话,就会增加体重!与此同时,还会损失有益的胆固醇和高密度脂蛋白,诱发心脑血管疾病。体内调节胰岛素的能力也会弱化,从而提高糖尿病的发病率。

（五）肌肉退化,胰岛素过盛

你也许不爱运动,但是你的胰腺并不会意识到。久坐症会影响肌肉活跃度,使身体对于胰腺分泌的胰岛素的敏感程度下降,并增加感染慢性疾病的风险,包括代谢综合征(与糖尿病前期症状有关)以及2型糖尿病(大约7%)。研究人员还发现久坐对于女性的不良反应大于男性。

在你习惯于久坐不动的身体里,除了C反应蛋白水平过高和其他慢性炎症反复发作,胰岛素过多也易患癌症,例如乳腺癌和结肠癌(增加大约10%的风险)。理论上来说,当身体对于胰岛素的敏感度降低,体内血糖水平会升高;体内多余的胰岛素会刺激细胞生长。久坐也会降低抗氧化剂的分泌。抗氧化剂是机体祛除自由基对人体损害(及癌症)的自然保护剂。

（六）心肌梗死

研究表明,相比于一天只花两个小时坐在电视机前的同龄人,那些花4个小时以上的电视迷们将患心血管疾病的风险提升至125%,例如心绞痛(气促)、心脏病发作。

坐着可致心肌梗死。久坐会改变身体处理血液内脂肪(也称脂质)的方式,其结果总归是不好的。这样会抑制身体产生高密度胆固醇;高密度胆固醇是一种有益胆固醇,帮助人体清除低密度胆固醇(低密度胆固醇可使脂肪在动脉血管壁沉积)。研究人员认为久坐可降低身体内部循环的高密度胆固醇量,并增加脂类和甘油三酸酯量,从而增加患心血管疾病的风险。

（七）下肢血液循环不良

坐着超过一个小时,将增加患外周性水肿的概率——当体液在下肢(即,双腿、脚踝和双足)组织中淤积,就会引起水肿。血液循环不良会增加静脉曲张恶化的概率,另外,也易引发血栓性静脉炎或血栓——尤其是增加深静脉血栓的患病概率。血流不畅不仅会影响到下肢健康,对身体其他器官也会造成伤害。不仅如此,你还会因此感到眩晕,身体失去知觉,仿佛处于一种精神恍惚状态。

知识拓展

针对患有椎间间隙狭窄、骨性椎管狭窄、小关节增生的患者,通过 MRI 诊断以后,其诊断效率明显高于 X 线平片、CT 诊断,针对黄韧带肥厚的患者,CT 诊断能够有效对黄韧带肥厚症状进行诊断,效果明显,X 线平片在诊断颈椎曲度异常时,其诊断效率高于 CT 诊断。

 小贴士

正确的坐势对于长期伏案工作者来说至关重要。正确的坐姿可以减轻颈、腰部负担、防止颈腰部肌肉和骨关节的病变;而错误的姿势会导致颈、腰部受力增大或受力不平衡,使颈腰部负担加重,引发一系列病症。正确的坐姿应该是保持背部挺直,抬头挺胸、下颏微收、双腿并拢自然屈曲,双脚分开与肩同宽。坐位时尽量选用有靠背的座椅,椅背上加一个靠垫,使腰部紧贴于靠垫,足底加一脚凳或脚垫使膝部抬高略高于髋部,这样可有效减轻腰部负担。另外,适当抬高电脑的高度,使电脑屏幕与目光直视时高度大致相当。

科学安排伏案工作时间,一般来说,应每隔 40 分钟到 1 小时活动一下,在室内踱步,伸展四肢,旋转腰、颈关节,做几次深呼吸,达到气血流通的目的。注意办公桌椅的高度,坐下时膝关节要略高于髋关节为最好。这样可以减轻腰部的后伸,并能增加舒适感,如果髋关节高于膝关节,除可引起下肢水肿外,还会压迫坐骨神经,引起坐骨神经痛。椅子靠背也不是越高越好,最好是不超过肩胛骨,这样对保护腰部有利。希望大家能减少看手机和电脑的时间,并多多参与户外运动,这样更有益身心健康。

(沈淑芳)

参考文献

［1］　刘乃刚.壹图.长期伏案工作的危害和预防［J］.中老年保健,2018(4):28.

［2］　王永康.伏案工作带来的职业病和预防［J］.职业与健康,1993(5):30.

［3］　李磊,王洪阳,杨丽荣,等.颈椎病临床表现与 X 线表现对照分析［J］.影响研究与医学应用,2018,2(19):41-42.

［4］ 张建.X线平片、CT、MRI诊断颈椎病的临床价值［J］.世界最新医学信息文摘,2019,19(72):205+207.

［5］ 靳黎莉.如何在家护理颈椎［J］.养生保健指南,2019(42):125.

［6］ 曾顺喜.知识分子的身体健康应引起社会重视［J］.现代企业,2010(5):40-41.

第十五节

劳动就是运动吗

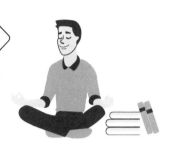

小案例

张女士：今年 55 岁，是位家庭主妇，每天的生活内容就是照顾孙女。除了日常接送孩子上下学以外主要就是打扫下家里卫生，买菜做饭，做家务。体型偏胖，来看全科医生的时候总是询问如何能保持身材。医生建议她运动，她说我每天在家里都不闲着，我的劳动量很大的，家务活都是我在做，但是为什么体重减不下来？

赵女士：今年 45 岁，糖尿病患者。每次门诊的时候，医生都会叮嘱要适量运动，这样可以促进控制血糖。"我每天都在劳动，在家什么都干，扫地、做饭、洗衣服、带孩子，每天累得半死，这不算运动吗？"她说。

全科医生：相信日常生活中许多人都遇到过这种情况，也是很多人都共有的疑问，劳动真的属于运动吗？劳动能替代运动吗？下面我们就来答疑一下。

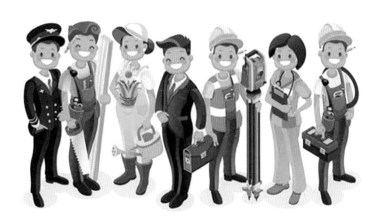

小课堂

一、什么是运动

运动是一种涉及体力和技巧的由一套规则或习惯所约束的活动,运动形式则是多样的并且能互相转化,可以促进身体大部分肌群的活动,提高人体的肌肉和骨骼的协调性,有助于人体内环境的调节和疾病的恢复,比如:跑步、快走、打球、跳绳,等等。

二、什么是劳动

劳动指的是人们为了某种特定的工作目的而进行的脑力或体力活动,他们有着特定的活动肌群,有着较为固定的体位,会造成身体某部分肌肉过度疲劳。比如:扫地、拖地、洗衣、做饭,等等。

三、劳动和运动到底有什么差别

劳动会使人体长时间固定于某种体位,导致部分肌肉过度疲劳而引发病变,而身体其他部位的肌肉和骨骼却不能得到锻炼。比如:长时间弯腰拖地扫地会引发腰背肌过度疲劳和松弛,促使腰椎间盘突出的发生率增高;长时间抱孩子和擦桌子易导致肘关节过度疲劳,关节炎的发生率也会相应增高等等。所以,尽可能地避免长时间的单一种类劳动,可以有效地保护肌肉的协调性和有效性,维持和增加肌肉骨骼的寿命。

运动是在一定时间内多肌肉群,甚至全身肌肉的活动,则可以有效地锻炼肌肉与肌肉之间、肌肉与骨骼之间、肌肉与神经之间的协调性。比如:跑步和快走并不单一促进胳膊和腿的锻炼,更是腰背肌和腹肌的锻炼;跳绳过程中颈部肌群的锻炼并不亚于肩部和踝关节的锻炼;打太极拳和八段锦更是可以在缓慢的运动过程中促进全身肌肉的最大限度锻炼,等等。所以,运动不但可以避免单一肌群的疲劳度,还有效地增加肌肉和骨骼的寿命。

体力劳动和家务劳动则都不以锻炼身体为目的,都是为了完成某个任务,动作往往单一,且对局部肌肉、关节有刺激,难以形成全身运动。

体力劳动、运动的可控性及与健康的关系不同。体力劳动的内容、强度、时间、场所、环境受生产条件的制约,有时会不利于人的身体健康;而运动的活动内容、强度、时间、场所、环境可以由组织者自行选择,可以控制到有利于人体健康的程度。运动的健身功能主要表现在:合理的体育运动能改善和提高人体中枢神经的工作能力,使人头脑清醒,思维敏捷;合理体育运动能促进人体生长发育,提高运动能力;科学的体育运动能促使人体内脏器官构造的改善和功能的提高。

总而言之,体力劳动肢体运动比较单调、机械、并有强制性,易引起机体疲劳;而体育运动肢体活动有情节性、趣味性、娱乐性,对参加者的身心有积极的调节作用。

 知识拓展

一、我们为什么要运动

生命在于运动。科学的运动能减少钙质流失、清除体内自由基,防止衰老,提高身体的免疫功能,达到促进身体健康的目的,同时还可以促进身体发育、提高心理健康水平、增强社会适应能力。

二、有效的运动

要达到锻炼肌肉和骨骼,提升脏器功能的效果,运动的效能、时间和强度都要达到科学的要求。无论是有氧运动还是无氧运动,都要参照一定的科学方法,避免过度运动引起的不良反应。经常不锻炼,一次锻炼就时间过长、负荷过重和运动过于频繁都不可取。WHO 推荐的适当运动量的标准为中等强度的有氧运动 150~300 分钟/周;抗阻练习 2~3 次/周;柔韧性练习 2~3 次/周;减少静坐少动行为。

对不同年龄段的人群有不同的运动标准的要求。5 岁以下年龄段应该鼓励不会独立步行的儿童多爬行和水中运动;鼓励能够步行的孩子通过多种形式活动到多个肌群,每天至少应该活动 180 分钟。5~17 岁儿童和青少年每天应累计至少有 60 分钟中等到较高强度的体力活动,也就是我们所说的阳光体育 1 小时的概念。18~64 岁成年人每周至少 150 分钟中等强度有氧运动,或者每周 75 分钟较大强度有氧运动,或者中等和较高强度相结合的方式。每周至少有两天进行大肌群参与的强壮肌肉活动。对于 65 岁以上年龄组,除了 150 分钟中等强度的有氧运动之外,活动能力较差的老年人还应进行提高平衡能力和预防跌倒的活动,有大肌群参与的强壮肌肉活动。老年人因健康状况不能达到锻炼要求的,应降低要求,逐步进行适合的活动强度。

三、运动强度的评估建议

$$最大心率\ HR_{max}=201-0.7\times 年龄$$
$$安静心率\ RHR=70\ 次/分钟$$
$$储备心率\ HRR=HR_{max}-RHR$$
$$靶心率=HR_{max}\times 期望运动强度\%$$

推荐大多数成年人进行中等（40%~59% HRR）到较大强度（60%~89% HRR）的有氧运动；儿童青少年多进行较大强度（60%~89% HRR）的有氧运动；建议运动能力差或初始运动者进行低强度（30%~39% HRR）到中等强度的有氧运动。老年人从低强度（30%~39% HRR）开始到中等强度有氧运动。

 误区解读

一、自己从事的是体力劳动，身体活动的强度、体力消耗都已很大，因此，不必再进行体育活动了对吗

其实，体力劳动可以代替体育活动的说法是不全面的，带有很大的局限性和片面性。劳动是一种身体活动，对增强体力虽有一定的效果，特别是体力劳动，是可以起到锻炼身体的作用的。但是，劳动和运动终究是两回事。

二、上班太辛苦，单位里干活已经够累了，回家后还得买菜烧饭管孩子，工作之余最需要的是休息，有时间不如多睡一会儿，不宜再参加体育活动了对吗

确实，持上面这种看法的同志所举出的情况，在当前我国许多大城市中，是为数不少的"上班族"所面对的事实。必要和充足的休息，获取必需的营养，是恢复身体疲劳的保证，也是应付和投入日复一日的工作和劳动的前提。我们应当大力强化自我健身意识，使自己的认识从原来的只要求"休息好以消除疲劳"这种相对较消极、被动的"休息观"上升到积极进行"运动"的高度，增强主动参与活动，促使疲劳消除"积极休息"的意识。在工作、生活节奏相当紧张的情况下，有意识地根据自己的体力、能力以及各种客观条件，将锻炼身体的活动穿插在日常生活之中，因时、因地制宜，重要的是持之以恒，以收到增强体质的效果。健康不仅仅就是通过充分的营养和充足的休息来恢复身体的疲劳。真正的健康，充满朝气的活动能力，是靠持之以恒的营养、休息和运动而产生的，三者缺一不可！

📋 小贴士

1. 运动方式的选择以适宜自己的状态最佳。

2. 老年人尤其是患有慢性病患者应避免清晨血压高峰期锻炼。

3. 青年人应避免过度运动。

（赵宗权）

参考文献

［1］　李大泉 . 浅谈运动与健康［J］. 大家健康杂志 .2017,11（27）:30-31.

［2］　刘雪剑 . 浅谈体育运动与健康的关系［J］. 运动人体科学 .2015,5（8）:12-14.

［3］　刘文娟,崔建强,黄秀凤 . 走跑健身法［M］. 北京:北京体育大学出版社,2004 :10.

［4］　卢元镇 . 体育的本质属于生活［J］. 体育科研,2006,27（4）:1-2.

第十六节

科学午休有哪些好处

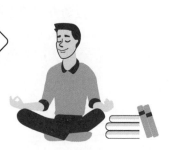

 小案例

小张：医生，我今年35岁了，是一名公司白领，平时白天很忙，有时候也会加班到深夜，日积月累，有时白天就会有些头晕，精神不振，心情烦躁，昏昏沉沉的。请问是不是睡眠时间少了？如何解决，可以通过午休缓解吗？

全科医生：你好，睡眠时间过少可能是引发以上症状的主要原因，午休时间就更要让大脑放松一下，比如做一做头面部、颈肩部的按摩和眼保健操，或者选择办公室一个安静的角落，一个U型颈枕，一个腰部靠垫，仰靠在椅子上，闭目养神30分钟也很有帮助。下面我们来科普一下如何科学午休。

小课堂

一、适当午睡好处多

（一）预防疾病

适宜时间的午睡可以有效地预防心血管疾病。据医学家研究观察，每天午休30分钟，身体体内的激素分泌会趋于平衡，使得冠心病发病概率减少30%，而发病率高低最主要的原因就是是否有午睡的习惯，成年人睡眠不足4小时者，其死亡率比每晚睡7~8个小时的人高出180%，显而易见，晚间睡眠不足，如能在午休中适当补充，也将有益于延年益寿。

（二）精力旺盛

据研究，午休能放松人的心情、减轻人的压力，休息是为了走更远的路。现在社会竞争激烈，随之而来的是越来越大的社会压力，适度的休息的确会让身心得到一定的缓冲,有缓解压力、消除疲劳的效果。我们看到好多动物都是停留在活动和睡眠之间,而且睡眠也是所有动物延续生命与活力的方法之一,所以要学会去享受"午休",更好地工作和学习,与"慢疲"抗争到底。

二、"午睡"有诀窍

科学的午睡会有很多方式,比如最佳时机、正确的睡姿、午睡的工具等,如果要午休,就要尽量保证午睡的质量。

(一)把握午休时间

午饭过后,身体的各个功能就会有疲劳的状态,这时候容易头昏脑涨、四肢乏力、周身酸懒,意志力不行的人就忍不住就要午睡了,适宜的休息是必要的,但是饭后马上午睡,大量的血液这时候会流向胃部,血压随之下降,有的人也会觉得大脑发生缺氧,营养明显下降,会引起大脑供血不足,严重的会产生反流性食管炎。建议午餐要适量,不宜太饱或太油腻,午睡之前尽量保持轻量的活动,有助于食物的消化,最好先保持短时间的休息,然后再进行午休为宜。

(二)注意午休姿势

上班族基本都是在写字楼里,睡觉的姿势也是千奇百怪,趴在桌上、靠着椅子,这些不仅影响睡眠的质量,对身体关节也是极为不利的,还可能会引起不必要的职业病,这样就得不偿失了。建议在头部垫一些柔软的物品做枕头,以免减少头部的血流量,腿部最好也找个适当的地方平放,这样身体的各个部位都能得到放松,也有利于全身的血液循环,也是让午睡的效果达到最佳状态。

(三)利用午休帮手

由于场地的限制,并不能躺在软软的床上或者沙发上午睡,只是简单地将手臂临时代替枕头,这样会导致手臂酸痛,脸部麻麻的,这样午睡的质量会大打折扣,如果周围再吵吵嚷嚷的,那些睡眠浅的人估计就要发飙了。所以,你需要一个帮手!像午睡时有个充气枕或者棉枕,可以有效地避免压迫脸部神经,保持血液畅通。害怕噪音的或者对光敏感的人,你需要一个眼罩和耳塞,万事俱备,你就可以获得一个安静、放松、舒适的午休环境。

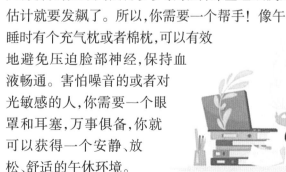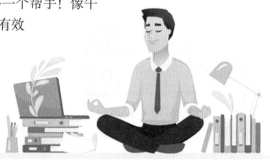

三、老人一定要午睡吗

老人是否需要午睡,因人而异。如果觉得中午身心疲乏想休息一下,大可不必硬撑着不去睡。睡眠可以降低氧分消耗,使精神旺盛。但如果有些老人中午根本不困,常年没有午睡的习惯,也可以不午睡,关键要顺其自然。

四、老人午休五不宜

1. 不宜坐着午睡　假如坐在椅子或沙发上午睡,或许趴在桌子边午睡,醒来后常会感到头晕、耳鸣、腿软、视物含糊以及面无人色,这是因为"脑贫血"致使的。老年人心功能较差,坐着睡觉时心率较慢,血管扩张,流经各种脏器的血液速度相对减慢。假如坐着睡,流入脑子的血液就会愈加削减。特别是午饭后,较多的血液要进入胃肠体系,加上"坐姿",就会进一步加剧"脑贫血",致使上述一系列不适表现的发作。

2. 午睡时刻不宜太长　白天睡觉时刻较少,白天睡的时刻过长,必然使夜晚难以入眠。因而,老年人午睡应以 1 小时左右为宜,不宜睡时过长。

3. 不宜和衣而睡　老年人午睡决不行因怕麻烦而和衣而睡,应宽衣、解带,并要盖好再睡,避免着凉感冒。

4. 不宜饭后立刻就上床　老年人消化功能差,饭后胃肠道需求较多血量消化食物。如饭后立刻入眠,会影响血液进入胃肠体系,妨碍食物消化,致使胃肠功能失调,不利于营养物质的吸收和利用。

5. 不宜对风而睡　老年人抵抗力差,吹风很易感冒。因而,老年人午睡时不能对着"风头"顶风而睡,不能在风遁上午睡,也不能吹着风扇或空调而睡。

 知识拓展

一、三类人不宜午睡

1. 年龄过大　对于一些爷爷奶奶来说,大部分都已经退休在家,平时的空余时间很多,往往不知道应该如何打发。众所周知,大多数的老年人睡眠质量和身体健康状况都不太好,每天晚上可能只睡四五个小时,因此常常需要在白天补回来,而中午就是他们经常选择休息的一个时刻。然而对于部分患有心脑血管疾病的人来说,多一次午睡就会多一分疾病发作的可能性,如果在发现自己在醒来后总会出现头晕、头疼等不良的情况,那么就证明您可能不太适合午休。这是因为,人体在进入睡眠后,心跳频率会逐渐降低,脑部的血液流量也会减少,容易造成大脑暂时性的供血不足,从而引发疾病。

2. 体重过高　现代人的物质生活十分丰富,各种大鱼大肉都尝了个遍,因此也导致了许多人变成了人们口中的"胖子"。对于他们而言,吃完后就休息会让大量的能量都储存在身体内,食物也没有完全地被消化掉,此时若睡了一觉,无疑会让这些能量尽数转化成脂肪。同时,身形比较肥胖的人,其血液比较黏稠,如果再进入深沉的睡眠,那么很容易有中风的危险。

3. 血压过低　对于血压比较低的人,即使在平时也会感到精神疲惫,头晕眼花。低血压者本来的血液流动速度就比较慢,再加上冬天气温比较低,更会让其速度进一步减慢。如果此时午休,无疑会增加低血压者发生意外的风险。所以对于平时血压就比较低的朋友们来说,最好在进行一些体育锻炼,身体素质得到一定提高的基础之上才可以放心大胆的午休。

二、哪些活动可以代替午休

对于下午还需要继续工作和生活的朋友们来说,中午不休息无疑会对人们造成不好的影响,难道除了睡觉就没有方法可以缓解身体的疲劳了吗? 当然有,而且这种类似的活动还不止一个。

1. 按摩　如果整个上午都是在忙碌的脑力工作中度过的,那么在中午的时候就非常有必要让大脑放松一下。而比较简单的就是按摩了。人们可以坐在椅子上做一做头部、面部以及肩膀部位的按摩,以便让绷紧的神经得以松弛,消除大脑的紧张和困乏。具体的按摩方法可以用手指肚从前到后梳理、按压头部的各个穴位,还可以揉捏耳朵和颈部的肌肉,拍打肩部和上肢。

2. 冥想　在中午这个时候,人的精神往往处于一个低谷,如果能够安静地找个地方休息一会儿,那么对于养心、养神都大有好处。若条件允许,可以将全身舒展开来,注意集中全部的注意力,排出心中各种杂乱的思想,让心情保持在一个平和的状态。当一个人来冥想时,脑内的各种细胞都会以一种新的方式联系起来,对肌肉和其他的器官起到新的调节作用,从而改变它们的功能活动,提高人体的免疫能力,缓解大脑和身体的疲劳。

 误区解读

一、趴在桌子上睡好吗

因为中午休息时间较少,公司地点与家的距离较远,因此,午休也就只能

"无床"而休,趴着休,这是很多上班族的"硬伤"。

危害:面瘫、视力模糊、折腰。

趴着午睡容易导致多处神经受到挤压,两臂、脸部、手脚都发麻,这下"面瘫"是来真的了;如果压迫到眼球,就会出现暂时的视力模糊,长时间如此,会形成高度近视,甚至演变成青光眼;当然,趴着谁都肯定没办法维持正确的坐姿,脊椎无法"舒展",很可能会导致腰椎间盘突出,变成"折腰"一族。

二、戴隐形眼镜入睡好吗

很多人因为工作原因都会佩戴隐形眼镜,中午饭后困意实在难以抵抗,但是就那么一丁点休息时间,也来不及"摘掉",干脆戴着隐形眼镜午睡。

危害:流泪、视力模糊、干眼病。

戴着隐形眼镜午睡醒来时,会感觉眼睛莫名流泪,并且视力模糊不清。而人们合眼的时候氧气是通过血管渗入,而隐形眼镜却隔离了这个途径,眼睛"呼吸不畅",细胞缺损,稍有不慎易引发感染,导致干眼病、角膜溃疡等。

三、靠着键盘上睡好吗

在电脑的所有组件中,显示器的辐射最大。电脑主机的辐射量约为显示器的30%,普通键盘的辐射量为显示器的10%。而键盘离头部最近,脑部以及身体同时受到键盘、显示器、主机的三重辐射。

危害:心烦焦虑、大脑迟钝。

长期趴在键盘旁边午睡,长时间、零距离的接触,这样的午睡不但会影响到心情,导致焦虑不安,甚至会引起自主神经功能紊乱,大脑细胞有所损伤,影响大脑反应速度。

小贴士

饭后马上午睡,小心闹胃病。

午睡要有正确睡姿,放松全身。

"午睡三宝",给自己一个优质午睡。

别急,午睡醒后请慢起。

(孙 丹)

参考文献

[1] 潘露茜.如何做到科学午睡?[N].上海中医药报,2019-06-14(005).

［2］　戴斐,徐文倩,徐晓意,等.社区中老年人午睡频率与夜间睡眠的关系［J］.上海交通大学学报(医学版),2013,33(1):84-88.

［3］　葛俊波,徐永健,王辰.内科学［M］.9版.北京:人民卫生出版社,2018.6.

［4］　朱鑫璞.午睡:最佳的健康充电［J］.人才资源开发,2017(13):18.

［5］　王良红,陶兴永,王晓华,等.午睡与青年职业人群高血压关联性的性别差异［J］.中华高血压杂志,2015,23(10):974-976.

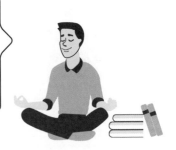

第十七节

过劳肥怎么办

 小案例

　　赵先生:我从事 IT 行业已经三年了,每天很忙,经常加班,有时候忙起来连吃饭的时间也没有,可为什么却越来越胖了,从毕业到现在体重涨了十几斤了,身边也有同事跟我情况类似,这是不是传说中的过劳肥啊,医生有没有好的办法啊?

　　全科医生:你这种情况属于过劳肥了,压力很大反而长胖,相信也有不少人存在过劳肥的烦恼,下面我们就来介绍一下。

 小课堂

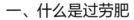

一、什么是过劳肥

　　过劳肥,是由于工作压力大、饮食不规律、凌晨才睡觉,工作越繁忙的人越容易变胖的一种现象,在现代职场中十分常见。

二、哪些人容易得过劳肥呢

　　从事设计师、记者、底层公务员、教师、医生、社工、律师、电商、IT 人员、广告从业人员等是最容易患上过劳肥的人群。

三、有多少人了解过劳肥呢

通过网络对 2 848 人进行的一项调查显示,62.0% 的人直言身边有不少人"过劳肥",其中 19.8% 的人认为"非常多"。调查显示,84.8% 的受访者表示参加工作以后体重增加,其中 33.2% 的人体重增加至超重。受访者中,70后占 39.9%,80 后占 35.0%,90 后占 3.6%。

四、过劳肥是什么原因导致的呢

（一）睡眠不足导致饥饿激素分泌增多

睡得少或彻夜未眠,都会造成血液中的饥饿激素分泌增多,让人感受到强烈的饥饿感,容易造成夜间过量进食,进而导致肥胖。缺少睡眠不只会使人动作拖拉效率低,而且会拖慢人体的新陈代谢过程,造成身体消耗较少能量而发胖。

（二）压力大导致肾上腺皮质醇激素分泌增多

人们面对繁重工作所造成的心理压力,肾上腺皮质醇激素分泌增加,人容易发胖,而且体内脂肪容易转移到腹部,造成大肚腩。压力大还容易导致内分泌紊乱,新陈代谢变慢,自然而然也就胖了。

（三）不健康的生活方式

职场工作尤其是白领经常久坐,缺乏运动,这不仅不利于食物消化,还会导致基础代谢下降,能量消耗减慢,催生肥胖。此外,饮食不规律是上班族的常见现象,白天吃得少,晚饭太丰盛,甚至吃夜宵,也容易导致肥胖。

（四）过劳肥对我们有什么影响吗

长期劳作,缺乏休息,容易导致"过劳死";积累太多脂肪在腹部,患上 2型糖尿病、高胆固醇、高血压、心血管疾病、关节炎、癌症等疾病的概率将增加;从事轮班制工作的人,尤其是经常值夜班,其超重概率偏高,也容易患上糖尿病。因为体内新陈代谢和荷尔蒙分泌将出现紊乱现象,长期有损健康;三餐不定时者,一旦开始吃一顿,容易暴饮暴食而吃进太多热量,或是以猛吃高糖、高热量的零食来缓解压力,反而危害健康。

知识拓展

过劳肥的解决方法:

● 方法一：喝茶水。

当人生气或受到恐吓时，人体就会分泌一种肾上腺素，会让人心情低落、郁郁寡欢、没精打采。此时不要用咖啡提神而是换用茶水比较好，因为咖啡多刺激性、过多摄入容易老化皮肤。而多喝茶水能帮助身体排出激素，稳定情绪的同时还可以养精蓄锐。常喝茶饮中以荷叶茶、花草茶、玫瑰花茶为佳，主要能润肠通便，排清体内堆积毒素，消除过劳肥烦恼。

● 方法二：补充维生素。

维生素能够维护神经系统稳定，促成体内各种代谢作用，并能调节内分泌。所以，当你觉得工作压力太大时，可以及时补充 B 族维生素和维生素 C。可以选择的食物有：全麦面包、菠菜、瘦肉、橙子、猕猴桃、草莓等。

● 方法三：跑步。

跑步能够缓解压力，增加氧气和营养物的供给量，增强体能，而且能够消耗卡路里，让你减轻体重，避免过劳肥。

● 方法四：按时睡眠。

睡眠能帮你消除疲劳、恢复体力，在睡眠状态下，人体全身放松，能够更好地释放压力。保证充足的睡眠时间、优质的睡眠质量才能为第二天的工作提供满满的能量和开朗的好心情。除此之外，拥有睡眠充足后身体新陈代谢也会比较快，脂肪的燃烧速度也会比较快。

● 方法五：补充纤维素。

久坐不活动会抑制胃肠道蠕动，很容易产生便秘的情况。因此应该多吃富含纤维的蔬果以及高纤谷物及消脂植提纤，及时排清宿便，轻松减压和瘦身。

● 方法六：瑜伽。

压力大时通常都会心烦气躁，练习瑜伽可以让你的心情平和，情绪稳定。而且练习瑜伽能够让你锻炼身体柔软性，燃烧脂肪，保持身材苗条。

● 方法七：欢唱 KTV。

去 K 歌是许多人舒缓压力的首选。通过唱歌，能够大声地宣泄自己的不满与压力,让压力烟消云散。而且唱歌能够训练腹部肌肉,让松弛赘肉变紧致,减轻过劳肥的同时又可以愉悦心情。

● **方法八:做家务。**

做家务能转移你的注意力,让你不再为工作事情烦恼费心。而且洗洗碗、拖拖地还能够加速血液循环,增加运动量,让你越动越瘦,悄悄赶走过劳肥。

● **方法九:逛街。**

逛街是很多职业女性的放松方式之一,工作之余或者休息日,约上好姐妹一起逛街血拼去,不仅能改变周末赖床大睡的坏习惯,而且长时间的走路还能够加快身体新陈代谢,享受逛街乐趣的同时还能收获脂肪燃烧的快感。

如何避免过劳肥？学会自我减压和保持健康的生活方式是避免过劳肥的主要途径。要学会给自我减压,调整心态,营造良好的办公环境以调节情绪:改变饮食习惯,调整饮食结构,适当多吃五谷杂粮、绿色蔬菜和少量坚果,少吃外卖食品,避免高脂、高盐、高糖的食物,适当补充维生素、粗纤维等;要早睡早起,不加班时最好早些休息,睡前半小时不宜玩手机等电子产品,避免神经亢奋,影响睡眠,可以在睡前泡脚或者洗澡,使身体更快恢复到相对松弛的状态;利用办公室碎片时间,随时随地运动,包括扩胸运动、站立扶墙撑臂、站起来接电话等,既可以放松心情,又可以避免久坐导致肥胖。

 # 误区解读

一、过劳肥离我很远吗

不远。有些人没有听说过劳肥,以为过劳肥离他很远,实际上过劳肥离我们很近,当我们遇到长期的睡眠不足、心理压力过大和生活不规律时可能就存在过劳肥的危险。

二、过劳肥对健康影响不大是吗

有些人认为过劳肥就是我工作压力大了而导致的肥胖,对健康影响不大,实际上过劳肥对健康影响挺大的,若长期处于过劳肥状态,那么患 2 型糖尿病、高胆固醇、高血压、心血管疾病、关节炎、癌症等疾病的概率将增加,内分泌功能失调有损健康。

小贴士

我们因为忙,所以乱吃早餐成虚胖;我们因为忙,所以久坐电脑大腿粗;我们因为忙,所以应酬变多啤酒肚……现代职场中这些现象越来越常见,过劳肥越来越多,但我们应该积极应对,通过自我减压,调整心态,改变饮食习惯,调整饮食结构,每周坚持运动,上班期间学会活动,尽量养成良好的睡眠习惯等方式对抗过劳肥。

(杨凯超)

参考文献

［1］ 宋爱群.越忙越胖,怎样避免"过劳肥"?［J］.中医健康生,2019,5(4):55.

［2］ 过劳肥,你中招了吗?［J］.中国报道,2015(12):77.

［3］ 王养维.压力大要警惕"过劳肥"［N］.健康报,2015-11-11(004).